机能实验学

主　审　秦晓群　罗自强
主　编　王慷慨　管茶香　汉建忠

中南大学出版社
www.csupress.com.cn
·长沙·

图书在版编目(CIP)数据

机能实验学 / 王慷慨, 管茶香, 汉建忠主编. —长沙: 中南大学出版社, 2021.9

ISBN 978-7-5487-4646-1

Ⅰ. ①机… Ⅱ. ①王… ②管… ③汉… Ⅲ. ①实验医学—医学院校—教材 Ⅳ. ①R-33

中国版本图书馆 CIP 数据核字(2021)第 176211 号

机能实验学

JINENG SHIYANXUE

主编 王慷慨 管茶香 汉建忠

□**责任编辑** 代 琴
□**责任印制** 唐 曦
□**出版发行** 中南大学出版社

社址:长沙市麓山南路　　　　邮编:410083
发行科电话:0731-88876770　　传真:0731-88710482

□**印　　装** 长沙市宏发印刷有限公司

□**开　　本** 787 mm×1092 mm 1/16　□**印张** 15.75　□**字数** 403 千字
□**版　　次** 2021 年 9 月第 1 版　□**印次** 2021 年 9 月第 1 次印刷
□**书　　号** ISBN 978-7-5487-4646-1
□**定　　价** 48.00 元

编 委 会

序

Preface

    机能学从功能形成的角度解释生命活动和疾病的发生机制、探索功能干预规律，是医学生的必修课程。机能实验是以实验为主要手段研究机能发生、机能控制、疾病演变、功能干预的规律。在系统生物学和整合医学观念的推动下，机能实验已从原来分别属于"三理"的课程中分离出来，形成具有相对完整逻辑和知识体系的独立课程。机能实验课的任务，不再局限于强化和验证已有的理论知识，还必须探索和传递机能现象的思维和技巧，激发学生探索生命奥秘和疾病本身的兴趣、培养创新和批判精神、训练机能实验技能。因此，在基础医学教育阶段，机能实验在整合、创新的改革中相对深入。越来越多的改革经验得到了共识，获得了教材形式的固化，这也就是本书撰写的初衷。

    近年来，机能实验课程内容改革呈现几大趋势：一是实验内容更加的深刻、精准和综合；二是人体功能实验的大量引入，使得实验教学内容更加贴近人体、贴近临床；三是虚拟仿真实验的大规模展开，利用现代信息技术和信息环境，提高实验的高阶性。在这几大趋势的推动下，机能实验呈现全新的格局，从而构成了本书的基本内容。机能实验的基本知识和技能训练是该书不可或缺的内容。动物实验的伦理规则、实验室安全与环保，对于学生的基本科学素养、职业素养的形成大有裨益。此外，学生的探索和创新训练，也构成机能实验的重要组成部分，命题或自选题实验设计多年以来一直是多数高校机能实验课的必修科目。把大学生进行科研设计的基本知识、原则、技巧训练纳入该课程的常规内容，是本书的一个特色。

    本书是机能实验多年教学改革的经验总结，以教材的形式固化下来，也是一种尝试。期望这一尝试终将开出绚丽的花朵，结出丰硕的果实。

秦晓群

2021 年 6 月

目录

Contents

第一章

绪 论

第一节 机能实验学的任务

机能实验学是基础医学实验教学的重要组成部分，是以动物机能实验为手段，探讨人或动物的机能活动规律及其在疾病状态或药物干预下的变化规律的一门课程，是医学重要的基础课和技能培训课程。通过机能实验课程的学习，学生不仅能用实验印证理论知识和掌握常用实验方法技能，还可以在此基础上创造性地设计和完成新实验内容，学习实验数据的统计处分析及科技论文、实验报告的撰写。机能学实验教学在充分调动学生的积极性、发挥学生的主观能动性的同时，通过机能学实验培养学生科学的思维方式，开拓学生的创新精神，以及观察、分析和解决问题的能力。总之，机能实验课可为学生学习基本知识、能力培养，以及基本科研训练打下良好的基础。

机能实验课从原来的生理学、药理学、病理生理学的实验教学中衍生而来。"三理"各自从不同的观察角度研究人或动物的机能活动及规律，以解答各自学科领域的相关问题，但三者都运用了机能实验的方法和观察实验对象机能指标的规律，这使得"三理"具有共同的技术基础和通用实验设备。学科的划分是人们用不同的学科理论体系从不同的角度对某件事物进行的描述和探索，而现实事物常常是多种学科概念混杂在一起的承载体。因此，学科的交叉和融合总在不断地发生，且不断地推动科学的发展，不断形成新的交叉学科和边缘学科。自然科学的总体发展、新技术及新方法的建立，使得学科交融更具可行性。这些都为原来的"三理"实验整合成新的机能实验课提供了必要性和可行性。

然而，机能实验课并不等于原来"三理"实验课的简单拼凑，而是用整合的思想，在同一实验对象上探讨机体在正常、病理或药物干预下，器官功能的变化及其不同状态之间转化的规律。这就赋予了机能实验课全新的内涵，在起步阶段，该课程可能显得有些粗糙，但它的价值将在磨合及进化的过程中充分体现出来。经过多年的发展和实践，机能实验学教学打破了传统的实验教学依附于理论教学的框架和模式，建立了新的多层次模块化创新能力培养的实验教学体系，课程以高素质人才培养为目标，以培养学生实践创新能力为核心，贯穿现代医学整体系统的教学理念，将基础医学的实验教学与理论教学、科学研究与临床实践紧密结合，构建以基本技能训练和基础性实验、器官系统功能综合性实验、以问题为中心的设计性探索性实验、以临床问题为导向的整合式实验教学体系，形成了"多层次覆盖、多学科融合、多阶段贯通"的立体综合实验教学模式。

鉴于机能实验学的特点和任务，学习好这门课程应具备以下条件：①坚实的数学、物理、化学、计算机等基础知识；②敢于创新、勤于探索的学习态度，重在实践，敢于面对实验中的挫折和失败，提高动物实验技能；③注意培养知识技能综合运用能力，用"大机能"观念跨出"三理"学科知识的限制，更要向形态、细胞生物学等领域延伸和对接，以问题为引导，培养创新能力和综合技能；④注重伦理学知识的学习，要有严谨务实的科学态度，尊重事实，杜绝虚假，并能规范使用实验动物、尊重实验动物；⑤注意实验室安全，严格遵守实验室各项规章制度。

第二节　机能实验学的目的和要求

医学机能学是高等医药院校的重要基础课程，在理论和实验技能上为后续课程打下了必要的基础。为了适应现代素质教育的需要，将"三理"学科中教学实验的精选内容、实验方法和技术重新组合编写成医学机能实验教程，用于独立开设的医学机能实验课。

开设机能实验课的目的：通过实验使学生了解机能实验的基本方法和常用仪器装置；学习和掌握机能实验的基本操作和技能，认识人体及其他生物体的正常功能、疾病模型及药物作用的基本规律；初步建立科学研究的基本概念，逐步掌握获得机能学知识的科学方法；同时，通过机能实验，培养学生科学研究的基本素质，对事物进行客观地观察、分析、比较和综合的能力，以及科学的思维方法，开拓创新的精神和独立解决问题的能力。

为了真实地揭示观察对象的活动规律，机能实验必须遵循随机、对照和可重复的原则，进行系统的观察与研究。学生实验多因时间的限制，特别是重复实验的机会不多。要通过有限的实验机会来培养学生的科研能力，首先应该培养学生对机能实验的兴趣；其次，在实验前要求学生一丝不苟地做好实验相关的准备工作，包括相关的理论基础知识和实验操作技能的准备，熟悉实验内容，预测实验结果，充分估计实验操作的难度和可能出现的问题，并设计解决的办法；此外，在实验过程中，实验组成员明确分工，密切配合，仔细观察并翔实记录实验现象和数据，不要轻易放过与预想不同的反应，把握必然与偶然，区分有意义与无意义的实验结果。此为培养学生协作精神，以及观察、分析和解决问题能力的必由之路。

为了达到机能实验课的目的，要求学生做到以下几点。

1. 实验课前

(1)熟知实验室各项管理规定，严格遵守实验室各项规章制度。

(2)认真预习实验指导，了解本次实验的目的和要求，充分理解实验原理，熟悉实验步骤、操作程序、实验项目和注意事项。结合实验内容复习有关理论知识，做到充分理解。

(3)预测该实验各步骤可能得到的结果，对预期的实验结果能作出合理的解释，并写出预习报告。

(4)注意和估计实验中可能发生的误差，并制定防止误差的措施。

(5)通过查阅资料及思考，设想一些可能与理论不符的实验现象，开拓创新性思维。

(6)在进行设计性实验前，要预先根据实验目的和设计要求认真写出设计的实验方案。

2. 实验课中

(1)必须按规定的时间参加实验课，不得迟到、早退或无故缺课。进入实验室须穿好工作服，带好学生证/校园卡，以备检查。

(2)实验时应严肃认真，严禁高声喧哗、打闹、吸烟、随地吐痰或吃零食，应保持实验环境安静、整洁卫生，不必要的物品不要带入实验室，严禁将易燃易爆物品带入实验室。

(3)在实验室不得进行任何与实验无关的活动，不得随意动用与本次实验无关的仪器设备。严禁在微机上玩游戏、处理个人文件、随意启动其他程序，甚至损坏实验程序等与实验无关或非法的活动。

(4)实验器材的放置力求整齐、稳妥和操作方便。

(5)实验准备就绪后，须经指导老师检查同意后方可进行实验。并按照实验步骤，严肃认真地循序操作，请勿随意更动。

(6)仔细、耐心地观察实验中出现的现象，随时客观地记录实验结果，及时加上必要的文字注释，不可单凭记忆记录，以免发生错误或遗漏。在实验过程中，实验条件应始终保持一致，如有变动，应加文字说明。应独立分析实验结果，认真完成实验报告，不得抄袭他人实验结果。

(7)注意保护实验动物和标本，使其始终处于良好的机能状态。按照操作规程正确使用器械。爱护公物，注意节省实验器材和药品。注意安全，严防触电、火灾、被动物咬伤及中毒事故的发生。

(8)联系有关理论知识对实验结果进行思考：出现了什么结果？为什么出现这种结果？这种结果有什么理论或实际意义？若出现非预期结果，应分析其原因，包括一些与理论不符、深究下去可能有新发现的实验现象，为以后的创新性实验做好准备。

(9)在实验过程中若遇到疑难之处，先要自己设法排除。解决不了的，可向指导教师汇报情况，请求协助解决。实验小组成员在不同项目中，应轮流进行各项实验操作，力求每人的学习机会均等。在做一些工作量较大和复杂程度较高的实验时，组内成员要明确分工、相互配合、各尽其职，并服从统一指挥。

(10)以人体为对象的实验项目，应重点关注实验对象的人身安全，必须确认其安全无误后才可开始实验。

3. 实验课后

(1)整理实验仪器和用具，关闭仪器、设备的电源开关。洗净、擦干手术器械并摆放整齐。清点实验用具，如有损坏或缺短应立即报告指导教师。临时借用的器械或物品应如数归还。

(2)按规定妥善处理实验后的标本，放到指定的地点，不得随地乱丢。实验废物不得乱倒、乱扔，尤其是强酸强碱试剂、具有放射性的液体或污物。动物皮毛、组织器官、纸屑等不得倒入水槽内，应统一放置在指定地点进行统一处置。

(3)整理实验记录，对实验结果进行分析讨论，得出实验结论。

(4)认真撰写实验报告，按时交给指导教师评阅。

(5)对一些与理论不符的实验现象，应和指导教师及同学讨论，决定是否进一步开展探索性实验，以求新的发现。

(6)各组将实验桌椅收拾干净，轮流负责实验室的清洁卫生工作，以保证实验室环境的整洁。经指导教师检查验收后，方可离开。

第三节　实验报告的写作要求

在机能实验学习过程中，要求学生必须独立完成实验报告的写作。实验报告写作前，必须认真记录实验过程和数据，对数据进行处理和分析，以文字、表格、统计图等方式描述实验结果，最后进行理论分析和总结，形成实验报告。获得实验数据后，必须按照规定的格式写作实验报告。

实验报告是指将机能实验的目的、方法、结果等内容如实地记录下来，经过整理分析总结而写出的书面报告，它可使学生对实验过程中获得的感性知识提升为理性认识，明确已取得的成果、尚未解决的问题和实验中尚须注意的事项。另外，实验报告还可以向其他科研人员提供研究经验，可作为本人日后参考的重要资料，所以应当充分认识科学研究工作中书写实验报告这一程序的重要性。实验报告的书写是一项重要的基本技能训练，它不仅是对每次实验的总结，而且是它可以初步培养和训练学生的逻辑归纳能力、综合分析能力和科学地文字表达能力，锻炼学生科学思维、独立分析和解决问题的能力，亦是科研论文写作的基础。因此，参加实验的每位学生均应及时认真地书写实验报告。实验报告要求实事求是、分析全面具体，结构完整、条理清晰、文字简练、书写工整，措辞注意科学性和逻辑性。

目前，有两种写作实验报告的格式。

1. 经典格式

(1)姓名、班次、组别：此项可写在实验报告本的封面。

(2)实验序号和题目：注明日期、地点、室温、气压及实验指导教师名字。

(3)实验目的：要求尽可能简洁、清楚，主要说明通过实验加强相关理论认识，掌握某些实验方法及所要达到的预期结果。

(4)实验对象：也可放在实验目的之前。

(5)实验材料：实验中所用器材和试剂的名称、规格、型号、生产厂家等。

(6)实验方法：包括标本制备、仪器连接、观察指标和内容、实验步骤等，如与实验指导相同，可省略，但要标注说明。

(7)实验结果：是实验报告中最重要的一部分，需要绝对真实，切不可更改或挑选数据，按照实验步骤表述实验内容。其表述方式有以下几种：① 原始记录曲线，按照前面所述的标注，如记录的时间太长，可选取典型片段剪辑后贴在实验报告中；②三线数据表(提供原始记录曲线的同时也可提供数据表格)；③坐标图或直方图，有时可标示相关系数或统计学数据；④文字描述，用简洁的文字描述实验结果，不须过多地进行引申。不管有无其他形式的图表，文字描述是不可取代的。此项内容应叙述清楚、准确无误，以反映实验进行的实际过程，使他人或报告者自己将来能据此重复实验，并得出相同的结论。该项只需写出主要步骤，不要照抄课本，要简明扼要，无论采取何种表达方式，在文字叙述上必须要做到完整、真实、客观、准确、具体，使人一目了然。绝不可和别人核对数据后更改或伪造实验数据，切忌用理论推导的理想结果代替实验得到的具体结果。

(8)讨论：围绕实验结果进行科学分析，既不重复叙述实验结果，也不脱离实验结果任意发挥。分析推理要有根据，并在分析实验结果的基础上推导出恰如其分的结论，切忌盲目抄袭书本或他人的实验报告。讨论是实验结果的逻辑延伸，是实验报告的主体，它反映了学生对实验结果的理论认识，并通过分析、综合、归纳、演绎等逻辑推理得出合理的结论，总结出规律。讨论可以帮助学生提高独立思考和分析问题的能力，提倡学生根据自己的实验结果科学地提出创造性的见解。

(9)结论：是对实验结果进行分析后获得的论点，应与本实验的目的相呼应，本实验未能验证的内容不要写入结论中，不能罗列结果或重复讨论内容。结论的文字要精练。

2.仿科研论文格式

(1)姓名、班次、组别：写在报告本封面。

(2)填写实验日期、地点、温度、气压等。

(3)实验名称或题目：能反映处理因素、实验对象和实验效应。

(4)前言：用自己的语言简要说明本实验的背景和目的。

(5)材料和方法：包括实验动物、主要器材、药品、主要步骤和观察内容、指标等，如属于常规的实验方法，不要求详述。

(6)结果：实验结果的表述同经典格式。

(7)讨论：要求同经典格式。

第四节　机能实验的生命伦理学问题

在医学研究和生命科学研究中，需要接触大量的实验动物。实验动物是指经人工饲育，对其携带的微生物实行控制，遗传背景明确或者来源清楚的，用于科学研究、教学、生产、检定及其他科学实验的动物。由于实验动物的特殊性，国家为了保证实验动物科学研究的可靠性和可追溯性，制定并多次修订了《实验动物管理条例》等法律法规，以保证实验动物的安全，避免人畜共患疾病的发生。

《实验动物管理条例》适用于从事实验动物的研究、保种、饲育、供应、应用、管理和监督的单位和个人，其核心思想就是要加强管理，重视动物保护和动物福利。

一、善待动物——动物实验伦理的基本要求

(一)确保动物实验的科学性

在大多数情况下，动物实验是为了满足科学和人类的利益，而让动物做出某种程度的牺牲。动物实验伦理实质上就是为了协调科学利益、人类利益与动物福利而产生的。如果动物实验没有任何科学目的和人类利益，那么损失动物福利就没有任何意义。因此，动物实验的科学性是动物实验伦理最基本的要求。

动物实验的科学性包括设计方案的科学性和实验目的的科学性。科学的动物实验方法是动物实验伦理的科学前提。科学的动物实验不一定都合乎道德，但是不科学的动物实验是不合乎道德的。不科学的动物实验不可能获得所需的结果，是浪费动物和滥用动物。因此，进行动物实验前，一定要科学地设计实验方案。没有任何实验目的的研究是无聊的研究，是不

符合科学要求的。纯粹为了满足个人好奇心的实验，对人类、动物，甚至整个社会都是不可预期的、无意义的，甚至是有害的。

(二)遵守 3R 原则

在进行动物实验时应遵守替代(replacement)、减少(reduction)和优化(refinement)三大原则(简称 3R 原则)。

替代：指使用低等级动物代替高等级动物，或不使用活着的脊椎动物进行实验，而采用其他方法达到与动物实验相同的目的。替代要求研究人员，如有可能，应通过使用能够达到同样实验目的的其他手段来代替或避免使用活的动物。使用活的动物不应该是默认的行动。替代的类型是多样的，包括：根据以前记录的数据进行统计学模拟；在行为学研究中使用以前记录的录像带、体外技术等。

减少：指如果某一研究方案中必须使用实验动物，同时又没有可行的替代方法，则应把使用动物的数量降低到实现科研目的所需的最小量。研究人员在寻求统计学显著差异时，应使用目前已知的方法来确定所需要的样本大小。在进行实验之前，应向具有实验设计知识的统计学专家请教。为确保研究人员遵守减少的要求，杂志编辑和审稿人应要求作者提供样本大小估计的正当性。

优化：指通过改善动物设施、饲养管理和实验条件，精选实验动物、技术路线和实验手段，优化实验操作技术，尽量减少实验过程对动物机体的损伤，减轻动物遭受的痛苦和应激反应，使动物实验得出科学的结果。

实验动物 3R 原则的应用反映了在实验动物的使用上，提倡实验动物福利与动物保护，最终目的是使实验动物的使用量逐步减少，质量要求越来越高，同时也保证了实验的准确性、可靠性。

(三)保护实验动物福利

动物福利的概念是指动物如何适应其所处的环境，并满足其基本的生命需求。保护实验动物福利就是要保证实验动物的康宁(well-being)，就是让实验动物在康宁的状态下生存。康宁的标准包括实验动物无任何疾病、无行为异常、无心理紧张和痛苦等。国际上普遍认可的实验动物福利包括实验动物的"五大自由"：享受不受饥渴的自由，享受生活舒适的自由，享受不受痛苦伤害和疾病威胁的自由，享受生活无恐惧和悲伤感的自由，享受表达天性的自由。如果动物健康、感觉舒适、营养充足、安全、能够自由表达天性，并且不受痛苦、恐惧和压力威胁，则视为满足动物福利的要求。

人类在进行动物实验时不可避免地会让实验动物遭受一定程度的伤害和恐惧，保护实验动物福利并不是指绝对地保护实验动物免受任何伤害，而是指在实现实验目的的过程中，要善待实验动物，采取有效措施使实验动物免遭不必要的伤害、饥渴、不适、惊恐、折磨、疾病，保证动物能够实现自然行为，受到良好的管理与照料，为其提供清洁、舒适的生活环境，提供充足健康的食物和饮用水，减轻疼痛等。也就是说，要最大限度地满足实验动物维持生命、维持健康和提高舒适程度的需要，这就要求加强对尊重伦理的实验技术的研究。尊重伦理的实验技术是保护实验动物福利的主要手段。

(四) 不虐待实验动物

善待实验动物，就是要求不得虐待实验动物。我国科技部发布的《关于善待实验动物的指导性意见》列举了以下虐待动物的行为：①非实验需要，挑逗、激怒、殴打、电击，或用有刺激性食品、化学药品、毒品伤害实验动物；②非实验需要，故意损害实验动物器官；③玩忽职守，致使实验动物设施内环境恶化，给实验动物造成严重伤害、痛苦或死亡；④进行解剖、手术时，不按规定对实验动物采取麻醉或其他镇痛措施；⑤处死实验动物不使用安乐死；⑥在动物运输过程中，违反规定，给实验动物造成严重伤害或大量死亡；⑦其他有违善待实验动物基本原则的行为。

二、动物实验伦理的制度化

从20世纪80年代末开始，我国启动了动物实验伦理制度化的工作，并取得了积极的进展，颁布和实施了《实验动物管理条例》《实验动物许可证管理办法(试行)》《实验动物质量管理办法》《关于善待实验动物的指导性意见》。各省也陆续出台了相关实施细则，其中北京市的工作最引人注目，走在了全国的前列，出台并实施了《北京市实验动物福利伦理审查指南》。目前，我国动物实验伦理制度主要包括实验动物伦理审查制度和实验动物许可证制度。

(一) 实验动物伦理审查制度

实验动物生产单位和使用单位应设立实验动物伦理委员会。实验动物伦理委员会的主要任务是监督和审查本单位开展的实验动物的研究、繁育、饲养、生产、经营、运输，以及各类动物实验的设计、实施过程是否符合动物福利原则和伦理原则，并对实验动物从业人员进行必要的培训，协调本单位实验动物的应用者尽可能合理地使用动物，以减少实验动物的使用数量。实验动物伦理委员会至少由5人组成，设主席1名，副主席、委员不等。主席应由实验动物专业(最好是兽医专业)人员担任，委员应有1名非利害关系人员担任。

使用实验动物进行研究的科研项目，应制定科学、合理的实施方案。该方案须经实验动物伦理委员会批准后方可组织实施，并接受日常的伦理监督检查。申请书应包括以下内容：①实验动物或动物实验项目名称及概述；②项目负责人和执行人的姓名、专业背景简介、实验动物或动物实验岗位证书编号，环境设施许可证号；③项目的意义、必要性、项目中有关实验动物的用途、饲养管理或实验处置方法、预期出现的对动物的伤害、处死动物的方法、项目进行中涉及动物福利和伦理问题的详细描述；④遵守实验动物福利原则和伦理原则的声明；⑤伦理委员会要求补充的其他文件。实验动物伦理委员会应依据实验动物伦理审查的基本原则，兼顾动物福利和动物实验者利益，在综合评估动物所受的伤害和使用动物的必要性基础上进行科学评审，并出具伦理审查报告。

实验动物伦理委员会审查依据的基本原则包括以下几条。

(1)动物保护原则：审查动物实验的必要性，要求各类实验动物的饲养、应用和处置必须以充分的理由为前提，并对实验目的、预期利益与造成动物的伤害活动死亡进行综合的评估；禁止无意义滥养、滥用、滥杀实验动物；制止没有科学意义、社会价值或不必要的动物实验；优化动物实验方案以保护实验动物；特别是对濒危动物物种，减少不必要的动物使用数量；在不影响实验结果的科学性、可比性的情况下，采取动物替代方法，使用低等级替代高等级动物、用非脊椎动物替代脊椎动物、用组织细胞替代整体动物，或用分子生物学、人工合成材料、计算机模拟等非动物实验方法替代动物实验。

（2）动物福利原则：保证实验动物生存时（包括运输中）享有最基本的权利，享有免受饥渴、生活舒适自由、良好的饲养和标准化的生活环境，各类实验动物管理要符合实验动物的操作规程。

（3）伦理原则：应充分考虑动物的利益，善待动物，防止或减少动物的应激、痛苦和伤害，尊重动物生命，制止针对动物的野蛮行为，采取痛苦最少的方法处置动物。实验动物项目要保证从业人员的安全，动物实验方法和目的符合人类的伦理标准和国际惯例。

（4）公正平衡原则：公正性原则要求伦理委员会的审查工作应该保持独立、公正、科学、民主、透明、不泄密，不受政治、商业和自身利益的影响；利益平衡原则要求以当代社会公认的道德伦理价值观，兼顾动物和人类利益，在全面客观地评估动物所受的伤害和实验者由此可能获取的利益基础上，负责任地出具伦理审查报告。

实验动物伦理委员会对批准的动物实验项目应进行日常的伦理监督检查，发现问题时应明确提出整改意见，严重者应立即作出暂停实验动物项目的决议。项目结束时，项目负责人应向伦理委员会提交该项目伦理终结报告，接受项目的伦理终结审查。

（二）实验动物许可证制度

2001年我国科技部、卫生部等7部委颁布了《实验动物许可证管理办法（试行）》，建立了实验动物许可证制度。该办法采用属地原则，适用于在我国境内从事与实验动物工作有关的组织和个人。该办法明确规定，未取得实验动物生产许可证的单位不得从事实验动物生产、经营活动；未取得实验动物使用许可证的单位，或者使用的实验动物及相关产品来自未取得生产许可证的单位或质量不合格的，所进行的动物实验结果不予以承认。因此，该办法的实施意味着没有取得实验动物许可证，任何组织和个人不得进行动物实验。

实验动物许可证包括实验动物生产许可证和实验动物使用许可证。实验动物生产许可证制度适用于从事实验动物及相关产品保种、繁育、生产、供应、运输及有关商业性经营的组织和个人。实验动物使用许可证适用于使用实验动物及相关产品进行科学研究和实验的组织和个人。

1. 申请实验动物生产许可证的组织和个人必须具备的条件

（1）实验动物种子来源于国家实验动物保种中心或国家认可的种源单位，遗传背景清楚，质量符合现行的国家标准。

（2）具有保证实验动物及相关产品质量的饲养、繁育、生产环境设施及检测手段。

（3）使用的实验动物饲料、垫料及饮用水等符合国家标准及相关要求。

（4）具有保证正常生产和保证动物质量的专业技术人员、熟练技术工人及检测人员。

（5）具有健全有效的质量管理制度。

（6）生产的实验动物质量符合国家标准。

（7）法律、法规规定的其他条件。

2. 申请实验动物使用许可证的组织和个人必须具备的条件

（1）使用的实验动物及相关产品必须来自有实验动物生产许可证的单位，且质量合格。

（2）实验动物饲育环境及设施符合国家标准。

（3）使用的实验动物饲料、垫料及饮用水等符合国家标准及相关要求。

（4）有经过专业培训的实验动物饲养和实验人员。

（5）具有健全有效的管理制度。

（6）法律、法规规定的其他条件。

第五节　实验室安全和规则

实验室是开展机能实验教学的重要场所，学生应具有严谨的工作作风和团结协作的合作精神。每个实验室都有规章制度，机能实验室也不例外。为了达到机能实验课的目的，同学们在新学机能实验学课程、新进机能实验室时，必须遵守并做到实验室的以下规则和要求。

（1）熟知实验室各项管理规定，严格遵守实验室各项规章制度。

（2）实验课注意着装，不得穿背心、拖鞋进入实验室。进入实验室须穿好工作服，戴好医用口罩、手套及帽子。

（3）实验时应严肃认真，遵守课堂纪律，严禁高声喧哗、打闹、吸烟、随地吐痰或吃零食，应保持实验环境的安静。要保持实验室的整洁卫生，实验器材的摆放力求整齐、稳妥，不得随意动用与本次实验无关的仪器设备。不必要的物品不要带进实验室，书包等物品应放于旁边桌台或抽屉内。不得进行任何与实验无关的活动。

（4）实验时要尊重实验动物生命，善待实验动物，严禁无麻醉下进行各种手术操作。养成节约用物的良好习惯，尽可能减少动物的用量。实验时不得随意浪费动物标本、器材和试剂。能重复利用的器材，如缝合针、试管、导管等，应洗净再用。实验中要爱护公共财物，各组实验材料由各组使用，不得图个人方便而随意移走公用物品。组间不得随意调换，以免混乱。如遇仪器损坏或故障，应报告指导教师或技术员，以便即时处理。

（5）注意安全，严防触电、火灾、被动物咬抓伤、酸碱试剂腐蚀及中毒事故的发生。如因操作不慎而被家兔抓伤、被小鼠咬伤，或者因其他原因而受伤，须做好相应的医学处理：①最低要求，立即去实验预备室，报告值班的技术人员，索取棉签和络合碘，用棉签蘸络合碘，消毒伤口及其周围；②防范万一，要去规范医疗机构注射抗生素、破伤风疫苗等药品。

（6）实验完毕后，应及时切断电源，关闭水、气。将所用实验器械等进行清理、摆好和归还。如有损坏或缺少应立即报告指导教师。实验中的"三废"（废渣、废液、废气）需在实验教师指导下，做集中收集或无公害处理。

（7）实验完毕，各实验组将本组实验桌、凳收拾干净；轮流负责实验室的清洁工作，以保证实验室环境的整洁卫生，经指导教师检查验收后，方可离开。

同学们在实验课前、实验课中、实验课后，都须严格遵守实验室的各项规章制度，爱护公物，避免丢失或损坏器械及其他公物。在实验之前及之后，每组都应清点好器械，如发现有丢失或损坏现象，请主动报告。如在实验之前报告有丢失或损坏现象，则管理人员应追查前次实验人员的责任，并按照规章制度加重处罚；如在实验之后报告有丢失或损坏现象，则追责本次实验人员，并要求赔偿；如在实验之后有丢失或损坏现象，而实验人员未报告，则管理人员应追查本次实验人员的责任，并按照规章制度加重处罚。

第二章

动物实验技术

第一节　实验动物的基本知识

实验动物是生物学、医学等生命科学研究中最能反映人类各种生命现象的群体，它们往往作为"人的替身"用于科学研究。许多新医学知识的获得、新医疗方法的应用、新药效果及其安全性的验证都得益于实验动物。机能实验主要以实验动物或其组织为研究对象，通过观察实验动物或其组织的生理生化反应，结合疾病发生的病理生理机制，来分析干扰因素的影响或药物的效应等。因此，合理选择和使用实验动物，以及熟练掌握实验操作的基本方法与技巧，是顺利完成动物实验并获得可靠实验结果的保证。

一、实验动物的作用与意义

生命科学研究必须具备 4 个基本要素：实验动物（laboratory animal）、设备（equipment）、信息（information）和试剂（reagent），即 AEIR 要素。这 4 个基本要素，在整个生命科学研究实验中具有同等重要的地位，不能忽略或偏废。因此，做好生命科学研究，学习和了解实验动物及其相关知识具有重要意义。

动物实验（animal experimentation）是以实验动物为实验对象的科学实验，主要分为以下几类：以实验动物整体水平的综合性反应为评价指标的实验；以实验动物为对象的观测；以实验动物为材料来源的局部组织、器官和系统的实验；以实验动物的各种表现参数作为评估标准的实验室工作。

实验动物作为生命科学研究的支撑条件，其所存在的意义主要体现在：①作为生物医学基础研究的标准实验材料；②作为人类疾病研究中人的替身或模型；③作为药品、食品等的作用效果试验和安全性评价的活体；④作为生物制剂及其制品研制的原材料；⑤作为生物学、医学和畜牧学等学科的教学用具。因此，实验动物作为在生命科学、制药工业、化学工业、畜牧业、农业等方面起着重要的作用。

二、常用医学实验动物的种类、特点及选择

随着科学技术及动物实验研究的发展，生物医学研究使用的实验动物的数量与种群越来越多。动物的物种进化程度在选择实验动物时应该是优先考虑的问题，在可能的条件下，应尽量选择结构、功能、代谢方面与人类相近的动物做试验。由于实验动物和人类的生活环境不同，生物学特性存在许多不同之处，研究者在实验前选择动物，应充分了解各种实验动物的生物学特性。通过实验动物与人类特性方面的比较，作出恰当的选择。目前，常根据动物的遗传学原理、微生物控制原理等对实验动物进行科学分类。

(一)常用医学实验动物的种类与特点

1.按动物的遗传学原理分类

根据遗传学方法，按照基因纯合的程度，把实验动物分为近交系、突变系、杂交一代、封闭群、非纯系。

(1)近交系(inbred stain)：俗称纯种，指经过连续20代以上的全同胞或近亲进行交配后培养出的遗传基因纯化的品系。近交系动物具有基因位点的纯合性、表型一致性、长期遗传稳定性、遗传特征的可分辨性、遗传组成的独特性、分布的广泛性和遗传背景资料的完整性，群体基因达到高度纯合和稳定，是实验动物学研究和培育品系最多的实验动物。如近交系的小鼠已有200多个品系。

(2)突变系(mutation gallery)：是保持有特殊的突变基因、具有遗传缺陷的品系。在育种过程中单个基因的变异或将某个基因人为导入或通过多次回交"留种"而建立的品系。其变异的遗传基因可遗传下去。在小鼠和大鼠中，已培育出很多具有某一疾病的突变品系，如贫血鼠、肿瘤鼠、癫痫大鼠和裸大鼠等。

(3)杂交一代(hybrid colony)：也称系统杂交性动物，是将两个不同品系的近交系动物进行有计划交配产生的子一代动物，简称F1动物。特点是具有近交系动物的性状和杂交优势。

(4)封闭群(closed colony)：又称远交系，是以非近亲交配方式繁殖生产的实验动物种群。在同一场所同一血缘品系内随机交配、至少连续繁殖4代。

(5)非纯系(impure line)：指一般任意交配繁衍的杂种动物，其饲养成本较低。

2.按微生物控制原理分类

通过微生物学的监察手段，按照对微生物控制的净化程度，把实验动物分为：无菌动物(germ free animal，GFA)、悉生动物(gnotobiotic animal，GNA)、无特定病原体动物(specific pathogen-free animal，SPFA)、普通动物(conventional animal，CVA)。

(1)GFA：指动物体内外均无任何寄生虫和微生物的动物。这类动物是在无菌条件下剖腹获得的子代动物，严格饲养在包括空气、食物、饮用水等完全无菌的环境中。

(2)GNA：又称为已知菌动物或已知菌群动物。这类动物是在隔离系统饲养的、经检测其体内外仅有经人工有计划接种已知的微生物或寄生虫的动物。经人为给予无菌动物一种或数种细菌，从而使动物带有特定的细菌而获得。

(3)SPFA：指体内没有特定的微生物和寄生虫存在的动物，但非特定的微生物和寄生虫是容许存在的。使用SPFA可以确保不会有特定的疾病对试验结果造成干扰。例如，在研究

药物对肺功能的影响时，动物最好没有携带呼吸道病原微生物。

（4）CVA：指一般自然环境下饲养的普通动物，体内可能带有多种微生物，甚至是致病微生物，但价格便宜，一般不适用于科学研究。

我国的《实验动物管理条例》将实验动物分为四级：一级为普通动物，二级为清洁动物，三级为无特定病原微生物动物，四级为无菌动物（包括 GFA 和 GNA）。

（二）实验动物的选择

机能实验主要是利用实验动物完成的，因此实验动物的正确选择和合理准备是获得理想实验结果的重要条件。必须根据实验内容和实验动物的特点来选取符合要求的实验动物。选取实验动物应该遵循以下基本原则。

1. 相似性原则

应选用在结构、功能、代谢、疾病特征方面与人类相似的实验动物。哺乳动物的组织结构、系统机能和疾病发生发展过程与人类有许多相似之处，是医学实验最常选用的实验动物。一般来说，实验动物越高等、进化越高，其结构、机能和代谢越接近人类。医学机能实验中常用的实验动物，包括昆明小鼠、Wistar 大鼠、SD 大鼠、新西兰兔等。

2. 特殊性原则

应选用解剖、生理特点符合实验目的和要求的实验动物。某些实验动物具有某些典型的解剖或生理特点，为实验观察提供了便利条件。如能适当使用，可以减少实验操作的难度，获得满意的实验结果。例如，家兔颈部的迷走神经、交感神经和主动脉神经（又称为减压神经）各自成束，适宜于观察动脉血压的神经调节、体液调节和减压神经放电。家兔的肺扩张反射阈值最低，是观察肺扩张反射作用的理想动物。豚鼠中耳和内耳的解剖结构特殊，有利于观察微音器效应和迷路实验。同一种动物的不同品系，对同一致病刺激物的反应也不同，如津白Ⅱ号小鼠容易致癌，津白Ⅰ号小鼠就不易致癌。

3. 标准化原则

在确定实验动物的种属后，应选用与实验内容相匹配的标准化实验动物。只有选用经遗传学、微生物学、环境及营养控制的标准化实验动物，才能排除细菌、病毒、寄生虫和潜在的疾病对实验结果的影响，以及因实验动物的杂交、遗传学污染而造成的个体差异引起的和实验反应不一致的情况，才能方便我们把所获得的实验结果进行交流推广。

4. 规格化原则

在确定实验动物的种属、品系和等级后，选择动物个体时，应选择年龄、体重、性别、生理状态、健康状况等符合规格的实验动物。

（1）年龄、体重：动物的年龄和体重对实验结果有影响。动物的生物学特性和对实验的反应性随年龄不同有明显变化，如无特殊要求，动物实验一般应选用发育成熟的青壮年动物。对急性实验而言，成年动物的机能活动和生理反应均已达到正常水平，手术耐受性好；对慢性实验，成年动物还有术后恢复快的优点。幼年及老年动物则只用于某些特殊实验。成年动物一般可以按体重来估计。机能实验常用实验动物的体重：小鼠 18～22 g，大鼠 180～250 g，豚鼠 200～300 g，家兔 2～2.5 kg，狗 9～15 kg。同一实验中，动物的年龄和体重应尽可能一致，否则会增加动物的个体差异，影响实验结果的正确性。

（2）性别：不同性别的实验动物对同一刺激的敏感性往往不同。例如，氯仿对小鼠肾脏的损害，只在雄性小鼠中表现，雌性小鼠则不出现。因此，应当根据实验需要选择恰当性别的动物。若实验对动物性别无特殊要求，则宜雌雄各半。哺乳类动物的雄性一般体型较雌性大，躯干前部较发达，拨开生殖孔有性器官突起，肛门离外生殖器较远，而雌性一般体型较雄性小，躯干后部较发达，乳头较明显，肛门离外生殖器较近。雄性蟾蜍前趾蹼上有棕黑色小突起，雌性蟾蜍则没有。

（3）生理状态：动物的特殊生理状态，如妊娠、哺乳等，对实验结果影响很大，因此除非有特殊实验要求或目的，通常不宜选用处于特殊生理状态的动物进行实验。

（4）健康状况：动物的健康状况对实验结果有直接影响。一般情况下，健康动物对外界刺激的敏感性好、耐受性大，实验结果稳定。所以，我们应该选用健康状况良好的实验动物进行实验。健康动物一般表现为：动物体型丰满，食欲良好，四肢强壮有力，反应灵敏，眼无分泌物或痂样积垢、双目明亮有神，皮毛柔软有光泽、浓密且紧贴身体，无脱毛、蓬乱现象，肛门干净。

5. 经济性原则

在不影响实验质量的前提下，应尽量选用来源容易、成本低廉、性情温顺、易于饲养管理的实验动物，以降低实验成本，简化实验操作。

（三）机能实验常用的实验动物

1. 蛙与蟾蜍

蛙和蟾蜍为两栖类动物，容易获得，耐受性较好。除在发育学中的经典应用外，常用于生理学和药理学的实验研究。其心脏有两个心房和一个心室，离体心脏能较持久地维持节律性搏动，常用于研究心脏生理和药物对心脏的作用等；所制备的坐骨神经或坐骨神经-腓肠肌，以及缝匠肌标本常用于观察神经干动作电位、兴奋-收缩耦联和骨骼肌的收缩作用，适宜于研究药物对坐骨神经、横纹肌或神经肌肉接头的作用效果；蛙有肠系膜上的血管现象和渗出现象，常用于肠系膜血管微循环等研究；蛙的腹直肌还可用于鉴定拟胆碱药物的作用；蛙还可用于脊休克、脊髓反射和反射弧分析实验。

2. 小鼠

小鼠体型小、温顺、成熟早、繁殖率高、对外来刺激敏感、昼伏夜动、随时采食、体温变化大、不耐冷热、质量标准明确、易于饲养管理和大量繁殖、价格便宜，适用于动物需要量大的实验。其常用于药物筛选实验、药代动力学分析、半数致死量测定、抗癌和抗感染研究、微生物与寄生虫研究、遗传学研究、老年学研究、免疫学研究和避孕药研究等；此外，破坏动物小脑观察实验、去大脑强直实验等也常用小鼠。不宜用来进行体温变化方面的实验、慢性支气管模型、呕吐实验和动脉粥样硬化实验。

3. 大鼠

大鼠具有繁殖快、成熟快、心血管反应敏感、昼伏夜出、不耐湿热、无胆囊、肾单位表浅、肝再生能力强等特点。其广泛用于新药筛选、药物安全性评价和药效学实验研究；适用于应激反应和内分泌实验研究、各种行为学和高级神经活动的研究及多发性关节炎的研究等。大鼠的血压和人相近且较稳定，常用来进行心血管功能方面的研究。在抗高血压药的研究开发中，自发性高血压大鼠品系是最常用的动物。此外，大鼠还用于多种实验动物模型，如水肿、休克、炎症、黄疸、心功能不全等疾病模型；观察药物的急性或亚急性作用等。经肺灌洗或腹腔灌洗得到的大鼠组织细胞可进行多种实验。对有关呕吐的实验研究及心电学实验、体温变化实验、动脉粥样硬化和胆囊功能实验，大鼠则不适用。

4. 豚鼠

豚鼠属于啮齿类草食动物，温顺、胆小易惊、对外界刺激和温度变化敏感，易被组织胺等物质致敏，常用于哮喘模型和抗过敏药物的研究。豚鼠对结核菌敏感，也用于抗结核菌药物的研究。豚鼠耳蜗管发达，听觉灵敏，听阈远大于人，存在可见的普赖厄反射，乳突部骨质薄弱，便于手术操作和内耳微循环的观察，适用于听觉方面的研究和维生素 C 缺乏症的研究。豚鼠还是制备免疫血清最理想的动物，广泛应用于各类抗血清和诊断试剂的制备。此外，离体豚鼠乳头肌、子宫及肠管亦常用于实验。豚鼠不宜用于呕吐实验和慢性支气管炎模型。

5. 家兔

家兔是草食性动物，温顺、胆小易惊、耐寒怕热、听觉和嗅觉十分灵敏，是机能实验中应用最多的动物。家兔常用于减压神经与心血管活动调节的研究，以及急性心血管实验；可制备循环系统、呼吸系统、泌尿系统和消化系统疾病模型，并可复制水肿、炎症、休克等其他疾病模型。因家兔对温度变化敏感，可用于致热源、避孕药的研究等。家兔呕吐反应不敏感，没有咳嗽反射。

6. 猫

猫具有对外科手术耐受性好、血压比家兔稳定的特点，但价格较贵，可用于心血管药物和中枢神经系统药物的研究等。

7. 犬

犬是观察血压、呼吸变化最常用的大动物，可复制休克、弥漫性血管内凝血等多种疾病模型。犬呕吐反应敏感，易感染日本血吸虫，红绿色盲，汗腺不发达，减压神经不单独行走，不易形成动脉粥样硬化。犬也是外科手术学教学主要的实验动物，可用于多种慢性实验。

(四)动物实验前准备

实验动物一般在进行实验前 12 h 停止喂食，但仍喂水。若进行慢性实验，还需对动物进行适当的训练，以了解动物是否适合该实验，并使其熟悉环境和实验者。手术前一天应给动物做清洁处理，必要时洗澡，以利消毒。术后加强喂养与护理。

三、实验动物药物剂量的确定及计算方法

(一)动物给药量的确定

医学机能实验中观察一种药物的作用时，确定动物的给药剂量是实验开始阶段的重要内容。因为剂量太小作用会不明显，而剂量过大又可能引起动物中毒，甚至死亡。一般来说，可以按下述方法确定剂量。

(1)先用受试动物粗略地探索中毒量或致死量，然后选用小于中毒量的剂量为应用剂量，或取致死量的 1/10~1/5 为初试剂量(initial dose)。

(2)根据参考文献提供的相同药物的剂量确定应用剂量，或参考化学结构和作用都相似

的药物剂量确定初试剂量。

（3）一般情况下，在适量的剂量范围内，药物的作用会随剂量的加大而增强。有条件时，选用几个剂量（一般选5个）作药物的剂量-效应曲线（dose-effective curve），以获得药物作用较完整的资料，根据所得药物的剂量-效应曲线选择适当的剂量作为初试剂量。

（4）根据动物或人的应用剂量进行动物之间或动物与人之间的剂量换算，确定初试剂量。

（5）粗制的天然药物的剂量多按生药折算出初试剂量。

初试剂量确定后，可通过预实验观察药物作用效果。根据实验情况作相应的调整，最终确定应用剂量。如果预实验中初试剂量的作用不明显，也没有中毒的表现（体重下降、精神萎靡不振或其他症状），可以加大剂量再次试验；如出现中毒症状，作用明显，则应降低剂量再次试验。如此，通过调整剂量多次试验，最终确定应用计量。

确定动物给药剂量时，要考虑动物的年龄和体质。一般所说的给药剂量是指成年动物，如果是幼年动物，剂量应减少。例如，6个月以上的犬给药剂量为1时，3~6个月的给药剂量应小于1。确定动物给药剂量时，还要考虑给药途径不同，所用剂量也不同。

（二）人与动物、各类动物间药物剂量的换算

在机能实验中，人与动物、动物与动物之间在药物使用剂量上存在一定的差异，用药时需要换算，通常可按体重或体表面积进行换算。

1. 按体重换算

已知A动物每千克体重用药剂量，欲估计B动物每千克体重用药剂量时，可先查下表（表2-1），找出折算系数（W），再按下式计算：

B动物用药剂量（mg/kg体重）＝折算系数（W）×A动物用药剂量（mg/kg体重）

表2-1　常用动物与人的每公斤体重等效剂量折算系数（W）表

B动物	A动物						
	小鼠（0.02 kg）	大鼠（0.2 kg）	豚鼠（0.4 kg）	兔（1.5 kg）	猫（2 kg）	犬（12 kg）	人（60 kg）
小鼠（0.02 kg）	1.00	1.40	1.60	2.70	2.20	4.80	9.01
大鼠（0.2 kg）	0.70	1.00	1.14	1.88	2.30	3.60	6.25
豚鼠（0.4 kg）	0.61	0.7	1.00	1.65	2.05	3.00	5.55
兔（1.5 kg）	0.37	0.52	0.60	1.00	1.23	1.76	3.30
猫（2 kg）	0.30	0.42	0.48	0.81	1.00	1.44	2.70
犬（12 kg）	0.21	0.28	0.34	0.56	0.68	1.00	1.80
人（60 kg）	0.11	0.16	0.18	0.30	0.37	0.53	1.00

例如，已知某药物对小鼠的最大耐受量（maximum tolerance dose）为10 mg/kg体重（20 g小鼠用0.2 mg），预折算成大鼠用药剂量。查表2-1，A动物为小鼠，B动物为大鼠，折算系数为0.70，该药物对大鼠的最大耐受量为0.7×10 mg/kg体重＝7 mg/kg体重，故0.25 kg大

鼠用药剂量为 7 mg/kg×0.25 kg＝1.75 mg。

2. 按体面积换算

药理学家研究药物在动物体内的作用时，通常用"mg/kg 体重"表示，这种表示方法在同种动物之间问题不大，但在不同种动物间常数值会出现严重偏差，以致无法实验。此时，可以改成按"mg/m² 体表面积"计算。根据不同种属动物体内的血药浓度和作用与动物体表面积成平行关系的特点，按体表面积折算的剂量更为精确(表 2-2)。

表 2-2　常用实验动物和人体表面积比值表

	小鼠 (0.02 kg)	大鼠 (0.2 kg)	豚鼠 (0.4 kg)	家兔 (1.5 kg)	猫 (2 kg)	猴 (4 kg)	犬 (12 kg)	人 (50 kg)
小鼠 (0.02 kg)	1.00	7.00	12.25	27.80	29.70	64.1	124.20	332.40
大鼠 (0.2 kg)	0.14	1.00	1.74	3.90	4.20	9.2	17.30	48.00
豚鼠 (0.4 kg)	0.08	0.57	1.00	2.25	2.40	5.2	10.20	27.00
家兔 (1.5 kg)	0.04	0.25	0.44	1.00	1.08	2.4	4.50	12.20
猫 (2 kg)	0.03	0.23	0.41	0.92	1.00	2.2	4.10	11.10
猴 (4 kg)	0.016	0.11	0.19	0.42	0.45	1.00	1.90	5.23
犬 (12 kg)	0.01	0.06	0.10	0.22	0.24	0.52	1.0	2.70
人 (50 kg)	0.003	0.02	0.036	0.08	0.09	0.18	0.37	1.00

例如，由动物用药量推算人的用药量。家兔静脉注射已知浓度某药物的最大耐受量为 4 mg/kg 体重，推算人的最大耐受量是多少？

查表 2-2，先看列后看行，兔体重 1.5 kg，与人体表面积比值为 12.20，1.5 kg 家兔最大耐受量为 4 mg/kg×1.5 kg＝6 mg，则人的最大耐受量为 6 mg×12.2＝73.2 mg。

注意事项：造成动物对药物敏感性种属差异的因素很多，上述不同种类动物间剂量的换算法只能提供粗略的参考值，必须通过实验最终确定。在人身上初次试用新药时尤为慎重。不能随便把从动物实验资料换算过来的剂量直接用于人体。

(三)动物实验常用药物的浓度表示方式及用量计算

1. 百分浓度

按百分浓度配制是按照每 100 份溶液或固体物质中所含药物的份数来表示,简写为%。因药物或溶液的量可以用体积或重量表示,因此有 3 种表示百分浓度的方法。

(1)重量/体积(W/V):即每 100 mL 溶液中含药物的克数,用此方式表示的试剂有 0.65% NaCl、0.9% NaCl、2% $CaCl_2$、1% KCl、5% $NaHCO_3$ 等。例如,配制 0.9% NaCl,将 0.9 g 固体 NaCl 加蒸馏水至 100 mL 溶解,即成。此法最常用,如无特别注明的%浓度一般指这种。

(2)重量/重量(W/W):即每 100 g 制剂中含药物的克数,适用于固体药物。例如,10% 氧化锌软膏就是每 100 g 软膏中含氧化锌 10 g。

(3)体积/体积(V/V):即每 100 mL 溶液中含药物的毫升数。适用于液体药物,如消毒用的 75% 乙醇溶液就是 100 mL 溶液中含无水乙醇 75 mL。

2. 比例浓度(g: mL)

用此方式表示的试剂有 1:10000 肾上腺素、1:10000 去甲肾上腺素、1:100000 乙酰胆碱等。如配制 1:10000 去甲肾上腺素,取 1 mg/mL 注射剂 1 支(即含去甲肾上腺素 0.001 g)加蒸馏水至 10 mL 即成。配制的溶液总量(X)可用比例式 1:10000 = 0.001:X 求得,可得到 X = 10 mL。

3. 当量(Eq)浓度

用此方式表示的试剂有 1Eq NaOH、1Eq HCl 溶液等。如配制 1Eq NaOH 溶液,须先计算 NaOH 的当量。按照公式可得 NaOH 的当量 = 40/1 = 40,即 40 g NaOH 等于 1 Eq。故将 40 g NaOH 固体加蒸馏水至 1000 mL 溶解即成。酸、碱、盐的当量计算公式如下:

$$酸的当量 = \frac{酸的分子量}{酸分子中可被金属原子置换的 H^+ 数}$$

$$碱的当量 = \frac{碱的分子量}{碱分子中所含 OH^- 数}$$

$$盐的当量 = \frac{盐的分子量}{盐分子中金属原子数 \times 金属的价数}$$

4. 摩尔浓度

摩尔浓度(mol/L),即以 1L 溶液中所含溶质的摩尔数表示的浓度。根据摩尔数 = 物质质量/摩尔质量,80 g NaOH 的摩尔数为 80/40 = 2 mol,所以 80 g NaOH 加蒸馏水至 1000 mL,即为 2 mol/L 的 NaOH 溶液。百分比浓度换算成摩尔浓度(mol/L)的关系:

$$每升溶液中溶质的摩尔数(mol/L) = \frac{1000 \times 比重}{摩尔质量}$$

5. 其他

(1)抗凝剂肝素:用血压换能器记录动物血压时,在动脉插管内应注满 0.5% 的肝素溶液,以防止插管内血液凝固。实验动物做全身抗凝时,一般用量为大鼠 2.5~3 mg/(200~300)g 体重;兔 10 mg/kg 体重;狗 5~10 mg/kg 体重。肝素亦可用国际单位计量,一般 1 mg = 100IU,但是也有 1 mg = 150IU 的不同效价。肝素应避光、低温保存。

(2)麻醉药物:常用的有25%氨基甲酸乙酯(乌拉坦)、3%戊巴比妥钠、乙醚等。应根据实验动物选择麻醉药,如家兔一般使用25%氨基甲酸乙酯,按参考剂量4 mL/kg体重经耳缘静脉给药,可维持较长的麻醉状态,且麻醉过程比较平稳。

第二节　动物实验的基本操作

一、实验动物的编号及性别鉴定

(一)动物的编号

动物实验中需要对实验动物编号以便于区别,常用的编号方法包括挂牌法、染色法、烙印法、耳缘剪口法和打孔法等。

(1)挂牌法:犬、兔等大动物可用特别的铝质号码牌固定于耳、颈或笼箱上。但号牌挂在耳、颈上使动物感到不适可能会抓挠,导致动物抓伤或号牌脱落。

(2)染色法:豚鼠、大鼠及小鼠等小动物可采用3%~5%黄色苦味酸溶液、2%咖啡色硝酸银溶液、0.5%红色品红或中性红涂于被毛上标号。但实验时间较长的慢性实验,颜色容易消退导致编号模糊。按照"先左后右,先上后下"的原则将动物背部前肢、腰部、后肢的左、中、右部共分为9个区域编号。编号1~10号时从左到右为1~9号,第10号不涂色;编号10~99时,采用两种不同颜色的溶液,把一种颜色作为个位数,另一种颜色作为十位数,两种颜色交互使用可以编号至99号(图2-1)。例如,将红色染料作为十位数、黄色染料作为个位数,若左后肢涂黄色,右前肢涂红色,则代表73号,依此类推。此外,还可以加上其他们有颜色的染料进行100~999号的编号。

(3)烙印法:为了防止动物皮肤局部感染,首先在烙印编号部位采用75%的乙醇溶液消毒,再将编号直接烙印在动物的耳、鼻、面、四肢等部位,然后用棉签蘸着溶在酒精中的黑墨在编号上涂抹,即可以清楚地显示编号。该法对实验动物可造成轻微损伤,操作时应敏捷、轻巧,必要时对动物进行麻醉以减少其痛苦。

(二)性别鉴定

哺乳类动物根据阴囊内睾丸下垂(环境温度高时更明显)及肛门与外生殖器之间的距离区分,如尿道与肛门距离较远、按压生殖器部位有阴茎露出者为雄性动物;反之,则为雌性动物。啮齿目动物可根据生殖突起区分,雄性较大、较圆,雌性较小具裂缝;仰卧观察腹部乳头,雄性隆起不明显,雌性明显。

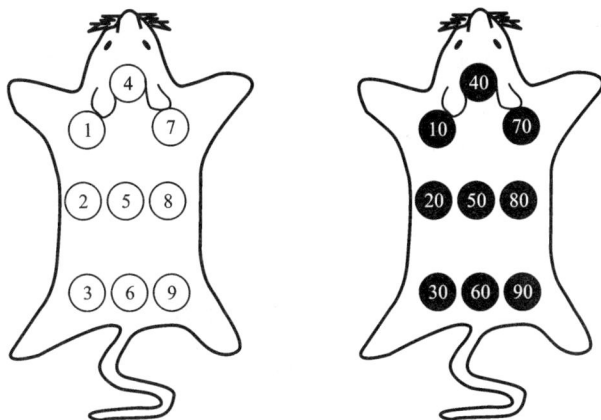

图 2-1　动物的染色法编号

二、实验动物的捉拿和固定

在进行动物实验时，实验者必须正确捉拿动物，避免被动物抓伤、咬伤或造成动物的伤亡和应激反应，维持动物的正常生理活动，以保证实验指标的正确观察。因此，首先要限制动物的活动，使动物处于安静状态，实验者必须掌握合理的实验动物捉拿和固定方法。捉拿动物前，必须了解动物的一般习性。操作时要小心仔细、大胆敏捷、熟练准确、不能粗暴或恐吓动物。同时，要爱惜动物，尊重生命，尽可能使动物少受痛苦。

1. 小鼠

小鼠性情较温顺，挣扎力小，比较容易捉拿和固定。实验者可用右手抓住小鼠尾，放在实验台上或鼠笼铁纱网上，在小鼠向前抓跑时，迅速用左手拇指和示指沿其背抓住小鼠两耳及头颈部皮肤，并以左手的无名指、小指和掌部夹住背部皮肤和固定尾部，并调整好小鼠在手中的姿势。该捉拿法可用于肌肉注射、腹腔注射和皮下注射及灌胃等。此外，也可以单用左手，即用示指和拇指抓住鼠尾后再用手掌及小指夹住尾巴，以拇指及示指捏住其颈部皮肤。前一种方法易学，后一种方法便于快速捉拿(图 2-2)。

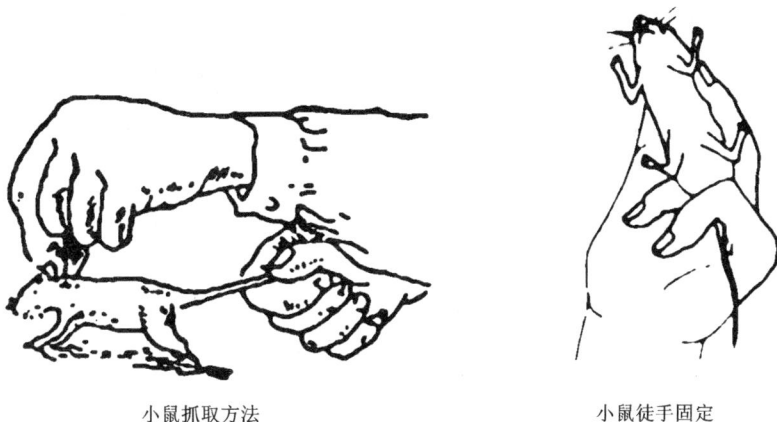

小鼠抓取方法　　　　　　　　　　　小鼠徒手固定

图 2-2　小鼠的捉拿法

2. 大鼠

实验者用右手抓住或持圈钳夹住鼠尾，左手戴上防护手套固定大鼠头部防止被咬，应避免握力过大，造成大鼠窒息死亡。用拇指、示指抓住大鼠头颈部皮肤，以中指、无名指、小指紧捏住背部皮肤置于掌心。根据实验需要麻醉或固定大鼠于鼠笼内，或用绳绑其四肢固定于大鼠手术板上(图 2-3)。

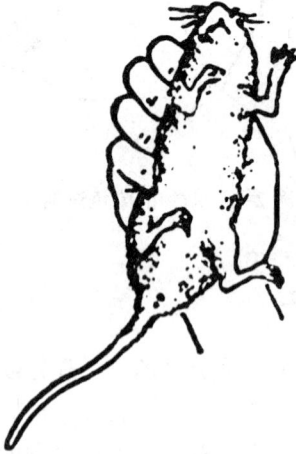

图 2-3 大鼠抓取方法

3. 豚鼠

豚鼠性情较温和但容易受惊，抓取时应快、稳、准。实验者以右手抓住豚鼠头颈部，将其两前肢夹在豚鼠头与右手拇指与示指之间，轻轻扣住颈胸部，对体重较大的豚鼠则可用左手抓住两后肢以托起其臀部，使腹部向上(图 2-4)。注意抓取豚鼠时不能用大力抓其腰腹，容易造成肝破裂而死亡。

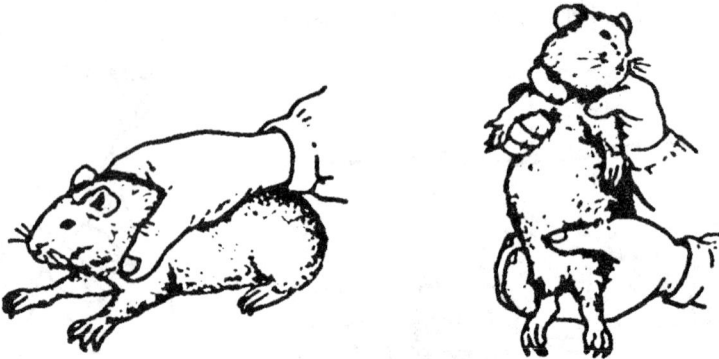

图 2-4 豚鼠的捉拿方法

4. 兔

实验者用手抓起兔脊背近后颈处的皮肤，手抓面积应尽量大些，以另一手托起兔的臀部或腹部。注意不能只提兔的双耳或双后腿，也不能仅抓腰或提背部皮毛，以免造成耳、肾、腰椎的损伤或皮下出血。

固定方法有台式固定、盒式固定及徒手固定等。①台式固定，即将兔麻醉后仰卧固定于操作台上，实验者可将四肢分别置于橡皮绑带内拉紧后扣紧即可，或用绳子打一个"8"字活结捆绑兔的四肢，使兔腹部向上固定在兔手术台上。头部则用兔头固定夹固定，也可用棉线将兔的门齿系于兔手术台头端的铁柱子上，后者方法更简单、常用。此固定方法常用于静脉采血、注射、测量血压、呼吸等操作。②盒式固定，主要用于未麻醉的兔的固定，该法主要作为采血、注射、观察兔耳血管变化及兔脑内接种等操作。③徒手固定，由实验者用一只手抓住兔颈背部皮肤，另一只手抓住兔的两后肢，固定于操作台上，该法适用于腹腔注射及肌肉注射等(图 2-5)。

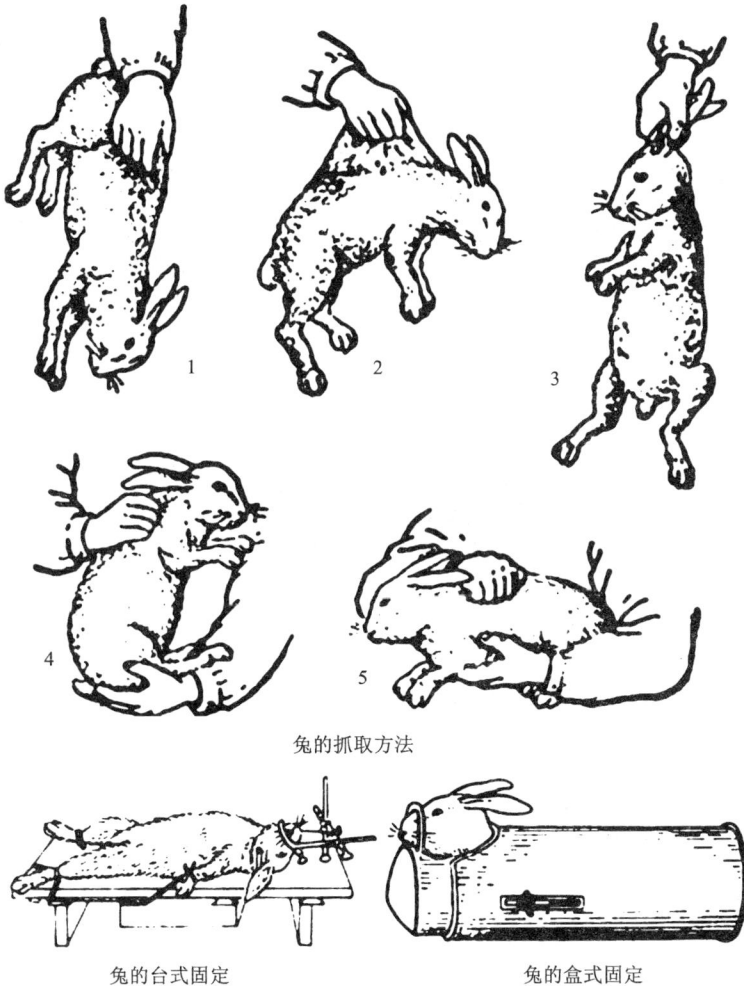

兔的抓取方法

兔的台式固定　　　　　　　　　　　　兔的盒式固定

图 2-5　家兔的捉拿与固定方法

5. 犬

抓取犬时，先用特制的长柄犬钳夹住犬的颈部，由另一实验者将其嘴缚住。绑犬嘴的方法：先用绳子绕过犬嘴，在嘴上部打一活结，再绕到嘴下部打结，最后绕到颈后打结固定(图2-6)。

固定方法：做急性实验时，将麻醉犬固定在手术台上，四肢用绳活结固定，前肢的两条绳带在犬背后交叉，将对侧前肢压在绳带下面，再将绳带拉紧缚在手术台的边缘柱子上。两下肢的绳带朝下肢平行方向拉紧，缚于手术台的边缘柱子上，头部用犬头夹或绳带扎住上颌骨固定。

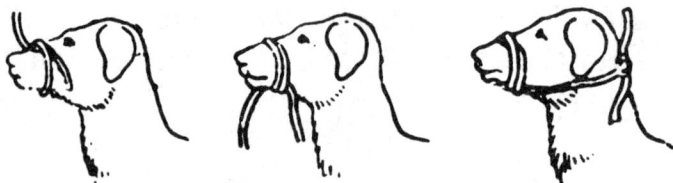

图 2-6　绑犬嘴的方法

6. 蛙和蟾蜍

取蛙或蟾蜍置于左手掌心中，用左手中指和无名指夹住蛙的前肢，示指按压其头部前端使其尽可能前倾，拇指按其背部。注意在抓取蟾蜍时勿挤压两侧耳后腺，以避免耳后腺分泌物射入实验者眼内。通常以右手握持金属探针刺入蛙或蟾蜍的枕骨大孔，以破坏脑和脊髓，待蛙的后肢突然蹬直，随后四肢瘫软，呼吸消失时，表示脑和脊髓被完全破坏，此时可以用蛙钉固定其四肢于蛙板上，以便于后续操作(图2-7)。

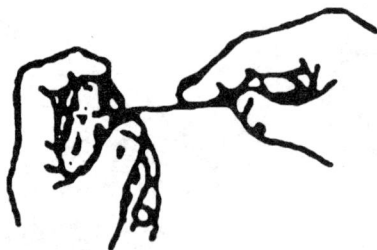

图 2-7　蛙的捉持及脑、脊髓捣毁

三、实验动物的给药和麻醉方法

(一) 实验动物的给药方式

1. 经口给药

该法包括口服法、喂服法和灌胃法。在机能实验中以动物自主口服给药和强制灌胃给药更常用，适用于大鼠、小鼠、犬和兔等动物。

口服法可将药物放入饲料或溶于饮用水中让动物自由摄取，具有操作简单、安全性高、可给药体积大、不会因操作失误而导致动物死亡等优点，但难以准确地掌握药物剂量。

　　若给药剂量准确度要求高则用灌胃给药更合适，由于灌胃给药能做到更精确的给药剂量，在实验中已被更多地采用，但灌胃容易对实验动物造成一定程度的机械损伤和心理影响。

　　(1)小鼠灌胃法：以左手捉持小鼠，使动物肢体伸直且腹部朝上，右手持小鼠灌胃针(一般用12号)，先将灌胃针顺小鼠口角插入口腔内，然后沿着上颚壁轻轻向食管内插入导管深度约3 cm，稍感有阻力时(相当于胃管通过食管与膈肌的部位)，可推动灌胃针的注射器进行灌胃(图2-8)。若注射器推动困难，须重新插灌胃针给药，灌胃时应避免将灌胃针插入气管，每10 g体重灌药0.1~0.3 mL。

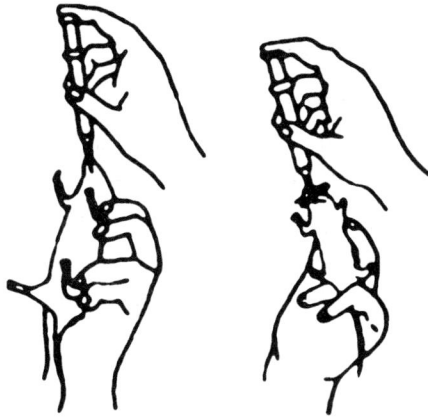

图 2-8　小鼠灌胃法

　　(2)大鼠灌胃法：与小鼠类似，左手戴防护手套抓住大鼠头部，或同时按压在实验台上固定，右手将连有注射器的大鼠灌胃针(16~20号)顺鼠的口角插入口腔，然后再进入食管，导管深度约5 cm。应避免将导管或针头插入气管，每100 g体重灌药1~2 mL。

　　(3)兔灌胃法：利用兔固定箱，一手将含嘴(扩口器)置于兔上下门齿之间，另一手插胃管(常用导尿管代替)。如无固定箱，则一人左手固定兔头及身体，右手将含嘴插入兔口中；另一人将胃管从含嘴中央小圆孔插入15 cm左右。将胃管置于盛有清水的小烧杯中，如无气泡产生则表示胃管插入正确，此时可将药液慢慢注入。最后注入少量清水使胃管中的残余药液全部灌入胃内。灌毕，先将胃管慢慢抽出，最后取出含嘴。兔在灌药前应禁食4~8 h，灌药量一般为10 mL/kg体重。

　　(4)犬灌胃法：与兔类似，先将含嘴放在犬上下门牙之间固定，将胃管自含嘴中央小孔插入食管约20 cm。同样将胃管的另一端插入水中，排除误插气管后即可注药，最后注少量清水将胃管中残余药液注入胃内，灌药量一般为20 mL/kg体重。

　　猫的经口给药：口服法，适用于无苦味且可溶于水的药物，将药物溶于水中，也可混入饲料中，任其自行摄入；喂服法，适用于固体剂型的药物，将猫固定，扒开上下颚的齿列，启开猫嘴，用镊子夹住药物，放在舌根部，迅速封合上下颚，即可咽下药物；也可将导管从猫鼻腔或口腔插入食管内给药。

　　2.注射给药

　　(1)皮下注射：对动物而言，常用的注射部位有颈、背、腋下、侧腹、臀部及后肢等，最常选择的是背部。注射时左手提起皮肤，右手持针刺入皮下。若针头易于左右摆动，表明已刺入皮下即可注药。注意在拔针时应轻压进针部位，避免药液外漏。

（2）皮内注射：指将药液注入皮肤的表皮与真皮之间，可观察皮肤血管通透性变化或皮内反应，主要用于过敏试验、接种等。注射时须先去除注射部位的毛发并消毒，用左手示指和拇指固定并绷紧该处皮肤，右手持针与皮肤呈30°沿皮肤表层刺入。如注药时有较大阻力，注药部位皮肤隆起一个白色小皮丘，表示为皮内注射。

（3）肌内注射：选择无血管和神经主干的肌肉发达部位，如家兔或犬的臀部、股部，大鼠、小鼠或豚鼠的大腿外侧缘。固定动物后，持针与皮肤呈90°快速刺入，回抽无血则可注药。注药结束后用手轻揉注射部位以促进药液吸收。

（4）腹腔注射：啮齿类动物常用的给药方法，为避免损伤重要器官，常选择左、右下腹部的外侧1/4处进针。固定动物后使其腹部朝上，右手将注射器针头朝头部方向45°斜刺入腹腔，进入腹腔有突破感或落空感、回抽无血即可缓慢注入药液。

（5）静脉注射：根据动物种类的不同而选择注射的血管。①尾静脉注射：主要用于小鼠和大鼠。在鼠尾的3根静脉中，左右两根尾静脉易于固定，常用于注射。先将鼠固定在鼠笼内或扣在烧杯中露出鼠尾组织，将鼠尾用75%乙醇溶液反复擦拭、电灯温烤或浸入40℃～50℃的温水中1～2 min，以达到消毒、软化表皮角质、使鼠尾血管充分扩张的目的。选择尾静脉后1/3扩张明显的血管从尾端进针。若推注无阻力，则可将药液缓慢推入。②兔耳缘静脉注射（图2-9）：拔去耳缘部位的被毛，用手指轻弹皮肤，使血管扩张。用示指和中指夹住静脉近心端皮肤使静脉充盈，同时用拇指和无名指固定兔耳的远心端；另一手持注射器，注射器针头斜面和刻度朝上，尽可能在血管的远心端与血管约呈20°向心端刺入静脉（可以无回血），然后改用拇指和示指、中指将注射器针头固定在兔耳上，另一手持注射器缓慢推注药液。若阻力小且血管内为药液充盈，表明注药正确。③犬静脉注射：常选用后肢小隐静脉；注射前先剪去注射部位的被毛并消毒皮肤，在静脉近心端用橡皮胶带绑紧或用手抓紧，使静脉血管充盈，辨清血管走向后，按耳缘静脉注射方法向心端刺入血管，待回抽有血后松开静脉近心端，即可注药。注意，注射药物前应先排净注射器内的空气，从远心端开始进针，推注药液速度尽量均匀、缓慢。

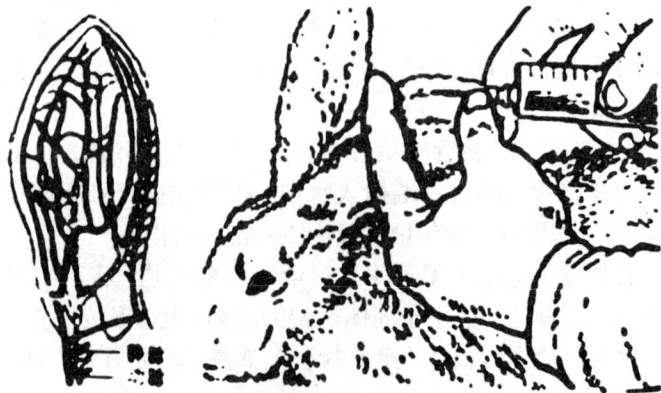

图2-9　兔耳缘静脉注射示意图

(6)淋巴囊注射法：常用于蛙和蟾蜍，位于蛙皮下的淋巴囊易吸收药物，常选择腹淋巴囊(或头背部淋巴囊)给药。注射时一手固定蛙使其仰卧，另一手持注射器自蛙大腿上刺入，经大腿肌层入腹壁肌层达腹淋巴囊后注药。

(二)实验动物的麻醉

在进行动物实验时，为了减少动物痛苦、避免其挣扎，使实验操作顺利进行，以便获得准确的实验结果，需要对动物进行麻醉。麻醉药的种类繁多，作用原理不尽相同，应根据实验动物与实验要求的不同来选择麻醉药物。

1.麻醉的基本原则

麻醉前应详细了解各种麻醉药物的作用机制及特点，根据不同的实验要求和不同的动物种属、品系、性别、年龄和健康状况等选择适当的麻醉药。例如，采用氨基甲酸乙酯(乌拉坦)对大鼠麻醉时，腹腔注射较肌肉注射麻醉效果出现较快，但前者易导致大鼠出现呼吸、心律不规则的改变，后者用药较安全，不易出现上述变化。

2.麻醉方式

(1)局部麻醉：可使动物保持清醒，对动物重要器官功能的干扰轻微且麻醉并发症少，可用于局部手术或短时间内的动物实验。①普鲁卡因，常配制成2%普鲁卡因溶液作皮下局部浸润麻醉，见效快且不良反应小，适用于兔等中型以上的动物的表层手术。②利多卡因，常配制成1%~2%溶液作为神经干阻滞麻醉，见效快且组织穿透性好。

(2)全身麻醉：①吸入麻醉法，是将挥发性麻醉药或气体麻醉药经呼吸道吸入动物体内而发挥麻醉效果，优点是易于调节麻醉的深度和较快地终止麻醉。常用3%乙醚水溶液对大鼠、小鼠和豚鼠进行麻醉。先将动物放在玻璃罩内，内置乙醚棉球，稍后动物出现异常兴奋，不停地挣扎，然后动物由兴奋转为抑制，随即倒下不动，呼吸变慢，即表示动物已进入麻醉状态。实验操作过程中可将一大小合适的烧杯内放入适量的乙醚棉球，套于实验动物的头部，可延长麻醉时间。但应注意，动物在乙醚麻醉的初期常有兴奋现象，因药物刺激性强易造成分泌物过多可能导致呼吸道堵塞。②注射麻醉法，常用的麻醉药物为氨基甲酸乙酯(乌拉坦)、戊巴比妥钠等，可根据具体情况选择静脉注射、肌内注射或腹腔注射进行麻醉(表2-3)。在静脉注射麻醉时，前1/2剂量的药物可适当快速注射，后1/2剂量的药物则缓慢注射，注意边注射边观察动物生命体征的变化，避免麻醉过量抑制呼吸中枢导致动物死亡。

表2-3 常用麻醉药注射给药的用法和用量

麻醉药名	动物	注射途径	常用浓度（%）	剂量（mL/kg）	持续时间（h）
氨基甲酸乙酯（乌拉坦）	兔	静脉	25	4	2~4
	大鼠、豚鼠	腹腔	25	4	2~4
戊巴比妥钠	犬、兔	静脉	3	1	2~4
	大鼠、豚鼠	腹腔	3	1~2	2~4

续表2-3

麻醉药名	动物	注射途径	常用浓度 （%）	剂量 （mL/kg）	持续时间 （h）
巴比妥钠	犬、兔	静脉	3	1	4~6
	大鼠、豚鼠	腹腔	1	3~4	2~4
氯氨酮	犬、兔	静脉或肌内	1	0.3~0.5	0.5
	大鼠、豚鼠	腹腔	1	8	0.5

3. 麻醉效果与注意事项

（1）麻醉效果：动物呼吸平稳深慢、角膜反射消失、肢体肌肉松弛，夹捏反射消失，即在呼吸和心跳存在时触觉消失，表明麻醉适当。

（2）注意事项：①不同动物对麻醉药的耐受性存在个体差异，文献所介绍的用量仅为参考剂量，应缓慢注药并密切观察；②手术中动物出现挣扎、尖叫等兴奋现象，观察一定时间后兴奋现象仍然存在，表明麻醉剂量不足，麻醉过浅，可适当补充麻醉用药剂量，但一次补药量一般不超过总量的1/3，并应密切观察；③动物麻醉后体温下降，必要时注意保暖；④若麻醉过量，应立即停止注射麻醉药，可进行人工呼吸或注射尼可刹米（2~5 mg/kg 体重）、咖啡因（1 mg/kg 体重）等促进苏醒的药物，严重者可注射肾上腺素。待动物恢复自主呼吸后，再进行后续实验操作。

四、实验动物的去毛

动物被毛常影响实验操作和实验结果的观察，剪短或去除动物被毛是显露手术野皮肤的准备之一。原则是去毛范围应大于手术野，不破坏皮肤的完整性。常用的方法有以下几种。

（1）剪毛法：常用于兔和犬的去毛。将动物固定好后，用电动理发器或剪刀紧贴皮肤依次剪去实验部位的被毛，切忌提起皮肤，否则易将皮肤剪破。剪下的毛应放入盛有适量自来水的烧杯中，并可用湿纱布擦去皮肤区已剪断的毛，防止毛到处飞扬。

（2）拔毛法：适用于兔、犬、大鼠和小鼠的静脉注射部位。拔毛的方法除使手术区域清晰外，还能刺激拔毛局部区域血管扩张。

（3）剃毛法：在进行大动物的慢性实验时常使用剃毛法。用剃毛刀剃去相应区域的被毛。在毛发较长时可先用普通剪刀剪短再剃毛。

（4）脱毛法：指用化学药品脱去实验动物的被毛，适用于动物的无菌手术。一般先将手术野的毛剪短，然后用镊子夹持棉球或纱布蘸取脱毛液在脱毛部位涂一薄层，待 2~3 min 后用清水洗去脱落的被毛，再用纱布擦干水渍后涂一层凡士林。常用的脱毛液配方有两种：①硫化钠：肥皂粉：淀粉=3：1：7，加水混合调成糊状；②硫化钠 8 g 加水至 100 mL，即8%硫化钠溶液。

五、常用手术器械及使用

(一) 常用手术器械

实验手术器械品种多,使用手术器械时要按规范操作,严格做到按用途使用相应的器械,不能滥用,用完后必须将器械上沾有的污物和水擦洗干净,必要时涂上防锈油。下文介绍机能实验中常用的手术器械。

1. 镊子

(1)眼科镊(虹膜镊):有直形、弯形两种眼科镊(图2-10A),用以夹持和分离精细组织。

(2)无齿镊(解剖镊):对组织损伤小,用于夹持较脆弱或娇嫩的组织,如血管、神经、黏膜等(图2-10B)。

(3)有齿镊(外科镊):尖端有齿,夹持组织时不易滑脱,但损伤较大,主要用于夹持较坚韧的组织,如皮肤、筋膜等(图2-10C)。

2. 剪刀

(1)眼科剪(虹膜剪):有弯剪、直剪两种眼科剪(图2-10D),用于剪开精细组织,如输尿管、血管、心包膜、脑膜、神经鞘膜等。

(2)手术剪:分弯剪、直剪两种手术剪,并且各有大小、长短不同的规格,还都细分为圆头和尖头两形。圆头形为组织剪(图2-10E),适用于剥离和剪开、剪断组织;尖头形为线剪(图2-10F),用于剪线、敷料等。

(3)普通剪(粗剪):用于剪去动物的毛发、皮肤、蛙头、脊柱、骨骼等粗硬组织。

3. 血管钳(止血钳)

血管钳有直血管钳、弯血管钳,以及大、中、小蚊式血管钳等型号,主要用于钳夹血管或出血点,以达到止血的目的,又称止血钳。血管钳的前端平滑,容易插入筋膜内,不易刺破血管,可供钝性分离解剖组织及牵引缝线、拔出缝针等。

(1)直血管钳:用以钳夹浅层组织出血点或协助拔针,分离皮下组织和肌肉等(图2-10G)。

(2)弯血管钳:用以钳夹深部组织或体腔内的出血点及血管(图2-10H)。

(3)蚊式血管钳:用于脏器、颜面及整形等精细手术的止血,以及分离小血管及神经周围的结缔组织,不宜钳夹大块或较硬的组织(图2-10I)。

(4)有齿血管钳(可可钳):用以夹持较厚及易滑脱的组织,如肌肉、肠管段等,一般不用于止血(图2-10J)。

4. 持针钳(持针器)

持针钳的前端齿槽床部短,柄较长,钳叶内有交叉指纹,主要用于夹持缝合针缝合组织、手术刀片的装载及器械打结等。

5. 环钳(海绵钳)

环钳的柄长,两顶端各有一个卵圆形环,分有齿环钳、无齿环钳两种。有齿环钳多用于夹持敷料、布单、纱布块、棉球引流管等物品,也可用于钳夹动物,便于实验操作(图2-10K);无齿环钳用于夹提胃、肠、肝脏等脏器,使用时切勿扣紧(图2-10L)。

6. 咬骨钳及颅骨钻

咬骨钳用于打开颅腔和骨髓腔时咬切骨质，便于暴露深部组织(图2-10M)。颅骨钻用于开颅钻孔。

7. 手术刀

手术刀由手术刀柄和刀片组成。

(1)手术刀柄：常用的有3号、4号、7号手术刀柄(图2-10N)。机能实验中常用4号手术刀柄，前端稍宽，两侧各有一条槽缝，用于固定20~23号刀片；其次是3号手术刀柄，前端略窄，用于固定10号、11号、12号、15号刀片。

(2)刀片：有尖刃、圆刃、弯刃及大小之分(图2-10O)，使用时将其装载在手术刀柄上，供切开皮肤和脏器时使用。

8. 动脉夹

动脉夹有直夹、弯夹两种(图2-10P)，用于夹闭动脉或静脉血管，阻断血流。

9. 探针

探针用以破坏蛙或蟾蜍的脑、脊髓。

10. 蛙心夹及蛙钉

蛙心夹用于钳夹蛙心尖，末端可接棉线至各种换能器具。蛙钉用以固定蛙的四肢于蛙板上。

11. 蛙板

蛙板为约20×10 cm的木板，中央为10 cm×7 cm的玻璃板，便于在固定和解剖蛙类、分离神经或肌肉标本时，动物免受损伤。

12. 玻璃分针

玻璃分针用以钝性分离神经、血管和肌肉等组织。

13. 动脉导管

动脉导管可用金属、玻璃及塑料等不同材料制成，机能实验室常用塑料管自行拉制而成。

14. 输尿管导管

输尿管导管用直径2 mm的塑料管拉制而成，用于动物输尿管引流。

15. 心室导管

心室导管用直径4 mm的塑料管拉制而成，用于动物心室和心房内压的测定等。

16. 气管导管

气管导管为"Y"形或"T"形管，由玻璃、金属等材料制成，急性动物实验时将其插入动物气管内。

17. 三通阀

三通阀用于连接压力换能器等(图2-10Q)，可按实验需要改变液体流通的方向，便于给药、输液和记录动脉血压。常见的三通阀有两种式样，一种可以同时将3个通道连接，另一种只能将其中2个通道连接。

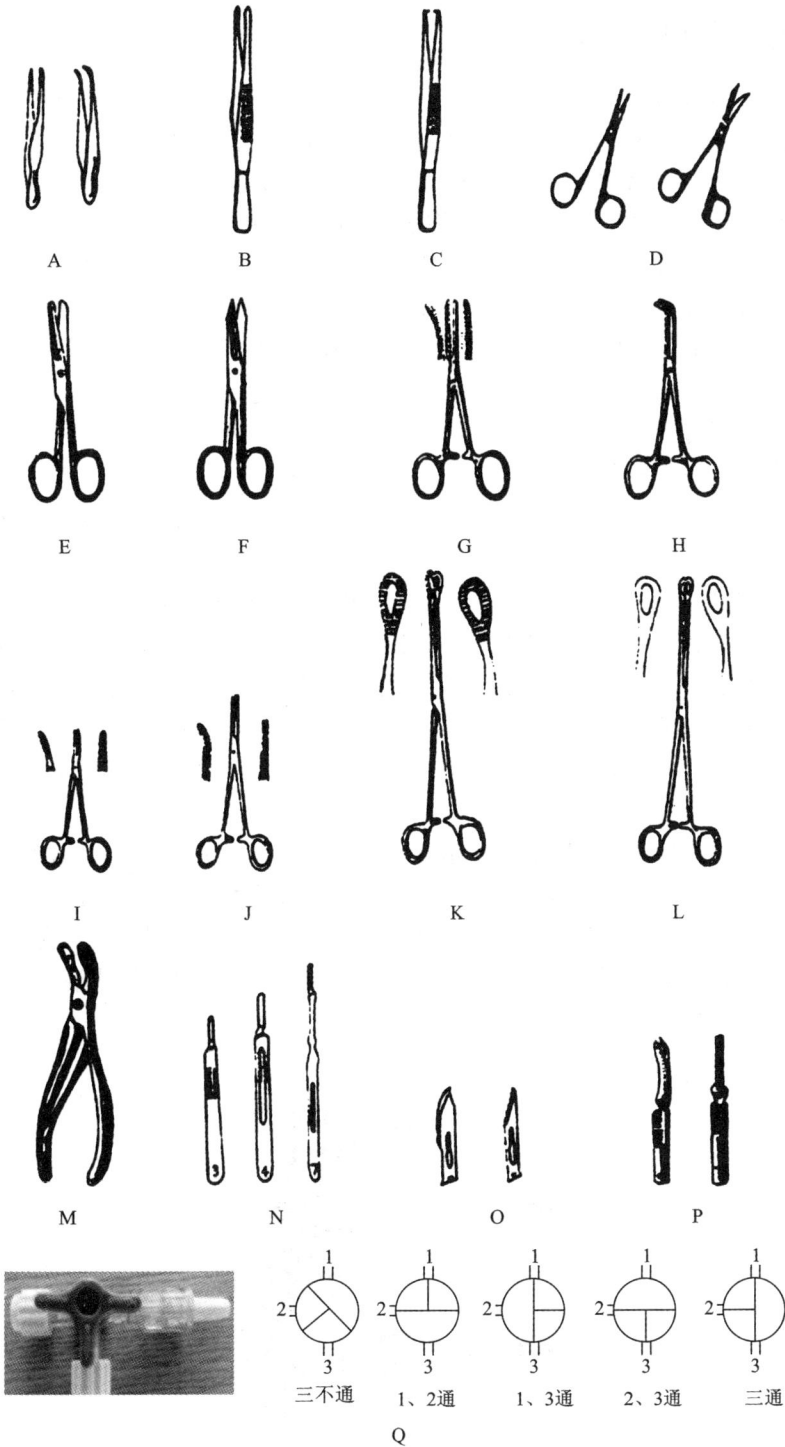

图 2-10　常用手术器械

A—眼科镊；B—无齿镊；C—有齿镊；D—眼科剪；E—组织剪；F—线剪；G—直血管钳；H—弯血管钳；I—蚊式血管钳；J—有齿血管钳；K—有齿环钳；L—无齿环钳；M—咬骨钳；N—手术刀柄；O—刀片；P—动脉夹；Q—三通阀

(二)几种手术器械的使用方法

1. 无齿镊、有齿镊的持镊方法

持拿时应以左手拇指对示指和中指将镊子持于三指之间(图2-11)。

2. 手术剪与血管钳的持拿、松钳方法

持拿时,将拇指和无名指各伸入剪或钳的一个环内,中指在环的前方,控制剪或钳展开的角度,示指压在近轴处,操作时能起到稳定的作用(图2-12)。右手松血管钳时,拇指与无名指相对挤压,继而旋开即可;左手松血管钳时用拇指与示指持住该钳的一个环口,中指、无名指挡住另一个环口,将拇指和无名指稍用力对顶一下即可(图2-13)。

3. 手术刀的装载、卸载与持刀方法

装载时,右手握持针器呈45°夹住刀片孔上段背侧,左手握住刀柄,对准孔槽处向下用力,至刀片完全装载在刀柄上;卸载时,左手持手术刀柄,右手握持针器,夹住刀片孔尾端背侧,稍提起,顺刀柄槽往前推即可(图2-14)。禁止用手直接拿取刀片装载在刀柄上,以免割伤手指。

持手术刀的常用方法有持弓式(指压式)、执笔式、握持式、反挑式(图2-15)。①持弓式是最常用的一种持刀方式,即以中指、无名指按压手术刀柄的外侧缘,拇指放在刀柄的内侧缘,示指按压刀柄前端。此法动作范围广而灵活,用力涉及整个上肢,但主要集中在腕部,主要用于较长的皮肤切口和腹直肌前鞘等。②执笔式,即以示指、中指和无名指按压手术刀柄的外侧缘,拇指放在刀柄的内侧缘。此法用力轻柔,操作灵活、准确,便于控制刀的活动度,其动作和力量主要在手指,用于短小切口及精细手术,如解剖血管、神经及切开腹膜等。③握持式,即用全手握持刀柄,拇指与示指紧捏刀柄刻痕处。此法控刀比较稳定,操作的主要活动力点是肩关节,用于切割范围广、组织坚厚、用力较大的切开,如截肢、肌腱切开、较长的皮肤切口等。④反挑式,是执笔式的一种转换形式,刀刃向上挑开,以免损伤深部组织,操作时先刺入。此法动点在手指,用于切开脓肿、血管、气管、胆总管或输尿管等空腔脏器,切断钳夹的组织或扩大皮肤切口等。

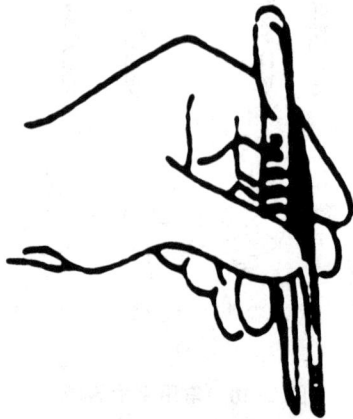

图2-11 持镊法

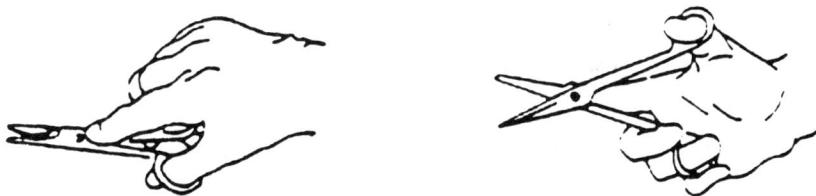

图 2-12 剪的持拿法

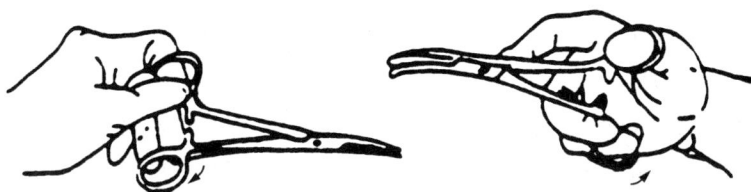

左手松钳法   右手松钳法

图 2-13 松钳法

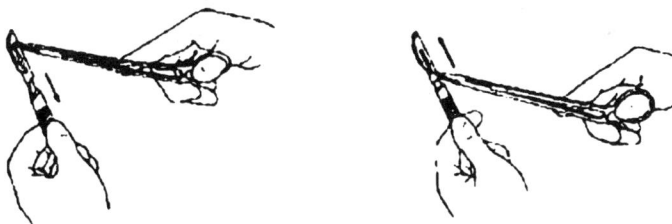

装载刀片   卸载刀片

图 2-14 装载刀片与卸载刀片示意图

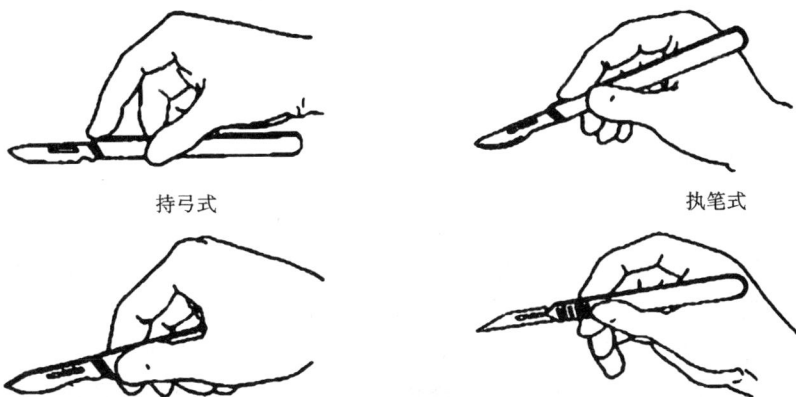

持弓式   执笔式

握持式   反挑式

图 2-15 手术刀的持刀方法

六、切开皮肤、皮下组织和止血

进行哺乳动物实验时，在行皮肤切口之前，应先将预定切口及其周围的被毛剪去。然后选择好切口部位和范围，必要时做标记。切口一般应与血管或器官走行方向平行，切口的大小要适当，既要便于实验操作，但也不宜过大。术者一般站在动物的右侧，助手则站在对侧。术者先用左手拇指和示指将预定切口上端两侧的皮肤绷紧固定，右手持手术刀，以适当力度一次全线切开皮肤和皮下组织，直至肌层表面。然后用血管钳沿血管和神经走行方向钝性分离肌纤维、筋膜或腱膜组织，必要时用血管钳夹持并提起筋膜或腱膜，用组织剪尽可能避开血管剪一个小口，再用血管钳插入小口内逐层钝性分离肌纤维等组织直到需要暴露的器官为止。在分离肌肉时，须用血管钳在整块肌肉与附近组织之间顺着肌纤维方向逐层分离肌肉，肌肉游离段的长短视需要而定。如果在肌肉纤维间操作，不仅容易损伤肌纤维而引起出血，而且很难将肌肉分离开来。若必须将肌肉切断，应先用两把血管钳夹住肌肉（小块或薄片肌肉也可用丝线结扎），然后在两把血管钳间切断肌肉。注意，切口长度由外向内应基本等长，以便于观察和止血，切忌切口长度外短内长。

在手术过程中，必须注意解剖结构特点，以少切断神经血管为原则。注意及时止血，避免出现手术野模糊、组织变色、目标混淆，从而妨碍手术操作，延误手术时间。当微血管渗血时，用浸润了温热0.9%氯化钠溶液（生理盐水）的纱布轻压即可止血。较大血管出血，须先用止血钳将出血点及其周围的少许部分组织一并夹住，然后用棉线结扎止血，最后将血管钳取下并剪去多余的棉线。更大血管出血或出血点较多且比较集中（如肌肉的横断面），最好用针线缝合局部组织，进行贯穿结扎，以免结扎线松脱。大动脉破裂出血时，一般不用有齿镊或血管钳直接夹住血管壁，而应先用纱布压住出血部位，吸尽周围血液后，小心拿开纱布，观察出血点位置，迅速用手指捏住动脉破裂处，用动脉夹夹住血管近心端，再做进一步处理。如果在开颅过程中颅骨出血，可先用湿纱布吸去血液，然后迅速用骨蜡涂抹颅骨板障层（骨松质层）止血；如遇硬脑膜上的血管出血，可结扎血管断端，或用烧灼器电凝止血；如果是软脑膜上的血管出血，应用止血海绵轻轻压住止血。实验间歇期应将创口暂时闭合，或用浸润了温热0.9%氯化钠溶液的纱布盖好，防止组织干燥和体内热量散失。干纱布只用于吸血，不可用以揩擦组织，以防组织损伤和血凝块脱落。

七、神经、血管的分离

神经和血管均为比较娇嫩的组织，在分离过程中要认真、仔细、耐心、动作轻柔地用玻璃分针沿着其走行方向分离，切不可用有齿镊进行剥离，也不允许用血管钳或镊子夹持，以免其结构或机能受损。首先应明确神经、血管的解剖位置及其与周围组织之间的关系，按照"先分离较细的神经，再分离较粗的神经，最后分离血管"的次序分离神经和血管。在分离细小的神经和血管时，要注意不能在局部肌肉的肌纤维间任意穿插，以免造成神经血管的损伤。在剥离粗大的神经、血管时，应先用蚊式血管钳将神经、血管周围的结缔组织稍加分离，然后用玻璃分针将其从周围的结缔组织中游离于自然解剖位置。在分离后的神经、血管的下方放置1~2根经0.9%氯化钠溶液湿润的棉线，可根据需要用于结扎或牵引。然后在切口上覆盖一块浸以 0.9% 氯化钠溶液的纱布，防止组织干燥，或在创口内滴加适量的石蜡油（37℃左右），使神经浸泡其中，以保湿、保温。

八、常用插管技术

（一）气管插管

将一个玻璃、塑料或金属制成的"T"形或"Y"形导管插入动物气管内称为气管插管。在哺乳动物急性实验中，为保证麻醉动物呼吸通畅，有时需要做气管切开术，插入气管导管，使动物通过气管导管进行呼吸。

气管分离：气管位于颈前正中部位，用手术刀在环状软骨下缘与胸骨上缘之间沿颈前正中线作一适当长度的纵向切口。切口的长度因动物不同而异，大鼠或豚鼠为 2~3 cm，兔、猫为 5~7 cm，犬为 10 cm。然后用血管钳逐层钝性分离皮下组织，暴露气管，再分离一段气管环两侧与食管之间的结缔组织，使气管完全游离出来，并在气管下方穿 1 根经 0.9% 氯化钠溶液湿润过的棉线备用。

气管插管：于甲状软骨下 1~2 cm 处的 2 个软骨环之间，用手术刀或眼科剪将气管横向切开，再用眼科剪向气管的头端作一小纵向切口，使气管切口呈"⊥"形。若气管内有分泌物或血液，需要用棉签拭净。随后提起气管下面的棉线，将口径适当的气管导管由切口处向肺的方向插入气管腔内适当深度，用棉线将气管与气管导管一并结扎并在导管的侧管上打结固定，以防气管导管滑出。

（二）颈总动脉和左心室插管

1. 颈总动脉插管

颈总动脉插管是机能实验中常用的插管技术，即将一根充满抗凝剂的导管插入动物的颈总动脉内。在动物急性实验中，颈总动脉导管用来测量动脉血压或放血。

颈总动脉分离：将动物麻醉并仰卧固定在手术台上，按手术方法暴露气管后，用左手拇指和示指抓住颈部皮肤和肌肉，以中指从背侧顶起皮肤外翻。先不破坏颈动脉鞘，仔细观察颈动脉鞘内颈总动脉和神经的位置，颈总动脉呈粉红色，用手指触之有搏动感，然后右手持玻璃分针，顺神经和血管的走行方向分离出颈总动脉，并在其下置 2 根经 0.9% 氯化钠溶液浸润过的棉线备用。注意在分离过程中，应经常用 0.9% 氯化钠溶液湿润手术野，并拭去附近的血液。为便于插颈总动脉导管，颈总动脉应尽量分离得长些：一般大鼠和豚鼠 2~3 cm，兔 3~4 cm，犬 4~5 cm。

颈总动脉插管：颈总动脉插入的导管与换能器的三通阀相连接，用注射器在三通阀的一侧将抗凝剂（如肝素、枸橼酸钠）注入至导管内，并将其内的空气排出，使插入的导管内充满抗凝药，将三通阀置于三不通位置。用一根棉线结扎颈总动脉的远心端，以动脉夹夹住颈总动脉的近心端，注意棉线结扎处和动脉夹夹闭处之间的血管应该留有足够的长度，便于动脉插管。将手术刀柄置于颈总动脉下方，用眼科剪在尽可能靠近颈总动脉远心端（头端）处作一斜形切口，将动脉导管（导管前端要光滑，过尖易刺破动脉管壁引起出血）向心脏方向插入动脉管腔 1~2 cm，用另一根棉线在动脉管壁与动脉导管上打一活结，其松紧度以松开动脉夹后动脉插管处不出血为原则，此时轻轻松开动脉夹，若有血液进入导管端并随心脏搏动而移动，证明插入导管正确，即可结扎。再将结扎线绕至导管上端的橡皮圈上缚紧进行二次固定，以防动脉导管滑脱。此时，如果有较多的血液进入动脉导管，需要通过三通阀向动脉导管内再次注入少量抗凝剂，将进入导管内的血液反推回血管，注意勿将抗凝剂推至颈总动脉管内。如果导管及压力换能器内出现凝血，此时须拔出导管，清除血凝块后重新插管。最后用自由夹固定压力换能器并保持导管与动脉方向一致，以防血管壁被导管刺破，调整换能器、导管与动物心脏三者高度基本上处于同一水平。

2. **左心室插管**

将已充满抗凝剂（如肝素、枸橼酸钠）的左心室导管插入右颈总动脉，打一个松紧适宜的活结，以松开动脉夹后血液不漏出为宜，但导管又可以在血管内前后滑动。然后左手持无齿眼科镊夹住导管处的动脉管壁，右手示指和拇指握住导管并将其缓慢向心脏方向（平行向下稍向左）插入，同时观察计算机显示器上的血压波形。当导管的头端进入升主动脉接近主动脉瓣时，手指即有明显的血流冲击感，此时，应小心缓慢地再将导管插入 0.5~1 cm，使之进入心室并固定。导管进入心室的标志：冲击感明显减弱，计算机显示器上立即出现大幅度波动的波形。须注意的是，如果导管进入心室前遇到很大阻力，应将导管退回 0.5~1 cm，改变导管插入的方向后再插入。

（三）颈外静脉插管

颈外静脉分离：颈外静脉位置表浅，位于颈部左、右两侧皮下，可通过颈外静脉导管建立一个通道，进行动物中心静脉压的测量、快速输液、注射药物及采取静脉血样本等操作。行颈部正中切口后，术者用左手拇指、示指仅捏起颈部切口皮缘向外侧牵拉，中指和无名指将颈外侧皮肤向腹侧轻推，使其稍微外翻，右手用玻璃分针将颈部肌肉推向内侧，即可清晰地显露附着于皮肤内紫蓝色的颈外静脉。颈外静脉管腔较大、管壁较薄且其弹性差，与皮肤粘连较紧密，分离时应仔细、耐心，以防撕裂血管。用玻璃分针或蚊式血管钳钝性分离颈外静脉周围的结缔组织，游离颈外静脉 2~3 cm，在其下方穿 2 根棉线备用。

颈外静脉插管：颈外静脉插管时，先提起颈外静脉近心端，在颈外静脉充盈后将其远心端用 1 根棉线结扎，再用动脉夹夹闭颈外静脉的近心端。在近心端靠近结扎处用眼科剪向近心端将颈外静脉剪一"V"型小口，然后将充满 0.9%氯化钠溶液的静脉导管向心脏方向插入颈外静脉 1~2 cm（若检测中心静脉压，静脉导管则插至上腔静脉），用另 1 根棉线将静脉与插管结扎并进行二次固定，以防插管滑脱。最后放开动脉夹，打开输液装置试行滴注，保持输液管通畅。

（四）股动脉和股静脉插管

股动脉和股静脉分离：将动物麻醉后仰卧固定在手术台上，先用手指在股三角处触及动脉搏动部位，剃尽手术野的被毛，用手术刀沿血管走行方向作一长 4~5 cm 的切口（长度视不同动物而定）。用血管钳钝性分离皮下组织和肌肉，仔细分离深筋膜和肌肉，暴露股动脉、股静脉及股神经。股动脉壁较厚且有搏动，粉红色；股静脉壁较薄，较粗，紫蓝色；股神经位于股动脉背外侧。用玻璃分针顺神经和血管走行方向小心分离神经、血管鞘和血管之间的结缔组织，将股动脉、股静脉分别游离 2~3 cm，并在其下穿 2 根经 0.9%氯化钠溶液浸润过的棉线备用。

股动脉和股静脉的插管方法与颈总动脉插管相同。

(五)输尿管和膀胱插管

1.输尿管插管

通过输尿管导管收集尿液，便于观察神经、体液及药物等因素对动物尿量和尿液成分的影响。

输尿管分离：动物麻醉后仰卧固定在手术台上，于耻骨联合上方沿正中线作一5~6 cm长的皮肤切口，再沿腹白线切开腹腔。在膀胱底部找到并分离两侧输尿管，在输尿管靠近膀胱处穿线结扎，在两侧输尿管下方分别穿线备用。

输尿管插管：用眼科剪于输尿管上剪一小口，将充满0.9%氯化钠溶液的细塑料导管向肾脏方向插入，结扎固定；另一侧输尿管也用同样方法插入导管。然后将2根导管的另一端连至记滴器，再将记滴器连接到生物机能实验系统的记滴插口处。手术完毕后，用37℃的0.9%氯化钠溶液纱布覆盖手术部位。注意导管要插入输尿管管腔内，不要插入管壁肌层与黏膜之间；另外，导管方向要与输尿管方向保持一致，勿使输尿管扭转，以免妨碍尿液的流出。

2.膀胱插管

方法与输尿管插管方法基本相同。在耻骨联合上部作一个4~5 cm的切口，将膀胱翻至体外(勿使肠管外露，以免血压下降)，在膀胱底部找到两侧具有弹性硬度的输尿管，并仔细辨认两侧输尿管在膀胱的开口部位，小心在两侧输尿管下方穿1根棉线，将膀胱上翻，结扎膀胱近尿道部。在膀胱顶部血管较少的部位行1个荷包缝合，其中心作一小切口，插入膀胱导管，导管口应对着输尿管口，然后收缩缝线结扎固定。膀胱导管的另一端尿液出口处应低于膀胱水平，导管的尿液出口处连至记滴器，并将记滴器连接到生物机能实验系统的记滴插口处。手术完毕后，用37℃的0.9%氯化钠溶液纱布覆盖手术部位，防止水分丢失。

(六)胆总管和胰管插管

1.胆总管插管

沿剑突下正中切开长约10 cm的切口，打开腹腔，沿胃幽门端找到十二指肠，于十二指肠上端背面可见1根黄绿色较粗的肌性管道，即为胆总管。在近十二指肠处仔细分离胆总管(应避免出血)，在其下方穿2根线，先结扎胆总管入十二指肠处，再在靠近十二指肠处的胆总管上剪一斜形小口，向胆囊方向插入细塑料管并结扎固定。塑料管插入胆总管后即可见绿色胆汁从插管流出，如无胆汁流出，则可能是未插入胆总管内，应取出插管重插。注意，插管应基本与胆总管平行，以保证引流通畅。

2.胰管插管

胰管插管与胆总管插管方法相似。切开腹腔后将动物肝脏向右上推移，以十二指肠为标志找到胰腺，将胰腺向上翻转，显露胰背侧的胰管，用玻璃分针仔细分离胰管，注意不要伤及周围的血管和胰腺组织。同胆总管插管方法插入胰腺导管。由于胰管较细短，插入不宜过深。注意防止插管扭曲，保证引流通畅。

九、动物实验意外的处理

动物实验意外的原因很多，如麻醉过量、窒息、呼吸道阻塞和失血性休克等。在急性动物实验中，常见的是麻醉过量导致动物实验意外。麻醉过量时，应按过量的程度采取不同的处理方法。如动物呼吸极慢而不规则，但血压和心搏仍正常时，可施行人工呼吸（人工呼吸机），并给予尼克刹米、咖啡因、苯丙胺等药物促进苏醒。若动物呼吸停止，血压下降，但心搏仍可摸到时，应迅速施行人工呼吸，同时注射50%温热的葡萄糖溶液5~10 mL，并给肾上腺素和促进苏醒的药物。若动物呼吸停止，心搏极弱或刚停止，应用5%CO_2和60%O_2的混合气体进行人工呼吸，同时注射温热葡萄糖溶液、肾上腺素和促进苏醒的药物，必要时打开胸腔直接按摩心脏。

十、实验动物的取血和处死方法及尸体处理

(一)实验动物的取血方法

1. 小鼠和大鼠

(1)尾尖取血：适用于采取少量血样，如血常规检测。取血前先将鼠尾用灯照射片刻，或浸于45℃~50℃水中数分钟，或用二甲苯擦拭鼠尾皮肤，使尾静脉充分扩张。用剪刀剪去尾尖(也可以用锋利刀片切破取血)，尾静脉血即可流出，用手轻轻从尾根部向尾尖部挤压，收集血样。取血后用棉球压迫止血或用4%液体火棉胶涂于伤口止血。

(2)眼眶动脉和静脉取血：用左手抓住鼠，拇指和示指尽量将鼠头部皮肤捏紧，使鼠眼球轻度突出。右手取一无钩弯的小镊，在鼠右侧眼球根部将眼球摘去，将鼠倒置(即头朝下)即可取血。由于此法取血过程动物未死，心脏不断在跳动，因此取血量比断头法多，可取出4%~5%鼠体重的血液量。

(3)后眼眶静脉丛连续穿刺取血：穿刺部位是在眼球和眼眶后界之间的后眼眶静脉丛。采用特制的硬玻璃吸管，管长15 cm，前端拉制成毛细管。取血时，用手从背部捉住动物，同时用示指和拇指握住颈部，利用对颈部所加的轻压力，使头部静脉淤血，将消毒的吸管用抗凝剂湿润其内壁，从内侧眼角将吸管转向前，并轻压刺入，深入4~5 mm可达到后眼眶静脉丛，血液自然流入吸管内，采血量小鼠约0.2 mL、大鼠约0.5 mL。在得到所需血量后，松开握住颈部的示指和拇指，同时抽出吸管，用纱布压迫眼球止血。

(4)心脏取血：左手抓住鼠背及颈部皮肤，右手持注射器在左侧第3~4肋间心搏最明显处刺入心室，抽出血液，也可以从上腹部刺入，穿过膈肌刺入心室取血。

(5)颈静脉取血：暴露颈静脉后，用注射器针头沿静脉平行方向刺入，抽取所需血量。采用此法取血，体重20 g的小鼠可取约0.6 mL，体重300 g的大鼠取血约8 mL。

(6)断头取血：在实验结束时取血，可剪去鼠头或剪断一侧颈总动脉，实验者立即将鼠颈向下，提起动物，鼠血即可从颈部滴入容器内。

2. 豚鼠

(1)耳缘剪口取血：用75%乙醇溶液或二甲苯棉球涂擦耳部，使静脉扩张，用刀片割破

已消毒的豚鼠耳，在切口边缘涂抹抗凝剂防止凝血，此时血液可从切口处流出，收集血液到有抗凝剂的试管中。

(2)心脏取血：用稍细长针头在心跳最明显的部位(通常在胸骨左缘正中)穿刺，以免发生手术后穿刺孔出血，操作手法详见兔心脏取血。成年豚鼠每周采血应小于 10 mL。

(3)股动脉取血：麻醉动物并仰卧固定在手术台上，去除腹股沟部位的被毛，局部用碘伏消毒液消毒，切开皮肤，暴露并分离出股动脉，再行股动脉插管，血液可从导管流出，该法一次可取血 10~15 mL。

3. 家兔

(1)耳缘静脉取血：将家兔固定后，拔去耳缘静脉上的被毛，常规消毒，用示指和中指夹住耳缘静脉近心端使静脉充盈，此时用针头刺入静脉采血，此法一次可取血约 5 mL。

(2)心脏取血：将动物仰卧固定在手术台上，剪去左侧胸部的被毛，用碘伏消毒液或75%乙醇溶液消毒皮肤。实验者用手触摸胸骨左缘第 3~4 肋间，在心尖搏动最明显处将针垂直刺入胸腔，当持针手感到心脏搏动时再稍刺入，即入心脏。随后抽出血液，家兔一次可采血 20~25 mL。取针时针头宜直入直出，勿在胸腔内左右摆动，动作应迅速。

(3)颈静脉采血：动物麻醉仰卧固定后，在颈前正中部作一切口，暴露并分离出颈静脉，将注射器针头由近心端向头端顺血管方向平行刺入，一次可取约 10 mL。采血完成后用纱布压迫采血部位止血。

4. 犬

前肢皮下头静脉或后肢小隐静脉经皮穿刺取血，但不易多次取血；或者暴露股静脉或颈外静脉，直接穿刺或插管，可以多次取血；耳缘静脉取血适用于取少量的血；此外，还有股动脉取血和心脏取血等方法，与前述其他动物的相似。

(二)实验动物的处死方法

实验结束后须将动物及时处死，以减少实验动物的痛苦。处死后的动物或实验标本应该由专人处理。

1. 蛙类

常用金属探针插入枕骨大孔，通过破坏脑脊髓的方法处死。

2. 小鼠和大鼠

(1)脊椎脱臼法：右手抓住鼠尾用力向后拉，同时左手拇指与示指用力向下按住鼠头，将脊髓与脑髓拉断，鼠便立即死亡。

(2)断头法：用剪刀在鼠颈部将鼠头剪掉。详细方法可参考大、小鼠断头取血方法。鼠由于剪断了脑脊髓，同时大量失血，便很快死亡。

(3)击打法：右手抓住鼠尾，提起，用力摔击其头部，鼠痉挛后立即死去。

(4)急性大失血法：可采用鼠眼眶动脉和静脉急性大量失血方法使鼠立即死亡。

(5)过量麻醉致死法：腹腔内快速注射过量麻醉药，使动物快速死亡。

3. 犬、兔、猫、豚鼠

(1)空气栓塞法：向动物静脉内注入一定量的空气，使之发生栓塞而死。当空气注入静脉后，可随着心脏的跳动使空气与血液相混致血液成泡沫状，随血液循环到全身。如进入肺动脉，可阻塞其分支；进入心脏冠状动脉，则造成冠状动脉阻塞，导致严重的血液循环障碍，动物很快致死。

（2）急性放血法：自颈动脉或股动脉快速放血，使动物迅速死亡。

（3）破坏延脑法：用器具破坏延脑或用木锤用力击其后脑部。

（4）开放性气胸法：将动物开胸，造成开放性气胸。此时胸膜腔与大气压相等，肺脏因受大气压缩发生肺萎缩，纵隔摆动，动物窒息死亡。

（5）化学药物致死法：静脉内快速注入过量氯化钾，使动物心脏骤停致死。

（6）过量麻醉致死法：静脉内快速注入过量麻醉药，使动物死亡。

（三）实验后动物的尸体处理

实验结束后，对实验动物的尸体处理是动物实验中不可忽视的一项重要工作。认真对待并正确处理实验后的动物尸体，有利于人畜安全、保护环境。对非病原微生物感染实验的动物尸体，如蛙、蟾蜍、小鼠、大鼠、豚鼠、兔、犬等，严禁食用或直接将动物尸体、脏器组织倒入垃圾箱内，应采用专用包装袋装好后置于冰柜中冷冻暂存，然后由学校动物中心收集后集中焚毁；对病原微生物感染实验的动物尸体，不仅要对动物尸体表面消毒，而且要对被污染的场地及器械消毒，将动物尸体及污染物装入专用袋中集中焚毁或深度掩埋。

第三章

机能实验常用观察指标的测定

第一节　机能实验常用观察指标

生物信号根据其存在的方式和属性可分为化学信号和物理信号。化学信号包括内环境的pH、各种化学成分的浓度等；物理信号包括生物体内的声、光、电、磁、温度、张力、压力、阻力、流速、流量等。

一、电生理学指标

(一)体内生物电信号的特点

生物体内可兴奋性细胞活动的过程中，总是伴有电的变化，即生物电活动。对于某一特定组织，其生物电活动具有一定的规律性。在实际工作中，常以生物电活动为指标，开展机能活动的研究、临床辅助诊断和监护工作。生物体内的电信号具有以下特点：①信号微弱，电压低，为 $\mu V \sim mV$ 数量级；电流小，达 $nA \sim pA$ 水平；②频率低，为 $0 \sim 20000$ Hz，一般指生物电信号的频谱范围，并非某一生物电信号每秒钟重复的次数；③信号源内阻高，包括组织电阻、皮肤电阻、细胞膜电阻和微电极电阻等；④易受其他电信号和非电信号的干扰，生物电之间的相互干扰，如肌电对心电、肌电对脑电、肌电对神经干动作电位的干扰；50 Hz 交流电对记录电信号的干扰；电极极化电位的干扰；其他种类的电干扰，如空间电磁波干扰、汽车引擎火花塞的电磁波干扰、机械波动干扰等。

(二)常用电生理学观察指标

1. 电压
①整体细胞外电压记录；②离体标本细胞外电压记录；③整体细胞内电压记录；④离体标本细胞内电压记录。

2. 电流(电压钳技术)
①全细胞膜电流的记录；②单通道电流的记录。

二、普通生理学指标

1.压力

机体部分器官的机能活动,如心脏、胃肠道等中空器官或组织,可表现为管、腔内压力的变化,形成压力梯度,推动内容物以一定的速度按一定方向流动或移动。因此,可通过记录该类器官活动产生的压力或压力梯度的大小、变化的快慢来观察,以研究它们的活动规律、特点、影响因素、机制或调节过程。

2.流量与流速

流量:指单位时间流过某中空组织段或某器官的流体的量,如血流量、气流量。

流速:即容积流速(一般指流量)和流体中某颗粒在单位时间内移动的距离,有时称为直线流速。

3.温度

温度用来测量活动过程中的组织产热量,可代表能量消耗的情况。在实际工作中,温度用于监测动物的体温,使之维持在允许范围内,减小因体温波动所致的实验误差;也可通过测量体温来判断机体状态是否正常;还可用于观察不同因素对体温的影响。

4.张力

张力用于测量可运动器官或组织(如骨骼肌、心肌、消化道平滑肌、气管平滑肌、血管平滑肌、输卵管平滑肌、子宫平滑肌、输精管平滑肌、胆囊平滑肌)的活动强度、频率等。

三、其他观察指标

其他观察指标,如 pH、各种化学成分及其浓度,酶的含量、活性、浓度,以及动物的行为学指标等。

实验观察指标的选择原则:记录方便,反应灵敏,其变化能代表实验对象的机能活动状态。因此,正确了解和使用机能实验不同的观察指标,对于合理的设计实验方案具有重要意义。

第二节　生物信号的记录与处理

一、生物信号的记录方法

(一)压力、张力和温度的记录方法

这一类观察指标虽性质不同,但都是通过相同的惠斯登电桥式换能器与通用的差分放大器结合,将非电参量转换为电量参数(电压)后再被放大而记录得到的。所不同的是构成惠斯登电桥的应变片不同,分别为张力应变片和温敏应变片。

记录压力、张力或温度的系统均应进行标定(即定标),使压力、张力或温度的变化与引起放大器输出电压呈线性相关。

(二)生物电信号记录的基本方法

1.电压记录方法

(1)整体细胞外电压记录:根据实验目标的不同,整体细胞外电压记录又分为宏电极法整体细胞外电压记录和微电极法整体细胞外电压记录。使用宏电极法整体细胞外电压记录的有心电、脑电、视网膜电、肌电、胃电、大脑皮质诱发电位、肠平滑肌电、膈神经放电、肾交感神经放电、减压神经放电和耳蜗微音器电位的记录等;使用微电极法整体细胞外电压记录的,如神经元单位放电等。

(2)整体细胞内电压记录:在体心室肌细胞内电位的记录,如延髓呼吸相关神经元细胞内电位的记录。

(3)离体标本细胞外电压记录:可也分为宏电极法离体标本细胞外电压记录和微电极法离体标本细胞外电压记录。使用宏电极法离体标本细胞外电压记录的有离体肠平滑肌细胞外电活动、肌梭放电、蛙坐骨神经干动作电位和肌电等;使用微电极法离体标本细胞外电压记录的有离体脑片神经元细胞外电活动、离体肠平滑肌细胞内电活动和骨骼肌细胞静息电位等。

(4)离体标本细胞内电压记录:均用微电极法记录,如离体心肌细胞内动作电位、脑片神经细胞内动作电位、离体背根神经节细胞内动作电位、离体肠平滑肌细胞内电活动的记录等。

在体标本和离体标本的宏电极记录法均由宏电极与通用生物电放大器一起构成记录系统,利用放大器较高的输入电阻和高电压增益,实现对微弱电压信号放大和记录的目的。微电极法须使用微电极(常用玻璃微电极),由于微电极的电阻较高,必须配合具有更高输入电阻的微电极放大器,以增强获取信号和放大信号的能力,减小微电极的电阻对信号的衰减,完成对该类信号的获取、有效放大和记录。

2.细胞膜电流的记录

由于细胞膜的功能变化,使细胞膜上离子通道开放的种类和概率也发生了变化,导致某些离子的膜电导及离子电流产生变化。所以,了解膜离子电导的变化,就可以了解细胞膜在实验条件下膜的功能状态。因为膜的离子通透性、离子电导及离子电流之间相互呈正比关系,而直接记录膜的离子电导有困难,故可通过记录膜的离子电流的大小间接反映膜离子电导的变化。在膜电流变化时,由于带电荷离子的流动,不仅产生膜电流,而且也改变了膜内外的电位差,将影响电位依赖式离子通道的开放概率,即膜的离子电导,干扰了实验观察因素产生的实验结果,导致产生实验误差。为了避免这种情况的发生,运用电路的反馈环路固定膜内外的电位差,消除实验观察过程中离子流动所致膜电位的变化,从而减小了实验误差。这种方法就是电压钳技术。

根据被电压钳制的膜的大小可分为全细胞膜片钳和斑片钳。全细胞膜片钳记录的是全细胞膜上离子通道开放产生的总电流;而斑片钳方法可记录被钳制膜片的几个或单个离子通道电流。全细胞膜片钳和斑片钳各有优缺点,实验者可根据实验目的和实验条件选择相应的方法。

二、生物电信号的放大与滤波

生物电信号微弱，而且有不同频率的干扰信号(包括仪器的噪声)，要清晰有效地记录有用的信号，必须对微弱的信号放大和去干扰处理。

(一)生物电信号的放大

1.通用生物电放大器

通用生物电放大器均用差分电路组成。

(1)差分放大器的基本电路，如下图所示(图3-1)。

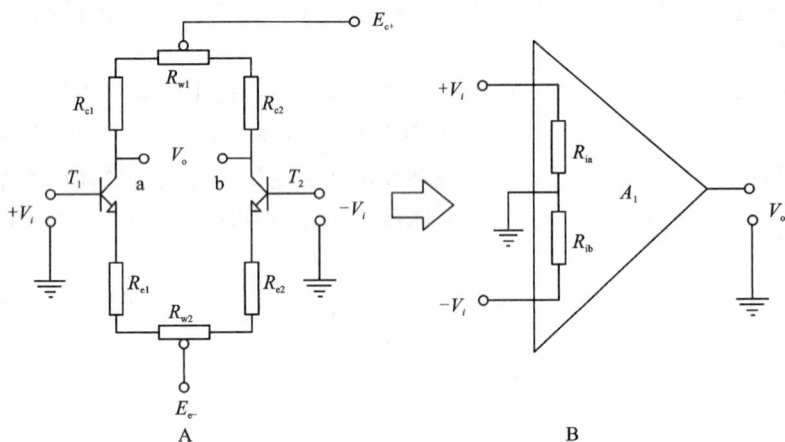

图 3-1　差分放大器的工作原理图

A—差分放大器电路图；B—等效电路。E_{c+}、E_{e-}—正负工作电源；T_1、T_2—晶体三极管；R_{ia}、R_{ib}—输入阻抗；R_{c1}、R_{c2}—集电极电阻；R_{e1}、R_{e2}—发射极电阻；R_{w1}、R_{w2}—电位器；A_1—差分放大器；$+V_i$、$-V_i$—正、反向输入信号；V_o—放大器电压输出信号

(2)差分放大器的工作原理。差分放大器的输出电压 $V_o = V_a - V_b$。放大器处于静态时，$V_a = V_b$，$V_o = V_a - V_b = 0$。差分放大器对输入两端输入大小和方向相同的信号(共模信号)时没有放大作用，对输入两端输入反向信号(差模信号)时有放大作用。标本或生物体表面的两点间，通常情况下在某一生物电信号到达时，其电位变化的大小、方向在时间上不一致，因此同一时间内两点间存在由生物电信号引起的电位差，这种电位差的变化就是放大器输入端的信号源，即差模信号。故放大器对生物信号有放大作用。

2.生物电信号的输入方式

(1)直流输入：放大器设置在直流工作状态，信号的传输通路中没有隔直(耦合)电容。该方式的优点在于当放大器的高频截止频率较宽时，能不失真地记录生物电信号的波形，便于对信号的准确测量。该方式的缺点在于基线容易产生漂移，当改变放大器的增益(如电压放大倍数)时，可能有零点移位的发生。

(2)交流输入：放大器设置在交流工作状态，信号的传输通路中串入隔直电容。该方式的优点在于可灵活地选择放大器的高频或低频截止频率，调节放大器的通频带，使基线稳定，改变放大器的增益时，零点一般不会发生移位。该方式的缺点在于不能放大直流信号。

（3）双端（边）输入：指信号源的正负极分别通过放大器正、负输入端同时输入。该方式能充分发挥差分放大器的对共模干扰信号的抑制能力（抗干扰信号的能力）和稳定放大器的直流工作点。

（4）单端（边）输入：指信号源的一极为地电位，另一极通过放大器正输入端或负输入端输入，而放大器的另一输入单接地的输入方式。该方式仍能稳定放大器的直流工作点，但使对共模干扰信号的抑制能力降低。

（二）生物电信号的滤波

1. 生物电信号频谱的概念

频谱指构成某一具体信号（如心室肌细胞内动作电位）中各分量信号的幅度与频率的关系。傅里叶变换的理论基础是任何信号都是一系列不同频率（Hz）和幅度的正、余波弦信号的叠加和。例如，一次心室肌细胞内动作电位是由一系列不同频率，不同电压的正、余弦波信号的叠加而成的，反过来一次心室肌细胞内动作电位可分解为（或包含有）一系列不同频率和幅度的正、余弦波信号。其中，与生物学心率一致的波为基波，基波的幅度最大，比基波频率高的波为谐波。如果放大器对基波和所有谐波具有同等的放大能力，该生物信号将被不失真地放大。

体内不同的生物信号（包括生物电信号）的频谱可发生部分重叠，如用同样特性的放大器，将会记录它们的混合信号，彼此不能区分，即相互产生了干扰。单从频谱方面考虑，如果频谱重叠成分不多，可通过对生物电放大器的参数设置来区分频谱接近的信号，达到去掉干扰的目的。

2. 生物电放大器的通频带

生物电放大器的通频带，指生物电放大器对不同频率的信号（测试波为正弦波）的电压具有 70% 放大能力时的频率宽度。这种频率宽度能通过放大器的输入时间常数（又称低频滤波或高通滤波）和高频滤波（又称低通滤波）参数的改变加以调节，使之尽可能放大有用信号而抑制干扰信号。

（1）生物电放大器的输入时间常数：输入时间常数为放大器的输入阻抗与其串联电容的乘积：

$$f = 1/(2\pi RC)$$

R 为输入阻抗，C 为串联电容，它们的乘积即为时间常数 τ；f 为能通过放大器被放大的最低频率。R 一定时，改变 C 即可改变 τ，而决定 f（图 3-2）。

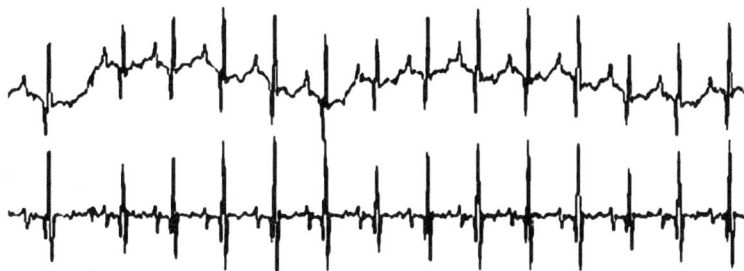

图 3-2　时间常数对心电图波形记录的影响

注意波形的稳定性和小的时间常数对 P 波的微分效应

（2）生物电放大器的高频滤波：高频滤波的意思是去掉信号中比标定频率高的信号（图 3-3），如高频滤波为 1 kHz，即将 1 kHz 以下的信号放大，而滤去 1 kHz 以上的信号。

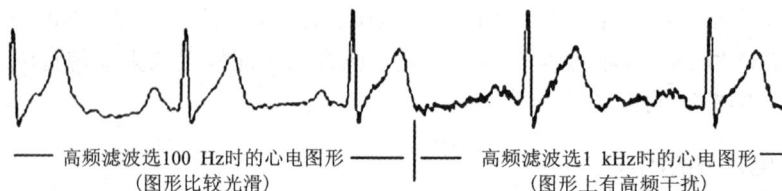

—— 高频滤波选100 Hz时的心电图形 ——｜—— 高频滤波选1 kHz时的心电图形 ——
（图形比较光滑）　　　　　　　　　（图形上有高频干扰）

图 3-3　高频滤波效果图

注意高频滤波对心电图曲线的光滑度

3. 陷波

陷波指在生物信号放大器中为特殊频率的干扰波设置的"陷阱"。如 50 Hz 陷波器，是专门用来抑制 50 Hz 干扰信号的。当然，许多生物电信号中也含有 50 Hz 信号成分，如果使用该陷波功能，也同时会影响有用信号的记录。因此，仪器的陷波功能一般最好不用，用其他加强抗干扰能力的方法来增强记录系统的抗干扰性能，来获得有用信号不失真的记录。

三、生物信号的测量与处理

记录生物信号的目的在于用灵敏的观察指标的变化，来反映由实验因素所致的观察对象机能活动的变化。要确定观察指标的变化规律和变化幅度，就必须对记录到的观察指标进行相应的数据测量和处理。

（一）对记录系统进行定量标定

为了对所观察的实验指标的变化进行定量测量和分析，对实验记录系统必须进行各量纲和扫描（走纸）速度的准确标定。不仅要求记录曲线的偏移量与记录指标（如压力、张力或电压）之间、扫描距离与时间之间呈线性关系；而且曲线偏移的单位幅度（如 cm 或 DIV）应代表明确的记录指标的量（如 1 mV、1 mg 或 1 mmHg），扫描的单位距离（mm 或 DIV）应代表明确的时间（如 mS、S），便于准确地处理记录结果。

（二）对记录的图形或数据进行必要的处理

1. 实验记录资料的常用处理方式及意义

实验记录资料常用的处理方式包括积分（包含触发积分）、微分、序列密度直方图、非序列密度直方图和叠加平均等，必要时可通过对记录信号的傅里叶变换进行频谱分析。

（1）积分：积分的基本含义是求曲线下面积，用一定时间内实验对象的活动曲线包括的面积变化来研究其机能活动规律，即所谓的面积积分。对检出活动曲线的波峰进行计数，即为频率积分。积分可通过积分电路实现，也可通过数学模型由软件计算获得。

有时通过面积积分或频率积分仍不能直观地反映观察指标的变化规律,可用触发频率积分和触发面积积分的处理方法,如每一个心动周期内的减压神经放电数,每一个呼吸周期中膈神经放电总数(图3-4)。

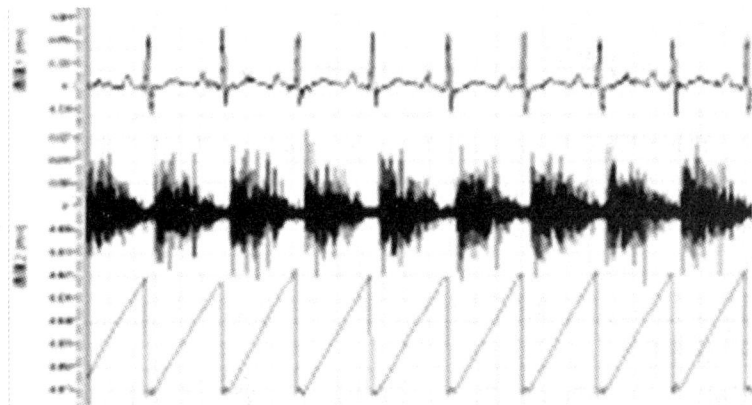

图3-4 家兔心电图、减压神经放电及心动周期减压神经放电的频率积分
上线为心电图;中线为减压神经放电;下线为心动周期减压神经放电的频率积分

(2)微分:微分的基本含义是求曲线的变化速率,其数学含义为求时间函数的一阶导数。微分值的大小代表了记录指标变化速度的快慢与变化方向。微分曲线最大值和最小值对应室压上升的最大速度和室压下降的最大速度。同样,微分可通过微分电路实现,也可通过求比值极限的数学模型计算获得。

(3)序列密度直方图:是积分运算结果的一种表达方式,以横坐标为积分的单位时间轴(BIN,可人为设定如5 ms、10 ms等),纵坐标为事件发生次数或面积。序列密度直方图可直接了解每 BIN 时间内事件发生的强度及定性规律。

(4)非序列密度直方图:为序列密度直方图的第二次处理直方图,横坐标为每单位时间内事件发生的强度(如10次/BIN),纵坐标为统计时间内(如10 min 等)同等事件强度发生的BIN 数。如果实验因素引起 BIN 数的明显改变,则代表这一类具有相同性质的个体(观察对象)的活动变化,有利于观察和区分活动表达方式(如放电)相同而活动规律不同的细胞群体。

(5)叠加平均:是对具有相同时间参考点(即同步信号,如刺激信号的输出时间点)的两次信号,将距离同步信号时间相同的对应强度值相加后并除以2,形成新的信号,再用新的信号与下次由刺激产生的信号相加再除以2,如此叠加平均 N 次,得到最后的信号。在最后的信号中,记录的与时间参考点时间关系固定的成分有所增加,而与时间参考点无固定关系的成分,可能由于出现方向相反的信号而相互抵消,使之减小,从而凸现了与时间参考点有固定时间关系的有用信号,降低了与时间参考点无固定时间关系的噪声,是一种从噪声中检测出微弱信号的重要手段。

(6)快速傅里叶变换(fast Fourier transform, FFT):FFT 是离散傅里叶变换的一种快速算法,在生物信号的处理中主要用于对记录信号的频谱分析。

2. 常用的测量数据

常用的测量数据有时间、波宽、幅度、斜率(变化速度)、频率、面积、流量、流速等。现代的生物信号记录系统已有较强的定量处理和自动测算能力,机能学实验工作者能方便地按需选择。

四、计算机技术与生物信号记录分析系统

随着微型计算机的中央处理器(central processor unit, CPU)运算速度的不断提高,微型计算机被运用于生物信号的实时记录和处理成为可能。我国目前使用的计算机生物信息记录分析系统均在 Windows 操作系统管理平台上开发,操作与 Windows 操作系统风格相近,功能齐全,方便实用。

以生物电信号的记录为例,来简述生物信号记录分析系统的信息记录原理。

1. A/D 转换(模数转换)

计算机生物信号记录分析系统对生物信息记录和处理的关键环节在于 A/D 转换过程。通过 A/D 转换后,将连续的时间函数转变成离散函数,再将离散函数按计算机的"标准尺度"数字化,以二进制表达转换结果。A/D 转换过程包括采样保持和 A/D 转换过程。

(1)采样保持:是 A/D 转换的前期准备工作。由于被记录的原始信号几乎均为模拟信号,而数字计算机不能直接识别模拟信号;同时,计算机的存储容量和运算速度有限,使单位时间内处理的数据量受到限制。所以,对要处理的模拟信号只能分时段选取具有"代表"性的量,然后进行处理。计算机对模拟信号选取"代表"量的过程称为采样。采样速度应有一个合适的范围。由于计算机对采集的样本进行数字转换的过程需要时间,对采集的样本须等待转换完成后才能被更新,否则将造成采集数据的丢失,使误差增加。这种对采集的样本维持到转换完成后才被更新的过程称采样保持。

(2)A/D 转换:以计算机内的单位值为尺度,测量被采集的样本的整数倍数值,将测得的值实行二进制编码后进行存储和运算,这一过程称 A/D 转换(图 3-5)。计算机内单位值的大小,取决于计算机的精度和 A/D 转换器的转换位数。现以 12 位计算机和 A/D 转换器说明转换过程和转换精度。所谓 12 位,就是用二进制的 12 位字节长度来表示数值的大小。在进行 A/D 转换时,计算机把某一规定值(如 5V)分为 $2^{12}=4\ 096$ 个单位,每个单位即为 $5V\div4\ 096=0.001\ 2V(1.2\ mV)$,以此作为测量的标准和尺度,来衡量输入信号的大小。如果输入信号为 1.2 mV,计为 1 单位,则二进制编码数为 000 000 000 001;如果输入信号为 2.4 mV,计为 2 单位,二进制编码数为 000 000 000 010,如此类推。如果输入的值不是 1.2 mV 的整数倍,其余数即被舍去,并由此产生转换误差。误差的大小应小于一个测量单位。12 位转换器,满幅度输入值的最大误差为 $1/4096=0.24‰$。所以,转换器的位数决定了 A/D 转换的精度。由上可知,A/D 转换误差的大小与采样速度和 A/D 转换器的位数直接相关。一定范围内,采样速度快,A/D 转换器字节长,则转换误差越小,但仪器的成本和价格也相应增加。

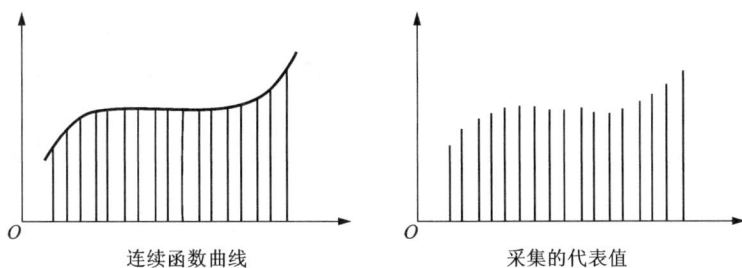

图 3-5　计算机采样转换示意图

2. 计算机生物信号记录分析系统的信息处理

计算机记录和存取生物信号，使实验工作快捷方便，记录资料可以长期保存，但这些不是记录生物信号的最终目的。人们设计实验，希望能从记录的信息中观察和测量信号的大小、多少，分析信号的变化程度和变化规律。故对记录的信息必须进行必要的测量、计算和综合分析，称为数据处理。如对信号积分、微分、频谱分析、幅度时间测量等。

五、干扰

干扰信号使有用信号畸变失真，或导致实验无法进行。因此，快速寻找和及时地排除实验中出现的干扰显得十分重要。适当弄清楚干扰信号的来源和进入记录系统的途径，对于及时排除干扰具有重要意义。

(一)干扰的种类

干扰的本质为电场、磁场、电磁场或机械因素对记录信号的影响。干扰的种类可分为：①环境电磁干扰，指环境中存在的电场、磁场或电磁场对记录系统的影响，如无线电波、50 Hz 干扰等；②生理性电干扰，指两种或两种以上的生物信号同时进入记录系统所产生的相互影响；③机械因素引起的干扰，如标本或记录部位受到外力作用而产生的波动，造成记录不稳定；不等电位的金属导线之间不连续的接触或碰撞引起的干扰。

(二)干扰的来源及其消除措施

在众多的干扰中，以 50 Hz 干扰最常见。

1. 干扰的来源

常见的干扰来源有：①电源纹波过大，仪器的电源由 50 Hz 交流整流为直流电后，如果滤波不良使纹波幅度过大，而产生 50 Hz(半波整流)或 100 Hz(全波整流)的干扰；电源负载能力不够、屏蔽措施不力和电源滤波不良也为常见的原因；②仪器中的电感元器件产生的交变电磁场，通过电感耦合进入放大单元，产生交流干扰；③分布电容的偶合作用；④地线引入的干扰，如记录系统多点接地构成地环路而导入干扰；或接地不良与地线性能不良产生的接地电阻过大而引起的干扰，如表面氧化层太厚、用水管作地线等；⑤空间电磁波的干扰，如火花塞放电，无线电设备、治疗机振荡器的高频电磁波的辐射；⑥输入线松脱开路；⑦仪器性能不良，如共模抑制比较小。

2.防止和排除干扰的措施

除个别干扰外(如断线、机械干扰等)，对大多数电磁干扰，通过良好的屏蔽和正确可靠的接地即可克服。

(1)屏蔽：通过采用适当的屏蔽可防止静电场的影响和由交变电流产生磁场所引起的感生电动势的干扰。

(2)接地：将导线的屏蔽层、内部电感元件的屏蔽层和屏蔽室的屏蔽层均取一点良好接地，以保证屏蔽效果。

干扰源的寻找原则：记录系统通常由多个电子仪器组成，每一电子仪器都可能成为干扰源，尤其是输入系统为最常见的干扰引入部位。只要按一定顺序逐一检查，一般都能最后解决问题。对于生物电的干扰，可尝试通过改变电极位置、肌肉麻痹后人工呼吸或选择通频带加以排除。对于机械干扰，可使用缓冲装置、减少呼吸和心跳的影响、不用裸体屏蔽线、记录时不要移动输入、输出导线加以排除。

(三)安全用电

安全用电的意义在于保护人身安全和保证仪器安全。人身安全的保护性措施包括：①要求断电操作，必须带电操作时，注意绝缘和单手操作；②仪器良好接地以防漏电，最好有漏电指示和漏电保护装置；③没有经国家相关安保部门允许的电子仪器不能用于实验记录。

第四章

机能实验常用仪器及配件

第一节 BL-420N 生物信号采集与分析系统

BL-420N 生物信号采集与分析系统,是成都泰盟软件有限公司生产的一套用于生理、药理、病理、毒理等机能实验的精密仪器,有很多配件与功能,如数据分析统计、虚拟实验、多媒体、网络等功能(图 4-1)。限于篇幅,在此只简单介绍机能实验教学中学生常用的操作与功能。

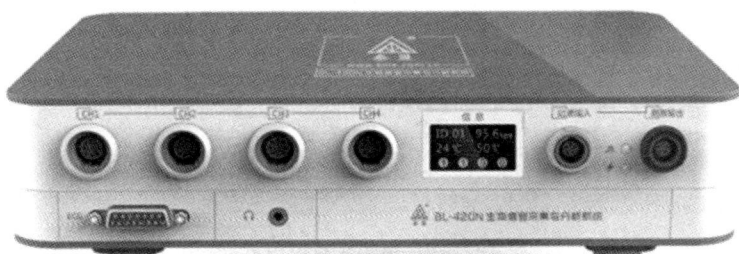

图 4-1 BL-420N 系统硬件前面板

一、面板

(1)电源:BL-420N 仪器电源开关。

(2)CH1、CH2、CH3、CH4:4 个相同的通道输入接口。如连接引导线,则用来记录神经放电、肌肉放电、单导联心电等电信号。如连接换能器,则用来记录血压、肌肉张力、呼吸气流量等非电信号。

(3)信息显示屏:显示室内大气压、温度、湿度及 4 个通道的连接状态。"1"代表连接导线或换能器已接通,"0"代表插头未接或未插好或损坏。

(4)记滴输入:记滴装置连接线接口。

（5）刺激输出指示灯：显示系统发出刺激。

（6）高电压输出指示灯：当输出的刺激超过 30 V 时该指示灯闪亮。

（7）刺激输出：刺激电极连接线接口。

（8）动物肛温：动物肛温传感器输入接口。

（9）ECG 输入：全导联心电信号输入接口。红—右前肢、黄—左前肢、绿—左后肢、黑—右后肢、白—胸前。

（10）监听输出：仪器本身有监听功能，便于外置监听或输出引导的信号。

二、主界面

主界面有 4 个主要的视图区：功能区、实验数据列表区、波形显示区、设备信息显示区（图 4-2）。除波形显示区不能隐藏外，其余视图区均可隐藏或重显。

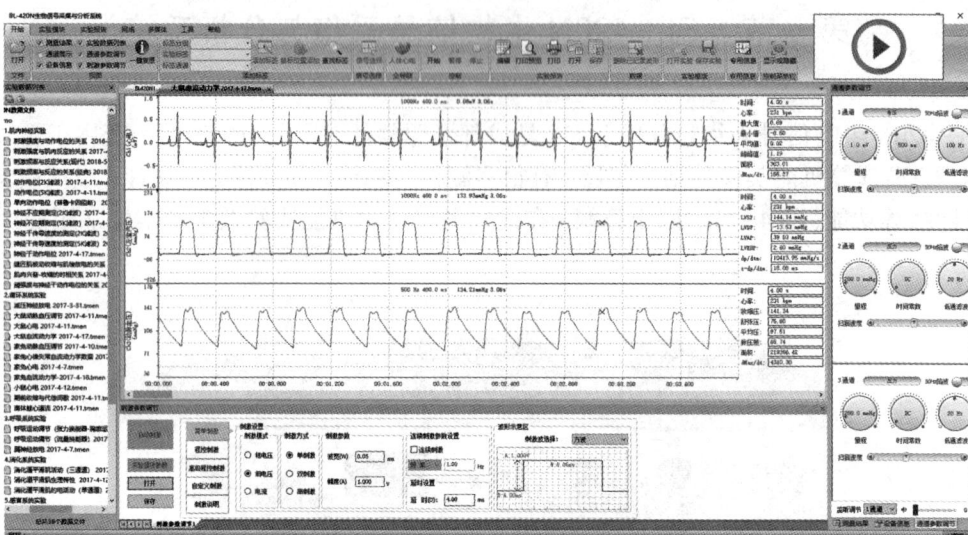

图 4-2　BL-420N 系统主界面

点击"开始"，可显示功能区，位于主界面的最上方，双击"开始"则隐藏功能区。实验开始前，在显示的功能区中，可在两个常用的"通道参数调节"和"刺激参数调节"选项前打"√"，即可显示这两个参数调节窗口，方便实验操作（图 4-3）。

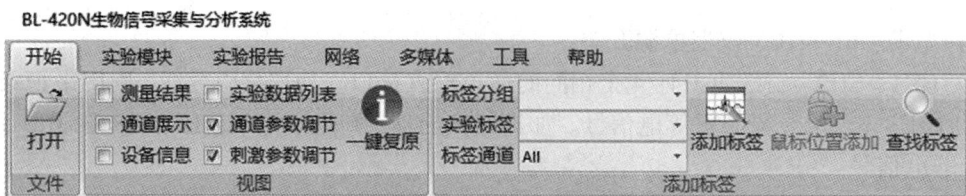

图 4-3　功能区开始栏中的功能按钮选择视图

三、实验开始记录数据

1. 实验模块启动实验

实验模块启动实验，适用于学生的教学实验。点击功能区中“实验模块”，根据需要选择不同的实验模块开始实验。比如选择“循环”→“减压神经放电”→“开始实验”，系统将自动启动该实验模块(图 4-4)。然后配置各项实验参数：一通道记录减压神经放电，二通道记录动脉血压，并同时设定好了两个通道的各项参数，方便快速进入实验状态。

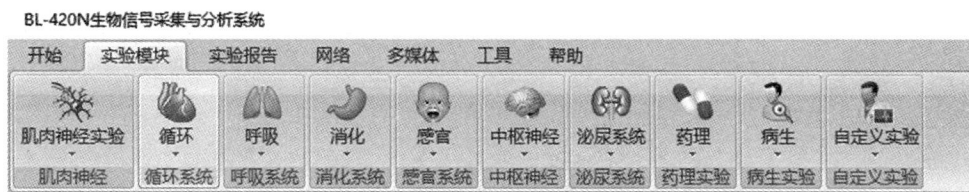

图 4-4　功能区中的实验模块菜单栏

2. 信号选择启动实验

信号选择启动实验，适用于科研实验或创新实验。点击“开始”→“信号选择”，系统会弹出一个通道信号选择对话框，实验者可根据实验内容，为每个通道选择相应的实验参数，再点“开始实验”，这是一种灵活的设定实验方式(图 4-5 和图 4-6)。实验开始后，也可根据实验结果的需要直接调节旋钮改变参数。

图 4-5　功能区开始栏中的通道信号选择视图

通道号	信号种类	采样率	量程	时间常数	低通滤波	50Hz 陷波	扫描速度(s)	机器	选择
1 通道	电压	1 KHz	1.0 mV	100 ms	100 Hz	开	0.1000	BL-420N(1)	☑
2 通道	电压	1 KHz	1.0 mV	100 ms	100 Hz	开	0.1000	BL-420N(1)	☑
3 通道	电压	1 KHz	1.0 mV	100 ms	100 Hz	开	0.1000	BL-420N(1)	☑
4 通道	电压	1 KHz	1.0 mV	100 ms	100 Hz	开	0.1000	BL-420N(1)	☑
5 通道	LEAD I	2 KHz	1.0 mV	5 s	450 Hz	关	0.5000	BL-420N(1)	☐
6 通道	LEAD II	2 KHz	1.0 mV	5 s	450 Hz	关	0.5000	BL-420N(1)	☐
7 通道	LEAD III	2 KHz	1.0 mV	5 s	450 Hz	关	0.5000	BL-420N(1)	☐
8 通道	LEAD AVL	2 KHz	1.0 mV	5 s	450 Hz	关	0.5000	BL-420N(1)	☐
9 通道	LEAD AVR	2 KHz	1.0 mV	5 s	450 Hz	关	0.5000	BL-420N(1)	☐

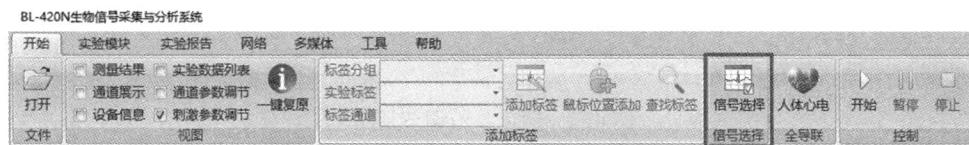

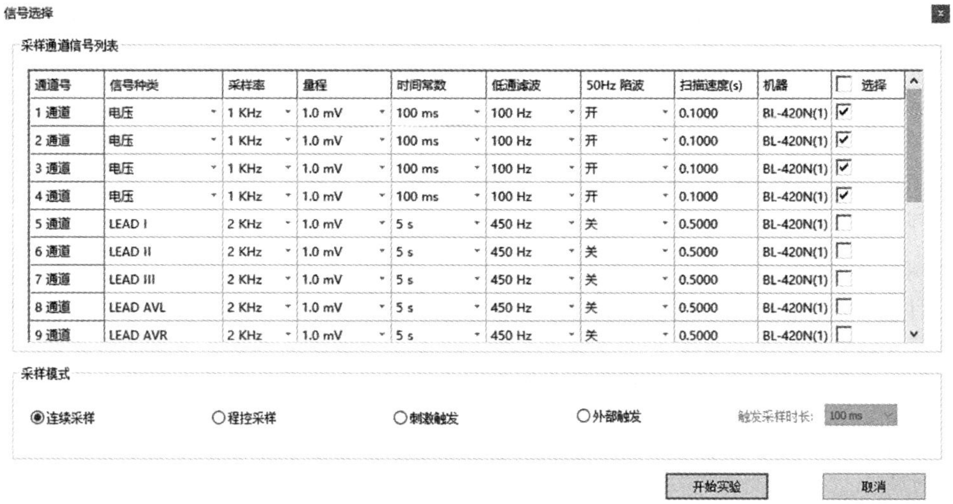

图 4-6　通道信号选择设定对话框

3. 通道参数调节

通道参数调节是实验过程中根据实验结果需要调整参数，可调节每个通道的量程（又称增益或放大倍数）、高通滤波（即时间常数）、低通滤波和 50 Hz 陷波等参数，DC 代表直流常用于血压测量；底部是监听通道的选择和音量大小的调节（图 4-7）。

系统使用直观的旋钮方式调节硬件参数，在该旋钮上单击鼠标左键，旋钮逆时针旋转并修改相应参数；单击鼠标右键，旋钮顺时针旋转并修改相应参数。例如，在"量程"旋钮上点鼠标左键则缩小波形，点鼠标右键则放大波形。

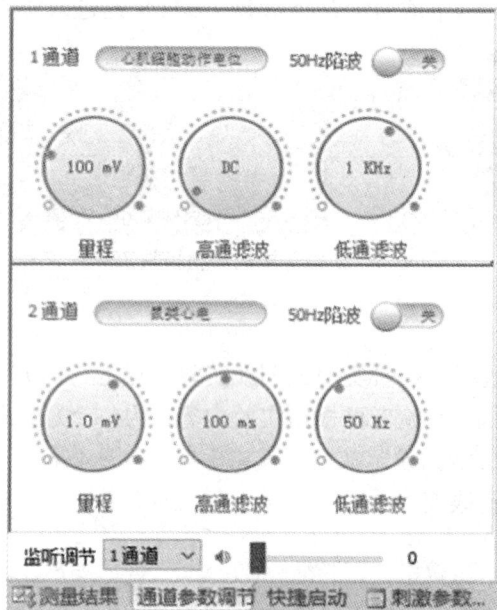

图 4-7　通道参数调节视图

4. 扫描速度调节

光标放在某通道后，向前滚动鼠标滚轮则扫描速度加快，向后滚动鼠标滚轮则扫描速度减慢，以方便观察实验结果。

5. 基线调零

做动脉血压实验时，血压换能器未接通压力时（动脉夹未松开），基线应为零。如果未在零位，则可用鼠标点击该通道后，再点鼠标右键选择"自动回零"，基线则自动回到零位，此时松开动脉夹，即显示血压的实际值。

6. 刺激参数调节

通过启动或停止刺激按钮、模式选择区、参数调节区和波形示意区，来调节刺激参数（图 4-8 和图 4-9）。

（1）t1 延时：刺激脉冲发出之前的初始延时。

（2）t2 波间隔：双刺激或串刺激中两个脉冲波之间的时间间隔。

（3）t3 连续刺激波间隔：连续刺激脉冲之间的时间间隔。

（4）W 波宽：刺激脉冲的持续时间。

（5）H1：单刺激活动串刺激中的刺激脉冲强度，或双刺激中第一个刺激脉冲强度。

（6）H2：双刺激中第二个刺激脉冲强度。

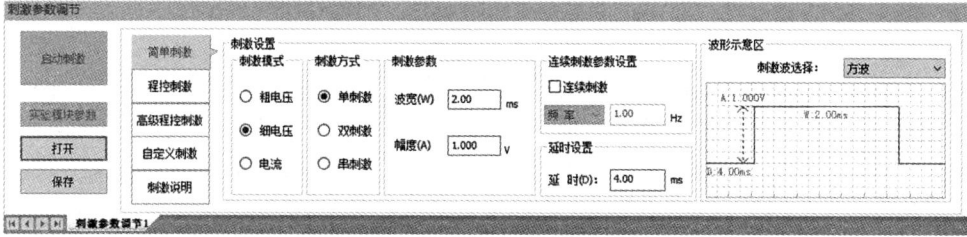

图 4-8　刺激参数调节视图

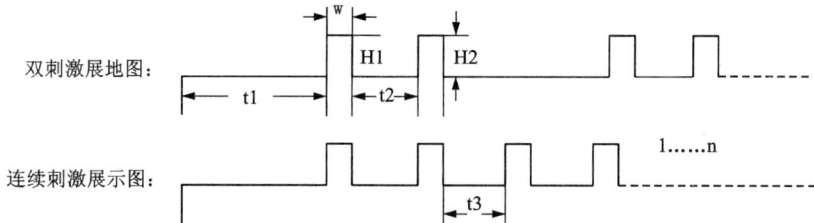

图 4-9　刺激器参数示意图

7. 实验标记

在功能区的"添加标记"区标记实验名称、实验内容、实验通道的设定。

8. 保存数据

当单击停止实验按钮时，系统会弹出一个对话框，询问是否停止实验。如果确认停止实验，系统会弹出"另存为"对话框，并让操作者确认保存数据的文件名，文件的默认命名为"_年_月_日 No_. tmen"，可以根据自己的需要修改存贮的文件名，点击"保存"即可存盘保存数据（图 4-10）。存盘路径 C：\Progran Files（X86）\BL-420N 生物信号采集与分析系统\Data\User Folder\文件名。

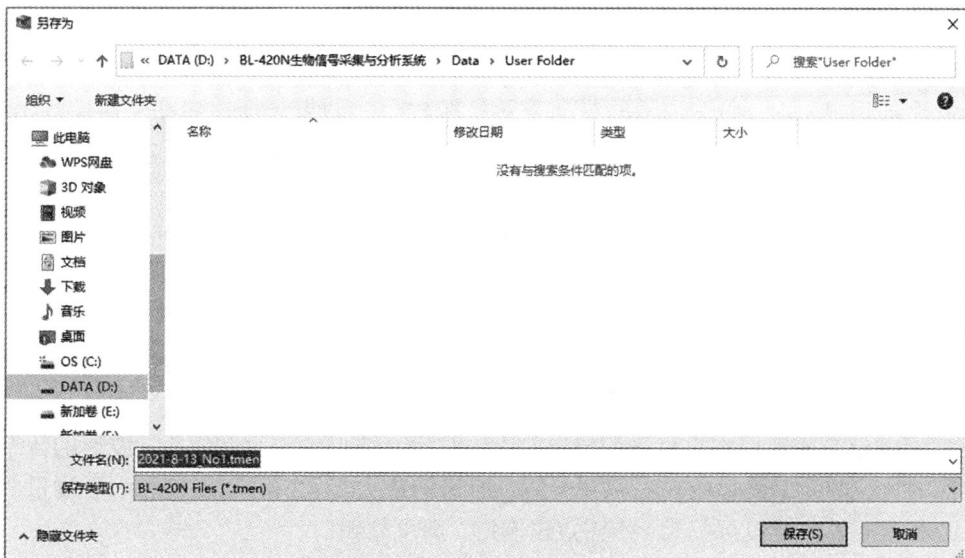

图 4-10　保存数据对话框

四、打开文件数据反演

数据反演是指查看已保存的实验数据，在功能区的开始栏中选择"打开文件"命令，将弹出与上图中相似的文件对话框，选择要反演的文件存盘路径，找到要反演的文件，然后双击文件名，即可调出存盘的实验结果。此时"通道参数调节"和"刺激参数调节"窗口可关闭。

1. 查找实验结果

调出存盘的实验结果后，可通过查找标签、重播暂停或在图形显示区底部用光标左右拖动滚动条，找到需要的实验结果。

2. 波形的上下移动

在通道标尺区，按住鼠标左键不放，上下移动光标，波形会跟随光标上下移动，确认好波形移动的位置后松开鼠标左键即可。在标尺区双击鼠标左键则恢复原位。

3. 波形的放大和缩小

将光标移动到通道标尺区中，向前滚动鼠标滚轮则放大波形，向后滚动鼠标滚轮则缩小波形。在标尺区双击鼠标左键，波形又恢复到原状。

4. 波形的压缩和扩展

将光标移动到波形显示通道中点击后，向前滚动鼠标滚轮则扩展波形，向后滚动鼠标滚轮则压缩波形。

5. 波形的比较显示

在图形区点鼠标右键，选择"比较显示"，可把一个通道的波形与另外一个通道的波形，用不同的颜色显示在一个通道内，便于波形的上下对比。重复上述操作，则取消比较显示。

6. 波形的左右双视分隔

在波形显示区标尺的最左边，点双视分隔条按鼠标左键，左右拖动双视分隔条即可调节双视宽度。用于左右两个窗口显示同一通道不同时间记录的波形，便于前后对比。

7. 通道的放大显示

有几个通道显示时，每个通道的纵向显示区域较小。如果光标移到某个通道双击鼠标，则该通道放大到整个显示区，其他通道则隐藏，再双击鼠标，又恢复原状。

8. 区间测量和水平测量

把光标移到某通道点击后，再点鼠标右键出现选择项"测量"，选"区间测量"可测量指定的两竖线区间的时间，选"水平测量"可测量波形的幅值。

9. 数据剪辑

可以用鼠标左键扫黑一个或多个通道所需要的波形，再点鼠标右键出现选择顶，选"数据剪辑"后，打开 Word 粘贴存盘。存盘位置：库→文档→文件名。

在实验的记录或暂停中也可进行波形的上下移动、波形的放大和缩小、波形的压缩和扩展、波形的比较显示、波形的左右双视分隔、通道的放大显示、区间测量和水平测量等功能操作；而数据剪辑只要鼠标扫黑，不需点击右键，即可粘贴。

系统本身带有实验报告书写模式，由于时间限制，数据可通过网络或 U 盘备份，供后续实验报告的书写。

五、注意事项

信号连接线的圆形插头和换能器连接线的圆形插头都带有芯片，插入通道后系统能自动识别。选择实验模块或选择信号输入时，应事先根据实验需要，把信号连线或换能器连线插入相应的通道。例如，选择实验模块"呼吸"→"膈肌放电"，则系统自动设定一通道为膈肌放电，需连接三芯信号引导线，二通道为气流量，需连接呼吸换能器；BL-420N 面板的蓝色信息显示屏则显示"１１０ ０"，代表４个通道的连接状态，表示一通道、二通道已经连接好，三通道、四通道为空。

实验开始前，一般根据实验需要，指导教师已经把信号连接线和换能器连接线插入相应通道。实验课时不要随便拔插头，以免插针断掉或芯片损坏。

第二节　HPS-101 人体生理实验系统

一、概述

在动物福利和动物实验的 3R 原则指导下，中国机能实验学教学正在逐渐减少和优化动物实验，同时为了能够提高教学质量，必然需要创新教学实验方法和实验手段，以无创型人体生理实验为基础的实验将成为机能实验的新趋势。

人体生理实验是指以人体作为实验对象，在正常或无创伤实验条件下观察人体正常的生理指标变化，这些指标包括脑电、心电、肌电、眼电、呼吸、血压、血氧、张力等。观察者和受试者可以从实验过程中学习并了解人体生理指标的生理学意义、正常值范围、测量原理与方法以及生理指标的影响因素等，以达到理解和掌握人体生理学知识的目的。人体生理实验的引入可以促进医学临床教育与基础教育的早期结合，让学生通过自身实验真正了解基础实验的意义及亲身体验临床诊断的感受。

生物信号采集的基本原理：首先将原始的生物机能信号，包括生物电信号和通过传感器引入的非生物电信号进行放大、滤波等处理，然后对处理后的信号进行采样转换为数据信号，将数字化后的生物机能信号传输到计算机内部（图 4-11）。专用的人体生理实验系统软件接收生物信号被放大的数字信号，然后进行显示、存储、分析等处理，通过该软件也可以控制数字信号采样过程、实验参数的设置、发出对实验对象的刺激信号等操作。

二、基本介绍

HPS-101 人体生理实验系统由成都泰盟软件有限公司研制，由集成化生理信号采集台、无线人体生理信号采集系统、人体生理实验附件包、人体生理实验系统软件组成（图 4-12）。该系统基于全新的软硬件构架，在满足常规人体生理实验信号采集与处理的基础上，其无线人体生理信号采集方式更加方便了运动过程中的生物信号采集。该系统能满足信息化、网络

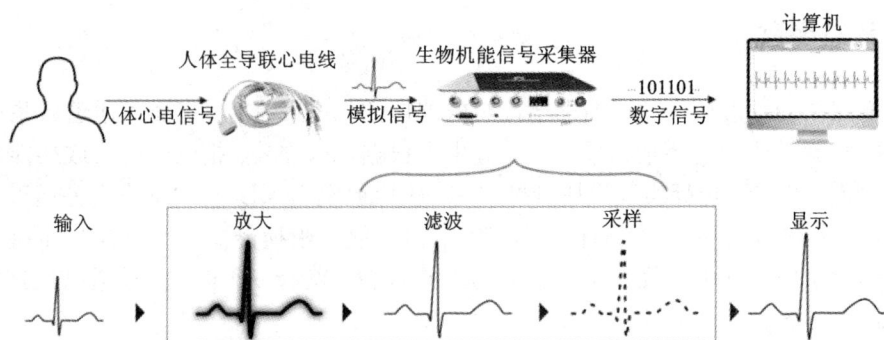

图4-11　HPS-101 系统的生物信号采集与处理工作原理示意图

化的发展要求，实现无纸化的实验报告过程。系统中提供的人体实验模块生动有趣，数据测量与分析科学可靠。

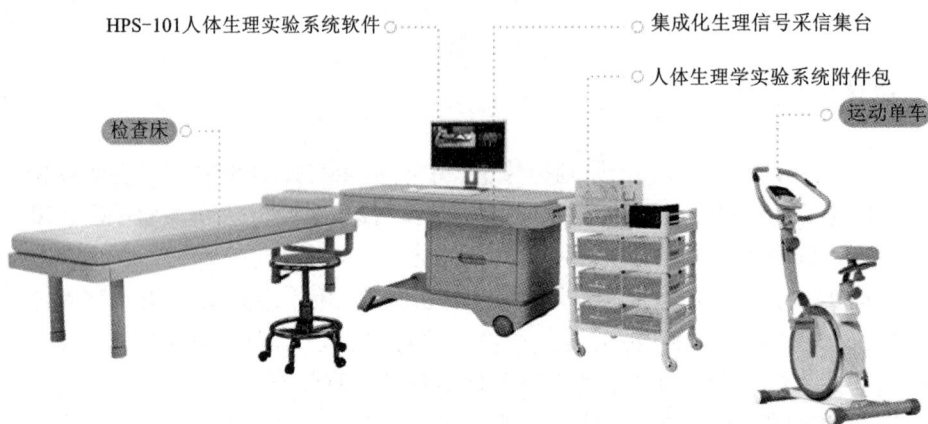

图4-12　HPS-101 人体生理实验系统基本组成部件

(一)集成化生理信号采集台

HPS-101 集成化生理信号采集台集成了 BL-420N 硬件和电脑(图4-13)，可供 2~4 人同时进行实验操作或观摩学习。该采集台主要完成人体生理信号的采集、显示、分析和存贮等功能

HPS-101 系统内置的是 BL-420N 生物信号采集主机，该主机前面板集成了信号采集的主要通道接口。BL-420N 生物信号采集主机前面板元素按照从左到右，从上到下的顺序依次如下(图4-14)。

(1)CH1、CH2、CH3、CH4：8 芯生物信号输入接口，可连接信号引导线、各种传感器等，4 个通道的性能指标完全相同。

(2)信息显示屏：显示系统基本信息，包括温度、湿度及通道连接状况指示等。

(3)记滴输入：2 芯记滴输入接口。

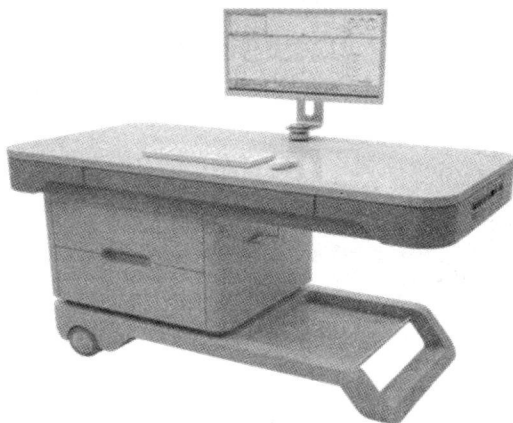

图 4-13 HPS-101 集成化生理信号采集台示意图

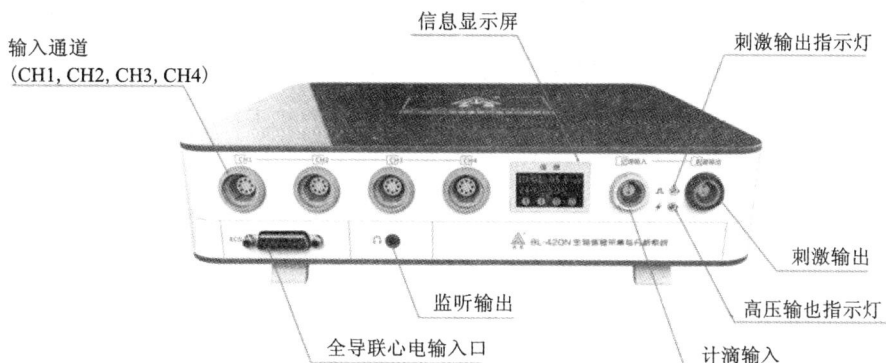

图 4-14 BL-420N 生物信号采集主机前面板

（4）刺激输出指示灯：显示系统发出刺激指示。

（5）高电压输出指示灯：当系统发出的刺激超过 30 V 高电压，该指示灯点亮。

（6）刺激输出：2 芯刺激输出接口。

（7）全导联心电输入口：用于输入全导联心电信号。

（8）监听输出（耳机图案）：用于输出监听声音信号。

BL-420N 生物信号采集主机后面板的连接是系统正常工作的基础，后面板上通常为固定连接口。BL-420N 系统硬件后面板元素按照从左到右依次如下（图 4-15）。

（1）电源开关：BL-420N 硬件设备电源开关。

（2）电源接口：BL-420N 硬件电源输入接口（12 V 直流）。

（3）接地柱：BL-420N 硬件接地柱。

（4）A 型 USB 接口（方形）：BL-420N 硬件固件程序升级接口。

（5）B 型 USB 接口（扁平）：BL-420N 硬件与计算机连接的通讯接口。

(6)级联同步输入接口：多台 BL-420N 硬件设备级联同步输入接口。

(7)级联同步输出接口：多台 BL-420N 硬件设备级联同步输出接口。

BL-420N 生物信号采集主机通过了严格的医疗注册形式检验，同时也通过了 CE 认证的各项测试获得了 CE 证书，保证用于人体生理信号采集过程中的安全性和可靠性。

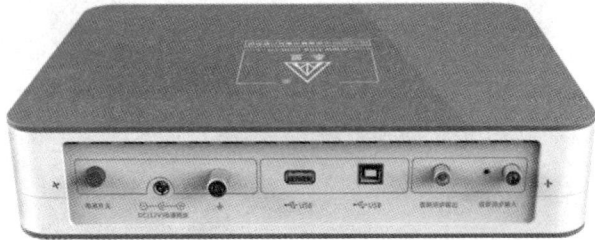

图 4-15　BL-420N 生物信号采集仪器后面板

(二)无线人体生理信号采集系统

HWS0601 无线人体生理信号采集系统是成都泰盟软件有限公司自主研制开发的配套于 HPS-101 人体生理实验系统的仪器设备，主要用于记录血压、心电、呼吸、血氧等。HWS0601 无线人体生理信号采集系统由信号接收器、采集器主机、传感器构成(图 4-16 和图 4-17)。该系统有在线采集数据和离线采集数据两种模式，在线采集需要与 BL-420N 生物信号采集系统设备配合完成，离线采集时数据存放在采集器主机内部，可以通过 USB 导出。

1. 无线接收器

(1)接口：主要与 BL-420N 生物信号采集与分析系统的通道相连接。

(2)连接指示灯：接通电源后，如果与采集器主机配对未成功，指示灯常亮；配对成功后，指示灯闪烁。

在线采集模式下，信号接收器需要连接在 BL-420N 生物信号采集系统任意一个通道，与采集器主机完成配对后即可接收数据。离线采集模式下，则不需要信号接收器。

2. 无线采集器

(1)模式切换：长按模式切换开关，切换在线采集模式和离线采集模式，切换成功时也会有声音指示。

(2)通道：连接血压、血压、心电、呼吸等传感器接口。

(3)电源开关：采集器主机电源开关。

(4)指示灯：有连接指示灯、通讯指示灯、记录状态指示灯和电量指示灯。

具有 CH1、CH2、CH3、CH4 共 4 个通道，可以任意连接 HWS0601 无线人体生理信号采集系统中的各类传感器。在线采集模式下，在主机开启时会自动完成与信号接收器的配对工作。采集器本身具备一个体位数据通道，探测站立、倒立、仰卧、俯卧、左侧卧、右侧卧共 6 个体位。

连接指示灯

接口

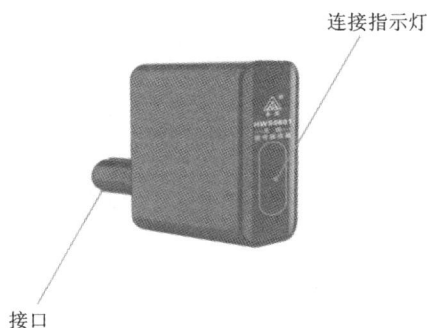

图4-16　HWS0601系统无线接收器

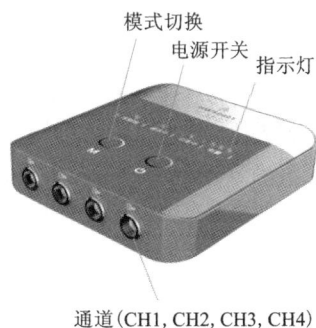

模式切换

电源开关

指示灯

通道(CH1, CH2, CH3, CH4)

图4-17　HWS0601系统无线采集器

(三) 人体生理实验附件包

为了能够顺利完成各项人体生理实验，需要有配套于信号采集系统的附件包。HPS-101人体生理实验附件包按照人体系统分类，安置在可移动推车上，内置各种传感器，可方便快捷地取出和收纳，实现人体生理信号的采集(图4-18)(表1)。

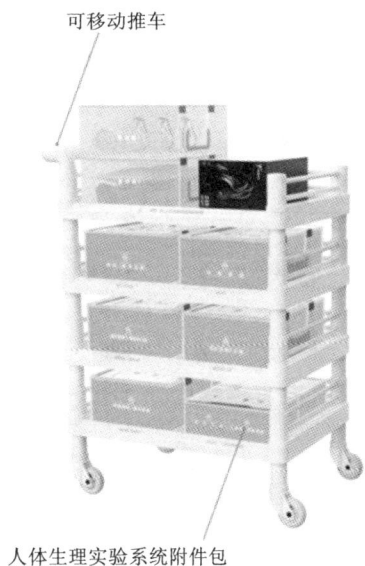

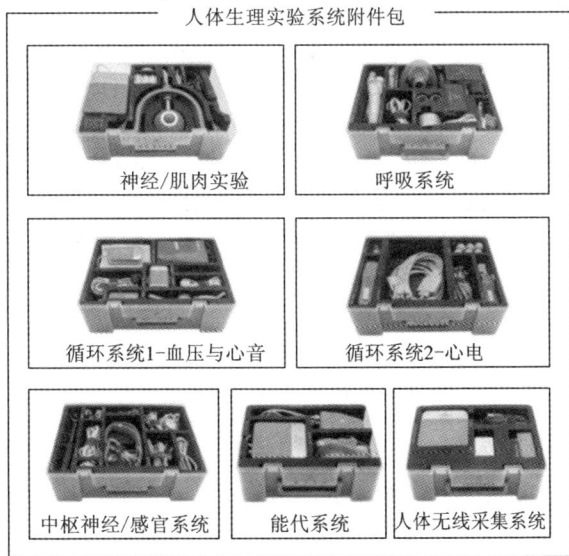

可移动推车

人体生理实验系统附件包

人体生理实验系统附件包

神经/肌肉实验　　呼吸系统

循环系统1-血压与心音　　循环系统2-心电

中枢神经/感官系统　能代系统　人体无线采集系统

图4-18　HPS-101人体生理实验附件包示意图

表 4-1　HPS-101 人体生理学实验附件包详细清单

分类	附件名称		图片
神经/肌肉系统	1. 指力传感器 2. 人体刺激器 3. 刺激电极 4. 肌电肢夹 5. 握力传感器	6. 信号输入线 7. 软尺 8. 锂电池 9. 电池充电器 10. 一次性电极	
呼吸系统	1. 呼吸流量传感器 2. 呼吸面罩 3. 面罩固定带 4. 一次性吹嘴 5. 气体过滤器 6. 鼻夹 7. 鼻夹垫 8. 胸腹绑带	9. 气道阻塞模拟器 10. 围带式呼吸换能器 11. 指脉换能器 12. 密封袋 13. 无效腔管 14. 转换头 15. 血氧传感器	
循环系统	1. 人体血压换能器 2. 听诊器 3. 心音换能器 4. 指脉换能器 5. 脚踏开关 6. 电子血压计	7. 信号输入线 8. 全导联心电线 9. 心电肢夹×4 10. 吸球电极×6 11. 心电输入线 12. 一次性电极	
中枢神经/感官系统	1. 脑电帽 2. 信号输入线 3. 肌腱锤 4. 位移换能器 5. 事件开关	6. 皮电传感器 7. 指脉换能器 8. 一次性电极 9. 手电筒 10. 软尺	
能代系统	1. 代谢仪 2. 代谢流量传感器 3. 代谢仪面罩		
人体无线采集系统	1. 无线信号采集器 2. 无线信号接收器 3. 充电器 4. 数据线		
其他	运动单车、检查床、手推车、耳机		

注：附件包中配备多种新型人体生理传感器，如人体刺激器、指力传感器、代谢仪、皮肤电阻传感器等。

1. 人体刺激器

该传感器完全参照并符合 GB 9706.1-2007《医用电气安全通用要求》、YY 0607-2007《医用电气设备 第 2 部分：神经和肌肉刺激器安全专用要求》等医疗器械设计标准。人体刺激器由阻抗适配器和刺激电极两部分组成（图 4-19），是人体生理实验专用的电流刺激器。通过生物信号采集主机发出的电流刺激信号，匹配人体阻抗后输出一个电流刺激。不仅起到阻抗匹配的作用，而且保障用户的安全。使用电池供电，且有 4000VAC 通讯隔离，同时具有过温、过热、过流保护设计，即使出现电路故障，仍能够保障用户安全。

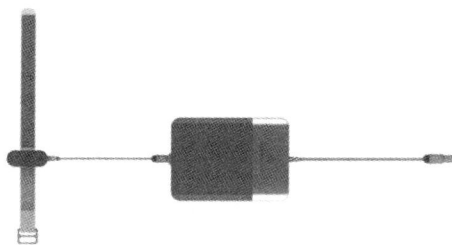

图 4-19 人体刺激器

人体刺激器用于"刺激强度与人体肌肉反应关系""刺激频率与人体肌肉反应关系"实验中的波形如下所示（图 4-20 和图 4-21）。

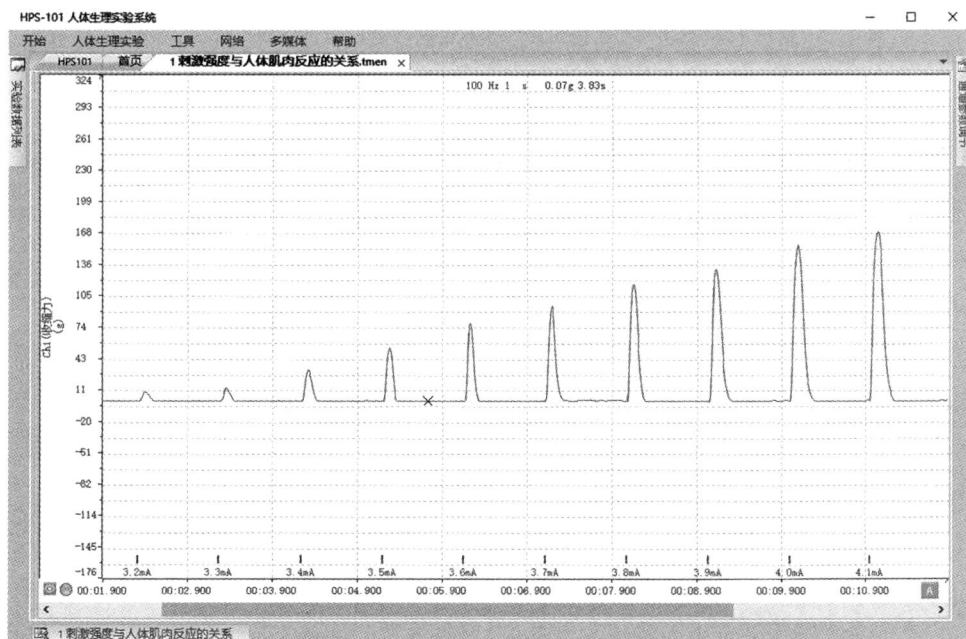

图 4-20 刺激强度与肌肉反应的关系

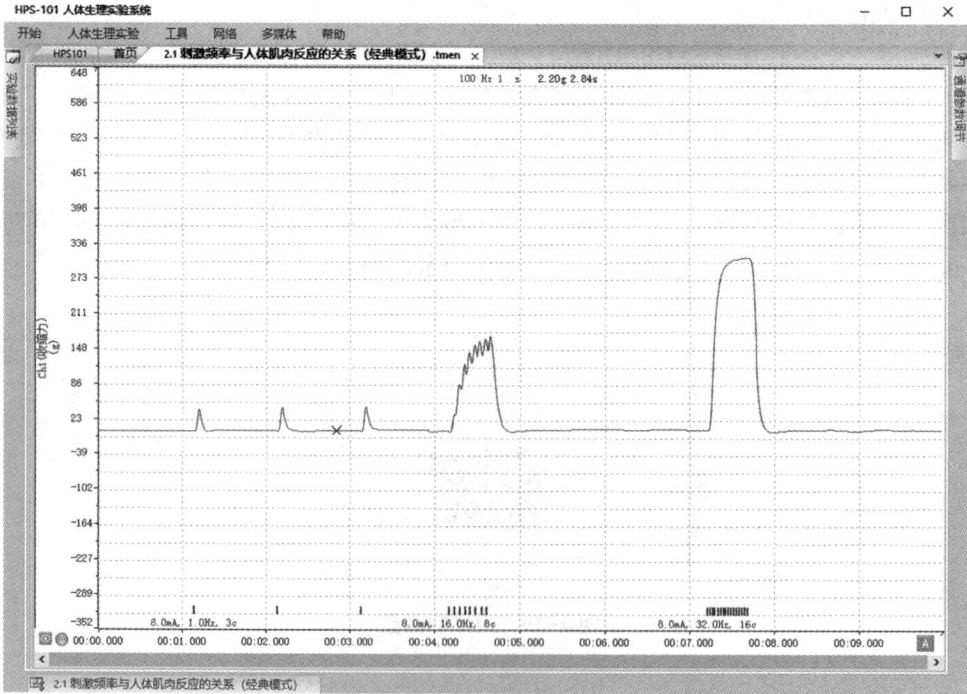

图 4-21　刺激频率与肌肉反应的关系

人体刺激器用于"尺神经传导速度测定"实验中，测定的神经传导速度为 52.6 m/s，波形如下图所示(图 4-22)。

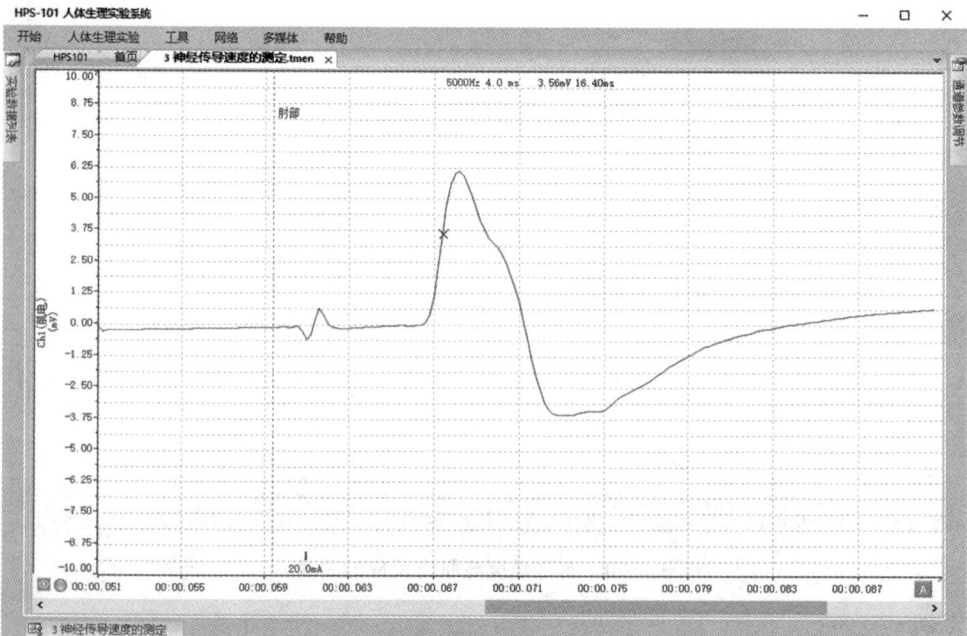

肘部动作电位

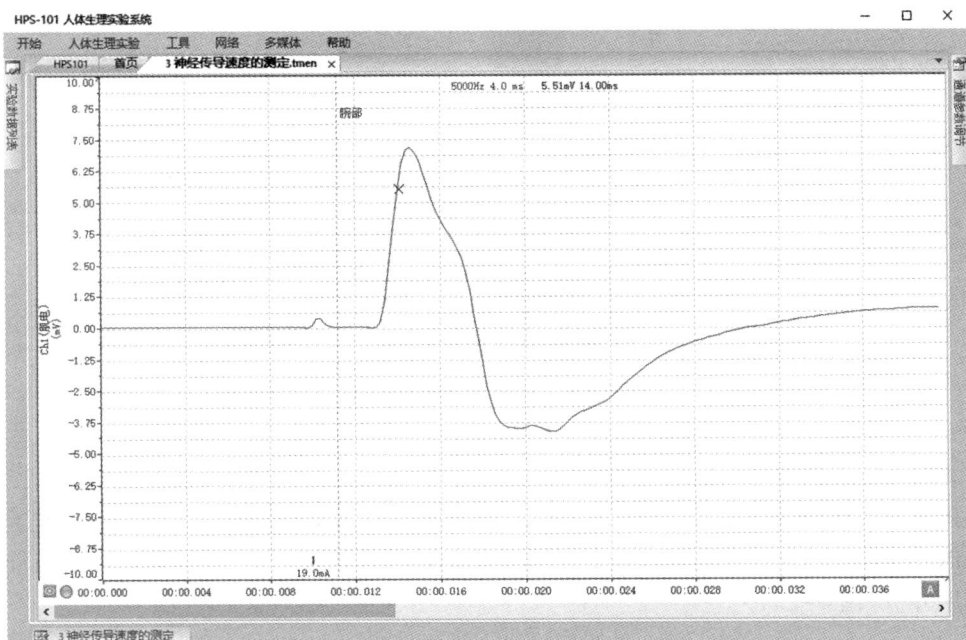

腕部动作电位

图 4-22 刺激强度与肌肉反应的关系

2.指力传感器

该传感器主要用于配套人体刺激器完成肌肉收缩类相关实验,监测神经刺激引起肌肉收缩时手指动作的力度。通过吸盘固定于实验桌面,以减少手臂收缩产生的实验干扰(图 4-23)。

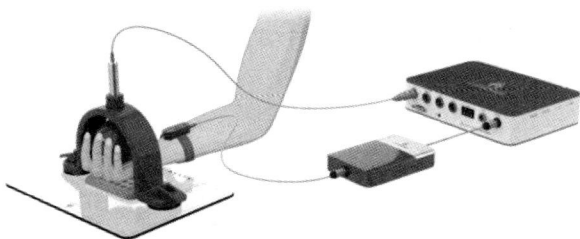

图 4-23 指力传感器连接示意图

3.代谢仪

代谢仪是针对人体机能实验项目中基础代谢测定而设计的传感器(图 4-24)。它可以测量人体的呼出气体流速、呼出气体 CO_2 浓度、呼出 O_2 浓度,并且通过测量的数据进行相关呼吸商、基础代谢率等计算。

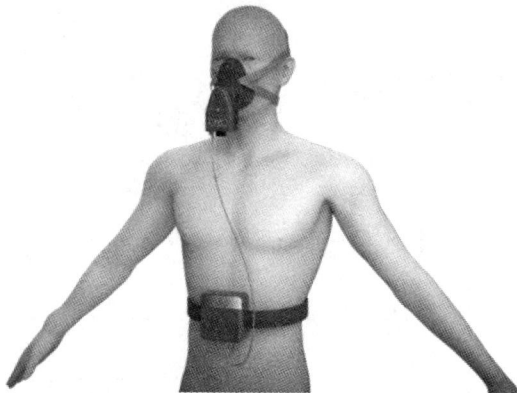

图 4-24　代谢仪连接示意图

4. 皮肤电阻传感器

人体表面各部位存在皮肤电阻,当人受到外界因素刺激引起情绪变化时,在皮肤上就有电阻值的变化。皮肤电阻测定仪就是用于测量皮肤电阻的仪器,用于对人体的内部机能活动进行辅助分析(图 4-25)。

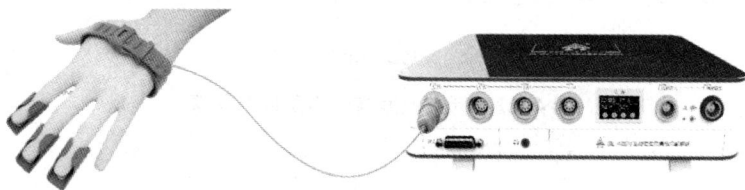

图 4-25　皮肤电阻传感器连接示意图

5. 电子血压计

(1)接头:连接采集器主机的接头。

(2)袖带:测压袖带,在启动测量后会自动加压。

(3)开关:在佩戴好袖带后,通过此开关启动和停止血压测量(图 4-26)。

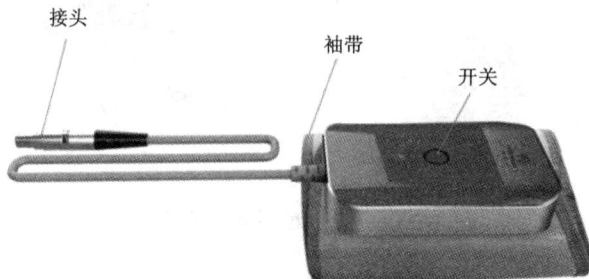

图 4-26　电子血压计

6. 呼吸流量传感器

呼吸流量传感器采集人体呼吸气流信号,输入至人体机能实验系统中。

7. 心电输入线

一体式导联线,通过贴片电极采集人体全导联心电中任意一个导联信号。

8. 血氧传感器

采用光频数字转换技术,记录受试者血氧饱和度。

(四) HPS-101 人体生理实验系统软件

1. 软件主界面

HPS-101 人体生理实验系统软件,该软件立足于增加趣味性和激发求知欲的目的,设计了大量的实验模块,详尽地展现了人体生理实验的全过程。系统软件除了能对生理信号进行采集、处理、分析和存储外,还提供完善的实验相关知识,包括实验原理、研究历史、文献等内容。在开展人体生理实验过程中,如果不满足于现有的实验模块,实验者还可以自定义实验。HPS-101 人体生理实验系统软件主界面有多个功能区域(图4-27)(表4-2)。

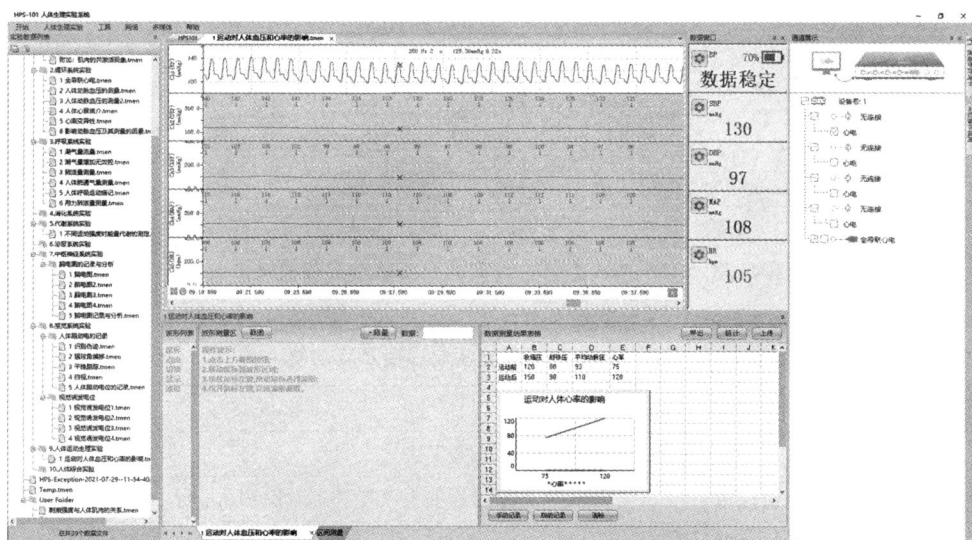

图4-27　HPS-101 人体生理实验系统软件主界面

表4-2　HPS-101 人体生理实验系统软件主界面功能说明

序号	视图名称	功能说明
1	软件操作菜单区	软件的功能菜单显示区
2	实验数据列表	显示实验保存的数据,双击数据文件即可反演
3	主工作区	主要进行数据的获取、反演、分析、处理、显示
4	设备信息视图	显示连接设备信息、环境信息、通道信息等
5	测量数据记录视图	记录测量得到的人体生理指标数据
6	测量数据图标视图	以图形方式显示测量数据
7	实验控制视图	实验过程中,操作测量和数据图形化显示

2. 人体生理实验模块

在人体生理实验系统软件中，集成了不少于 20 个人体机能学实验(随着软件升级更新，内容有所增改)。人体生理实验模块根据人体生理学各大系统进行分类，包含有神经-肌肉实验、循环系统实验、呼吸系统实验、代谢系统实验、泌尿系统实验、中枢神经系统实验、感觉系统实验、人体运动生理实验和人体综合实验，以软件为准(图 4-28)(表 4-3)。

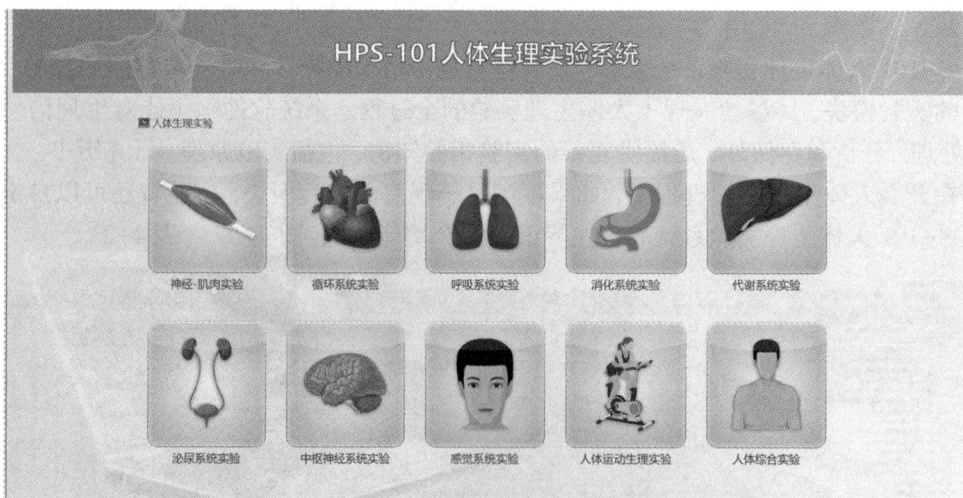

图 4-28　HPS-101 人体生理实验系统软件实验模块页面

表 4-3　人体生理实验模块项目及其功能

序号	项目	说明
中枢神经系统实验		
1	脑机接口	趣味性脑电实验，实时探测 Alpha、Beta 波功率占比
2	反射与反应时间	测量人体反应时间
3	人体脑电的记录与观察	记录与观察睁闭眼、声音刺激等对脑电波的影响
神经-肌肉实验		
4	人体肌电简介	记录和分析人体肌电信号
5	握力与肌电	人体握力大小与肌电的关系
6	尺神经传导速度的测定	测量神经传导速度
7	刺激强度与人体肌肉反应的关系	刺激强度对肌肉收缩的关系
8	刺激频率与人体肌肉反应的关系	刺激频率对肌肉收缩的关系
人体运动生理实验		
9	能量代谢实验	研究运动过程中能量的消耗
循环系统实验		
10	人体心电图描记	12 导联心电图及心率、波段、心电轴分析
11	人体心音简介	心音听诊及心音心电图的关系

续表4-3

12	人体心率变异分析	心电图的变异分析
13	人体动脉血压的测量	不同血压测量方法的学习
14	影响动脉血压及测量的因素	研究体位、不同手臂、运动等对血压的影响
呼吸系统实验		
15	人体肺功能的测量	肺活量、潮气量、用力肺活量的测定
16	人体呼吸运动描记及影响因素	记录胸廓运动，观察过度换气、无效腔、再呼吸及运动对呼吸运动的影响
17	潜水反射对血压、心率、血氧的影响	研究潜水过程中人体生理指标的变化
感觉系统实验		
18	人体眼动电位的记录	记录眼动电图，观察角偏移、平稳跟踪、扫视对眼动电位的影响
19	视觉诱发电位	根据视觉诱发电位分析和评价视觉神经通路功能
代谢系统实验		
20	基础代谢实验	基础代谢的间接测热法学习
人体综合实验		
21	音乐对人体生理指标的影响	研究不同音乐对人体生理指标的影响
22	测谎实验	通过观察，心电、呼吸等变化情况判断受试者是否撒谎

　　每个实验基于"实验前""实验中""实验后"的教学活动过程，采用电子教材的形式详细地展示了每一个知识点。对实验原理、产生机制、实验步骤，在呈现形式上采用了大量的动画效应，让复杂的医学知识得到了生动展现。

　　每个实验首页面上包括"实验概述""实验项目""实验测验""实验拓展"这几项（图4-29）。"实验概述"包括实验目的与实验原理，主要介绍人体生理活动产生的机制，和信号数据的分析方法等（图4-30）。学习了以上知识后，通过实验模块的主页面点击"实验项目"，进入实验准备过程中（图4-31）。"实验步骤"以动画或视频的形式展示实验中仪器的连接、人体的活动等步骤（图4-32）。实验过程中，软件还会提示一些关于本次实验的相关问题，让实验与思考、研究联系在一起，也加强了理论与实际实验的对比。"实验测验"则是对实验后的测验，巩固对知识的掌握（图4-33）。"实验拓展"包括发展历史、原理拓展、临床应用、参考文献4个部分。通过让实验者了解更多的相关知识，将人体生理知识与临床相结合，促进实验者的深入学习；通过对权威论文的解读，来支撑该人体生理实验的科学性（图4-34）。HPS-101系统软件可对多种数据实时处理、分析操作，也可以在实验数据保存后通过反演功能对数据进行分析，生成实验报告等（图4-35）。

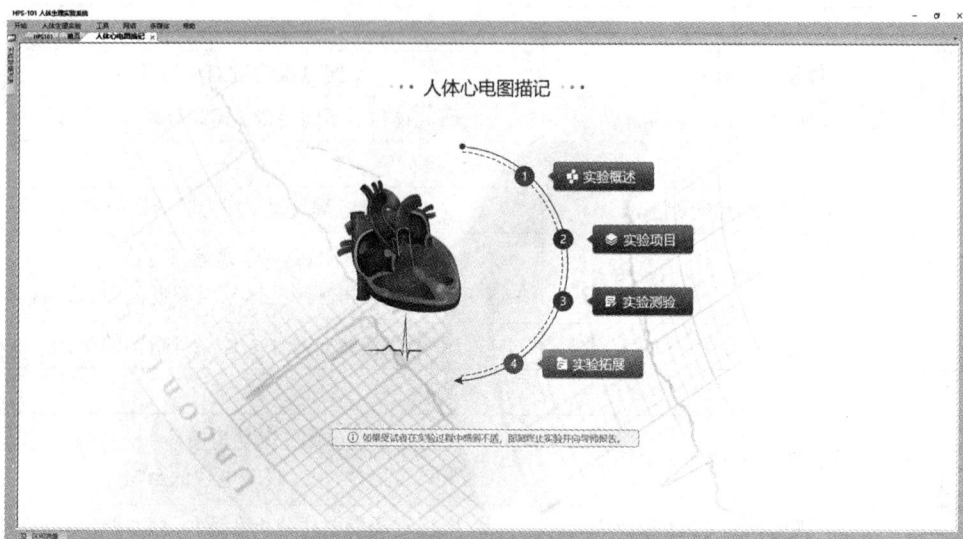

图 4-29　实验首页面

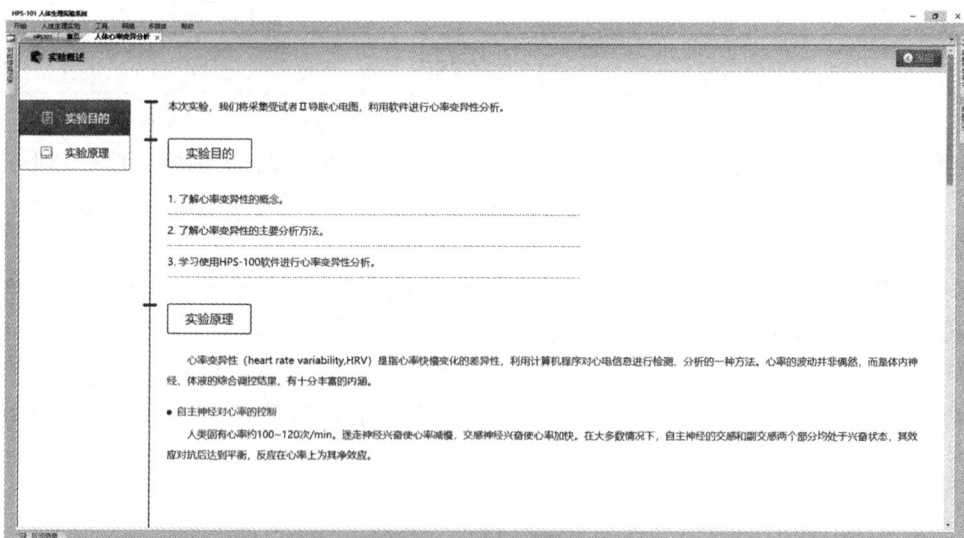

图 4-30　实验概述页面

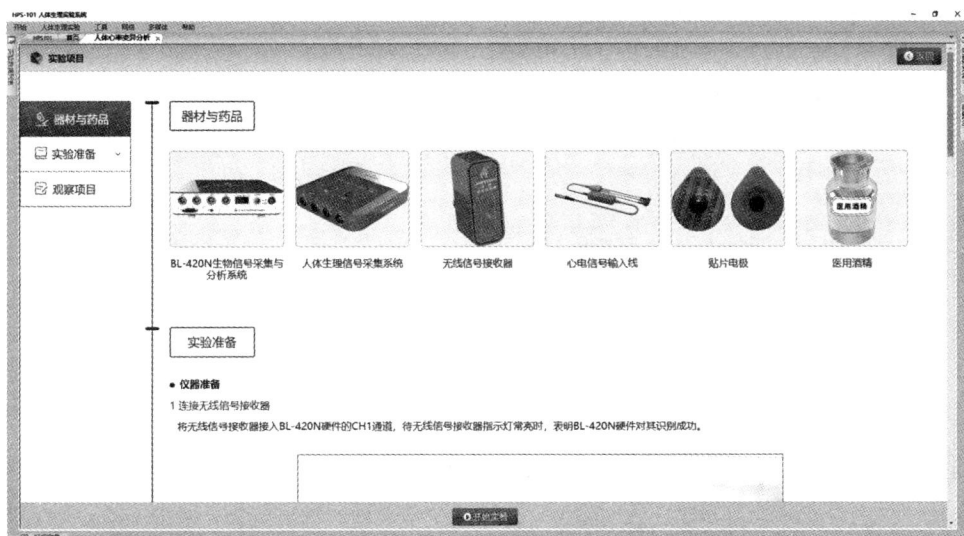

图 4-31　实验项目页面

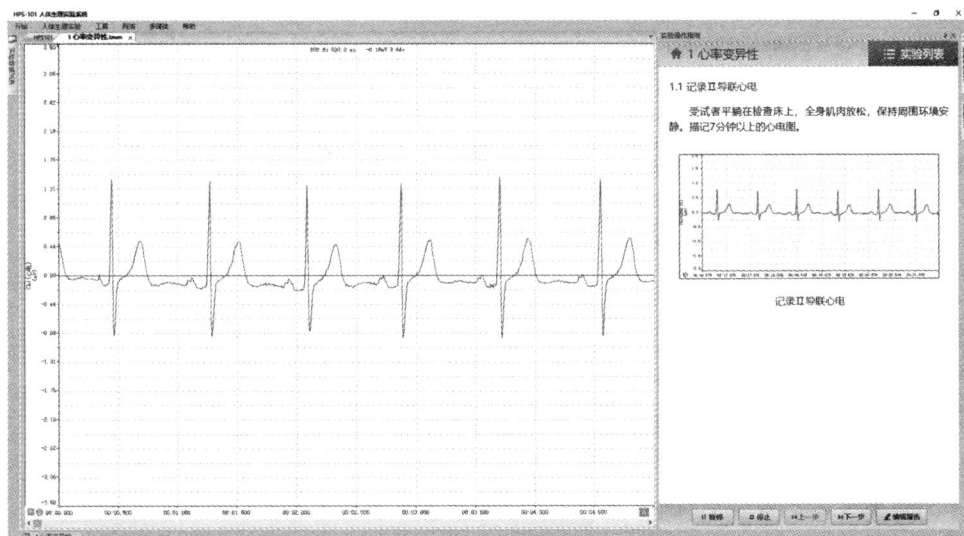

图 4-32　实验步骤页面

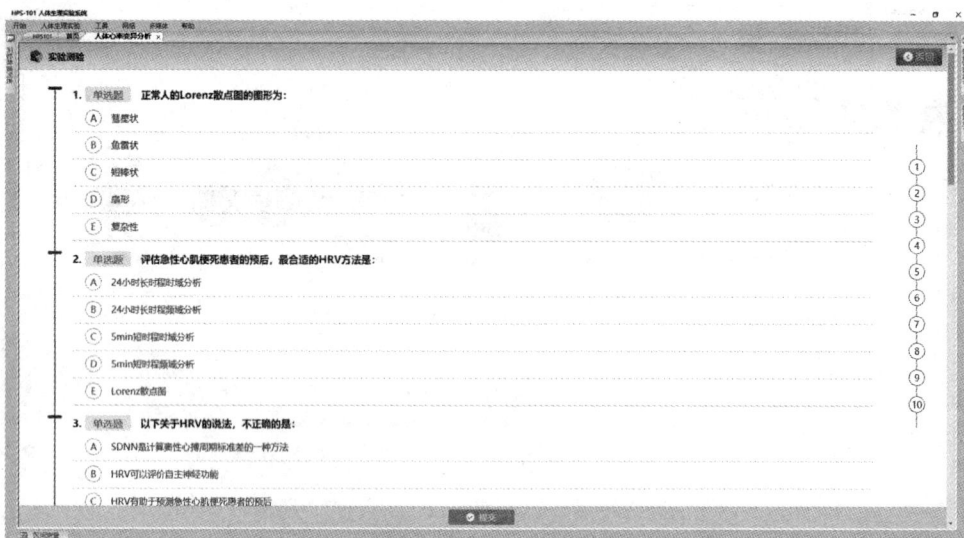

图 4-33　实验测验页面

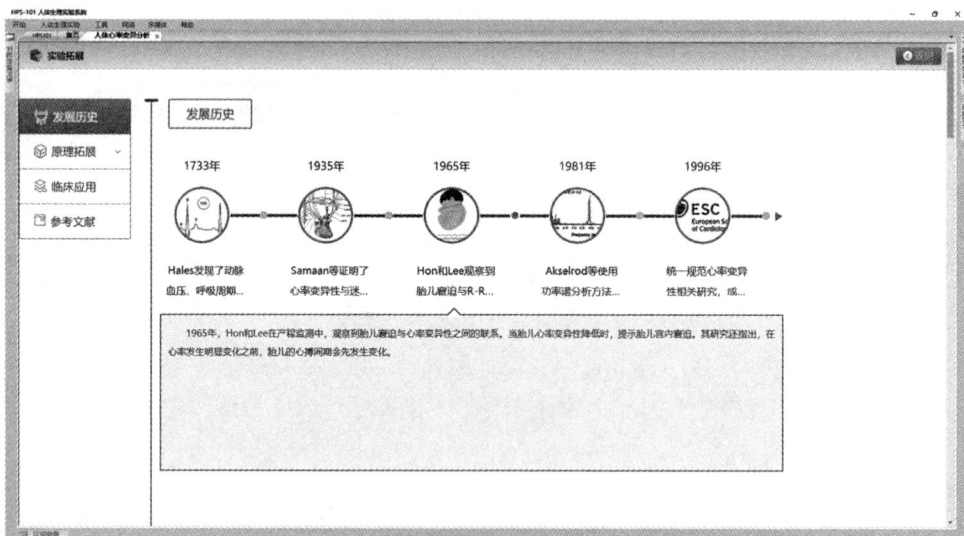

图 4-34　实验拓展页面

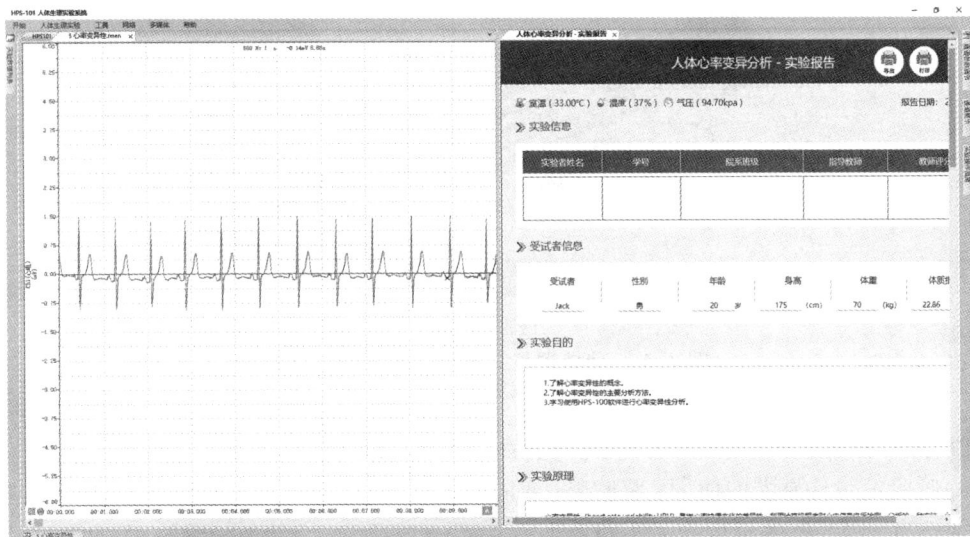

图 4-35　实验报告页面

三、连接说明

1. 进入实验

(1)打开电源：按下采集台的电源，信息显示屏显示启动画面，仪器发出"嘀"的响声后表示设备启动完毕。启动后信息显示屏上显示当前环境温度、湿度、大气压力和信号通道的设备连接状况。关闭信号采集系统时，只需按下采集台的电源即可。

(2)系统开机完成后，在屏幕中选择 HPS-101 人体生理实验系统软件，选择相应的实验课程后，按照实验中的步骤引导，进行传感器连接和实验数据的记录与观察，填写实验报告，即完成实验。

2. 传感器连接

(1)连接无线信号接收器：将无线信号接收器接入到生物信号采集器的通道上，待接收器上指示灯常亮，表示采集系统对其识别成功。

(2)启动采集器主机：长按电源键，听到"嘀"声后松开，待主机上电量指示灯常亮和通讯中指示灯闪烁，表明无线采集器主机与无线信号接收器通讯成功。

(3)连接传感器：将支持无线采集的各传感器的插头与采集器主机的任一通道相连(图 4-36)。

3. 传感器的使用

(1)血氧传感器的使用：血氧传感器直接佩戴在手指上，与硅胶套平行。建议采用血氧传感器数据线与手背在同侧的方式。

(2)心电导联线的使用：在连接前先使用酒精对将要贴电极片的部位进行擦拭，以增加导电性。建议信号输入线与一次性电极片先连接，然后再贴到人体上。

(3)电子血压计的使用：测压袖带绑定在受试者上臂，袖带下端在肘窝上方 2~3 cm 处，

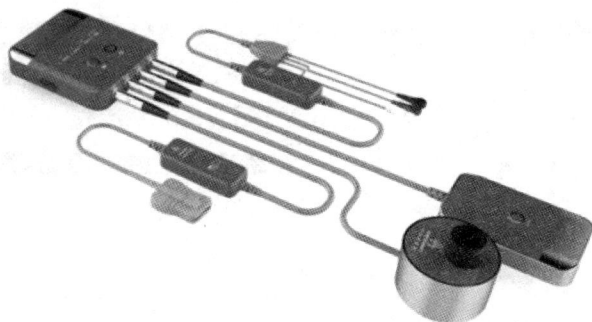

图4-36　传感器与采集器主机连接示意图

松紧度以能够往里放入一指为宜,然后按下启动按钮,进入加压探测血压的过程。

　　(4)呼吸流量传感器的使用:将吹嘴(或面罩)、过滤器与呼吸流量传感器按下图所示连接(图4-37),嘴经吹嘴进行呼吸实验。

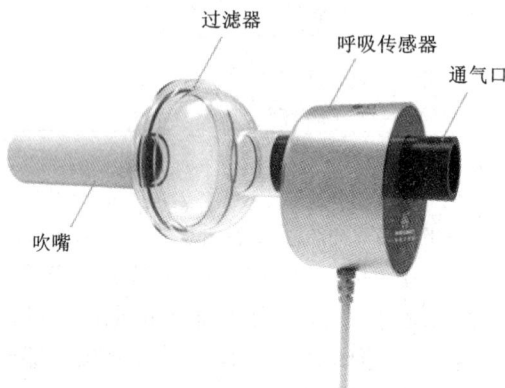

图4-37　呼吸流量传感器使用示意图

　　(5)有线传感器的使用:附件包中其他传感器采用有线方式传输,可以直接接入生物信号采集器中任意一个通道。在HPS-101人体生理实验系统软件中,从实验模块进入后启动采样过程,就要求传感器必须按照"实验步骤"中的连接顺序进行连接,对于连接成功的传感器会在生物信号采集仪器的面板上显示非零值。在相关实验前,先使用酒精或生理盐水进行脱脂操作,以增加导电性。

四、人体生理实验软件操作

(一)常用页面的操作

1.欢迎页面
打开软件时,弹窗显示欢迎页面。页面左侧会按顺序显示最近打开的文件,便于快捷进入;页面右侧将会展示演示视频,包括软件操作、实验操作、波形分析等;下方有"操作引导"按钮,点击后将通过引导方式介绍软件内的基本页面和功能(图4-38)。

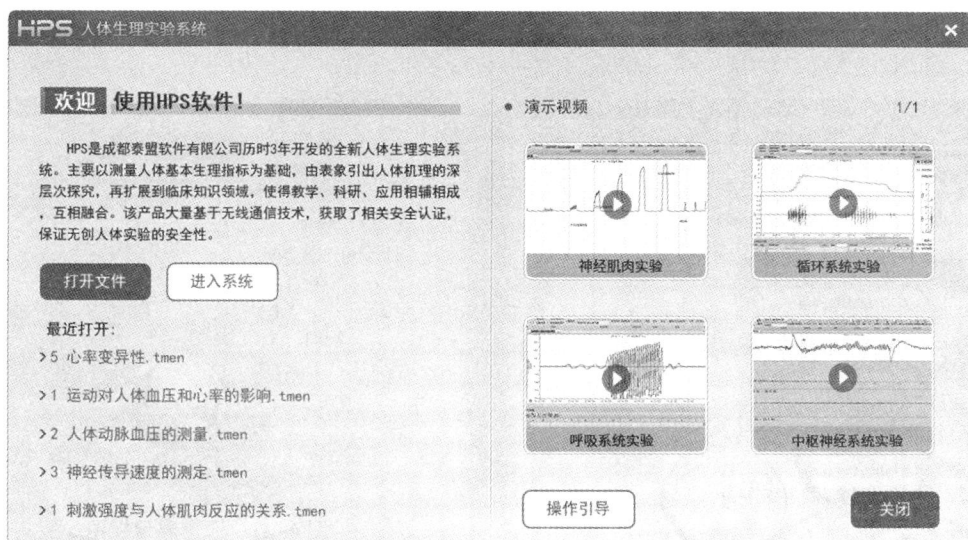

图4-38 欢迎页面

2.实验首页面

点击"进入系统"后,软件将会显示实验模块页面,该页面上展示实验的系统分类,点击相应系统分类和实验项目,进入到实验首页面。

3.开始菜单栏

开始菜单栏存放常用操作,如打开视图、信号选择采样、个人信息保存、显示数据窗口、通道显示参数调节、波形按钮等。

(1)打开视图。

测量结果视图:测量结果视图将会保存所有的测量数据,包括区间测量、肺功能测量、心功能测量(图4-39)。

图4-39 测量结果视图

实验数据列表视图:实验数据列表存放目标文件夹中能够打开的数据文件,双击列表中的文件就可以快捷打开数据(图4-40)。

通道展示视图:该视图显示当前硬件所连接的传感器,实时显示传感器的插拔情况(图4-41)。

通道参数调节视图：在记录波形的过程中，可在此处实时修改硬件通道参数，如采样率、里程、时间常数、低通滤波等（图4-42）。

刺激参数调节视图：进行刺激实验时，用户可以通过实验模块操作刺激器，也可以直接打开刺激视图，手动修改各个参数，进行自定义刺激（图4-43）。

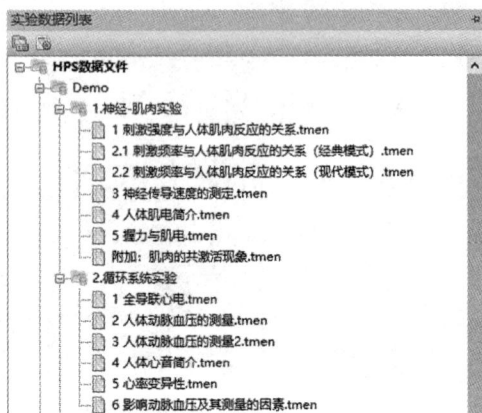

图 4-40　实验数据列表视图

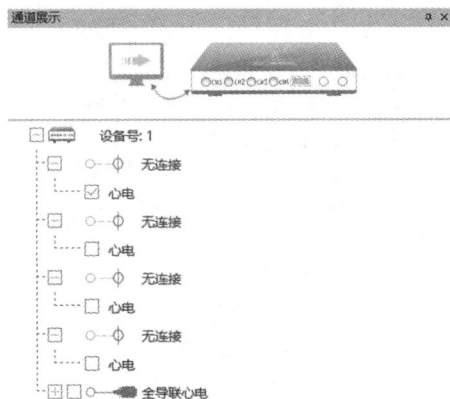

图 4-41　通道展示视图

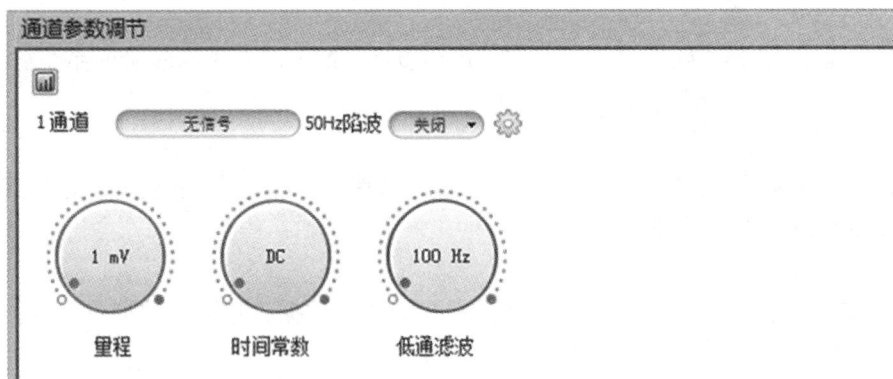

图 4-42　通道参数调节视图

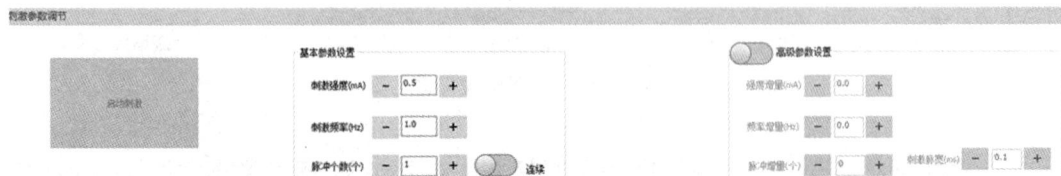

图 4-43　刺激参数调节视图

（2）信号选择采样：无论是使用 HWS0601 无线人体生理信号采集系统，还是 HPS-101

附件包中的传感器，与 BL-420N 生物信号采集与分析系统完成连接后，在软件的"信号选择"窗口中将展现当前连接上的全部通道信息。实验者可以选择通道中的任意一个通道或者几个通道，并点击"开始实验"按钮，将启动数据采集（图 4-44）。

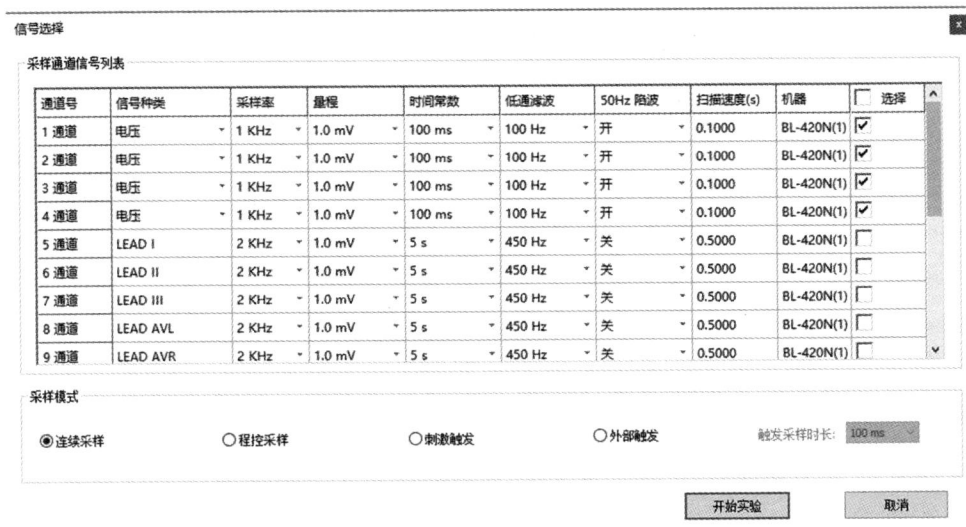

通道号	信号种类	采样率	量程	时间常数	低通滤波	50Hz 陷波	扫描速度(s)	机器	□ 选择
1 通道	电压	1 KHz	1.0 mV	100 ms	100 Hz	开	0.1000	BL-420N(1)	☑
2 通道	电压	1 KHz	1.0 mV	100 ms	100 Hz	开	0.1000	BL-420N(1)	☑
3 通道	电压	1 KHz	1.0 mV	100 ms	100 Hz	开	0.1000	BL-420N(1)	☑
4 通道	电压	1 KHz	1.0 mV	100 ms	100 Hz	开	0.1000	BL-420N(1)	☑
5 通道	LEAD I	2 KHz	1.0 mV	5 s	450 Hz	关	0.5000	BL-420N(1)	□
6 通道	LEAD II	2 KHz	1.0 mV	5 s	450 Hz	关	0.5000	BL-420N(1)	□
7 通道	LEAD III	2 KHz	1.0 mV	5 s	450 Hz	关	0.5000	BL-420N(1)	□
8 通道	LEAD AVL	2 KHz	1.0 mV	5 s	450 Hz	关	0.5000	BL-420N(1)	□
9 通道	LEAD AVR	2 KHz	1.0 mV	5 s	450 Hz	关	0.5000	BL-420N(1)	□

采样模式

◉ 连续采样   ○ 程控采样   ○ 刺激触发   ○ 外部触发   触发采样时长：100 ms

开始实验   取消

图 4-44　信号选择窗口

（3）个人信息保存：为保证受试者信息统一，HPS-101 系统采用单一受试者信息。在此处修改信息，将会同步到具体实验中；在实验中修改信息，也会同步修改此窗口中的受试者信息（图 4-45）。

图 4-45　个人信息窗口

（4）显示数据窗口：通过"显示开关"处的快捷选项，打开数据窗口。数据窗口用于显示对应通道的数值(图4-46)。

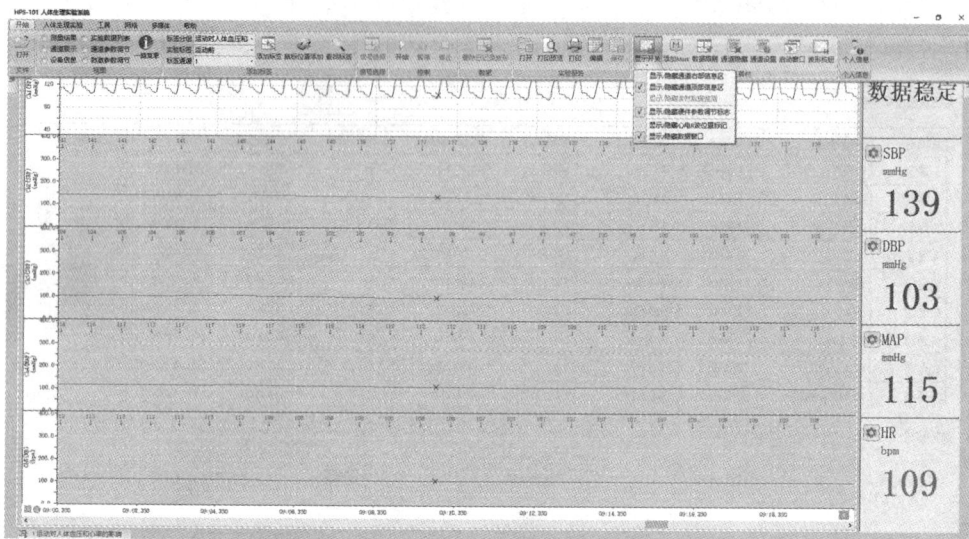

图4-46　数据窗口

（5）通道显示参数调节：为了适应不同用户的使用习惯，提供了通道的参数设置。通过通道设置打开如下窗口(图4-47)，能够进行相关设置。

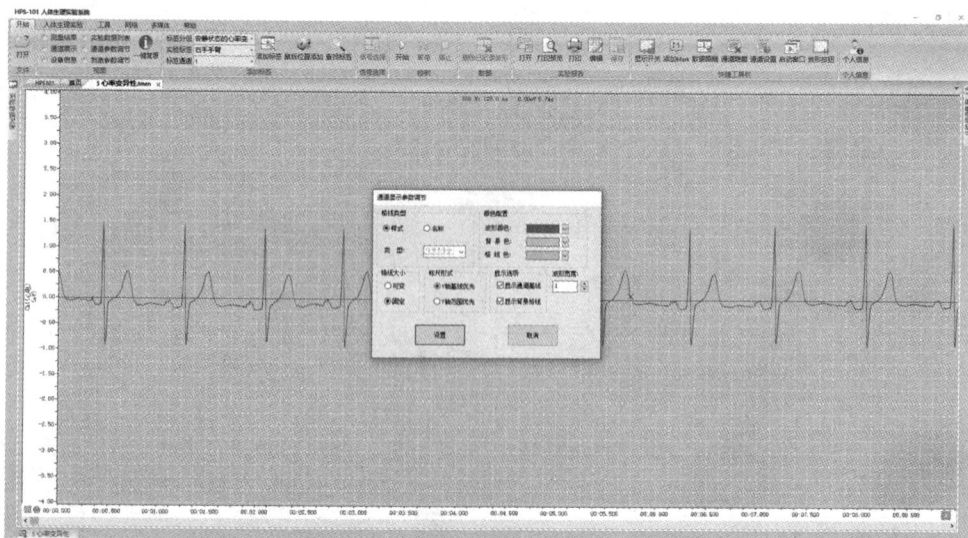

图4-47　通道显示参数调节视图

（6）波形按钮：还提供了"波形按钮"功能(图4-48)。选"波形按钮"后可直接点击波形右下角的"自动调节"按钮，对波形进行快速自动的缩放或拉伸处理。另外，为了方便查看双视，点击左下角"双视"按钮可以自动打开双视。

双视：在实体实验数据记录过程中，双视图打开有利于前后波形的对比。双视中右视用于显示当前实时记录波形，左视可用于显示历史所有波形数据。

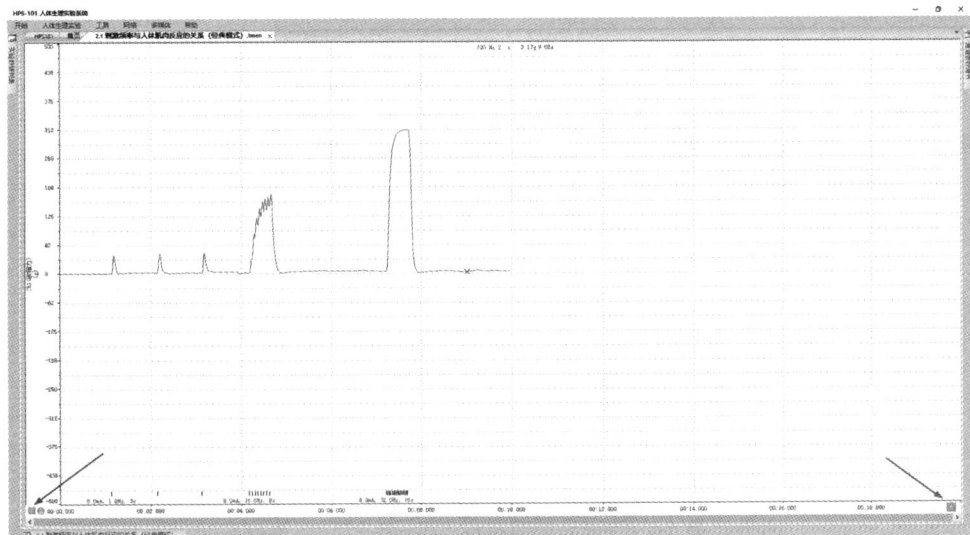

图 4-48　波形按钮视图

4. 人体生理实验菜单栏

该菜单栏可存放所有实验模块（图 4-49），在没有"实验模块"页面的情况下，可以通过此处菜单栏进入实验模块。

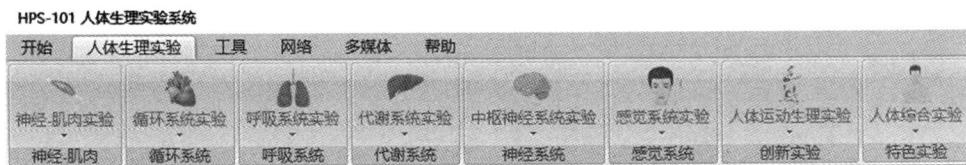

图 4-49　人体生理学实验菜单栏

5. 工具菜单栏

工具菜单栏集合了各种工具，包括实验过程中常用分析工具、硬件工具、记录工具、测试工具、实验工具及扫描工具（图 4-50）。

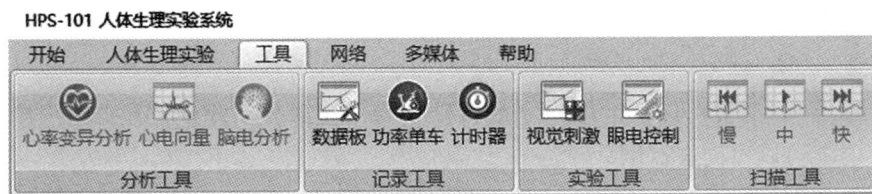

图 4-50　工具菜单栏

(1)数据板:数据板可以协助记录实验数据,支持手动记录和自动记录,同时支持数据上传和接收(图4-51)。记录数据时,表格会自动生成对应表头。数据板允许导出对应表格数据或打印成PDF文件。数据板允许学生上传实验数据,教师接收实验数据。学生机点击"上传"按钮开始上传实验数据;同时教师机点击"接收"按钮,进入接收状态(图4-52)。学生机不限制数量,但必须连接正确的端口。

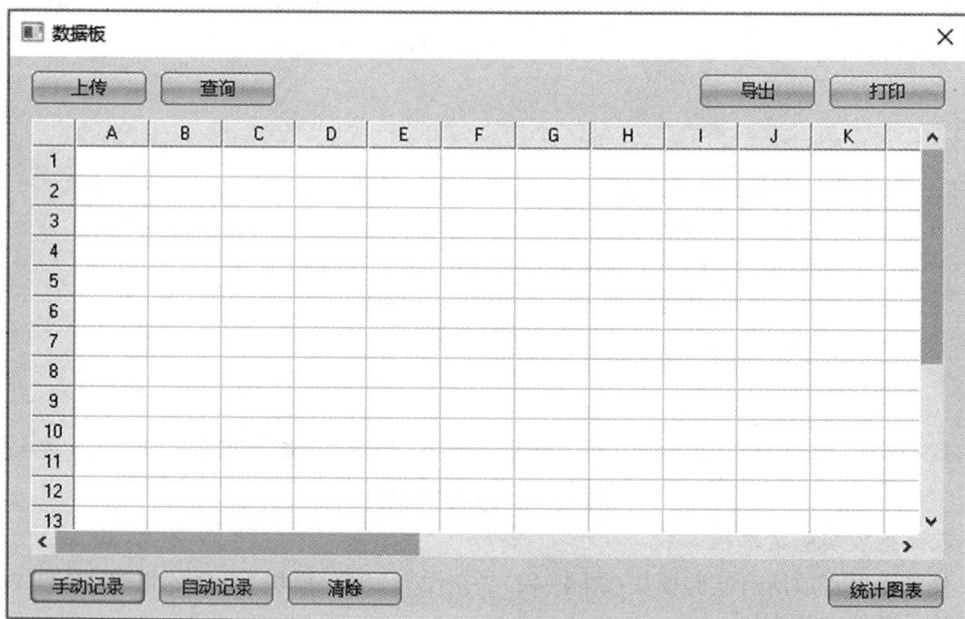

图4-51 数据板窗口

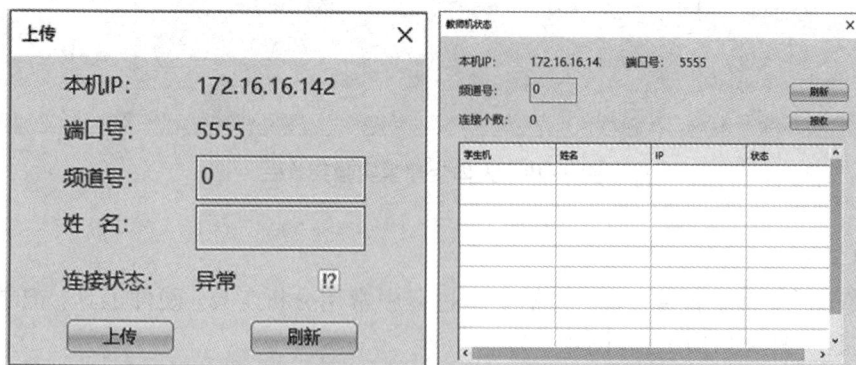

图4-52 数据板上传与接收窗口

(2)计时器:计时器可以协助用户完成特殊实验。在部分实验中,需要用户按照时间记录波形,计时器可以协助进行倒计时。

6. 网络菜单栏

网络菜单栏允许用户上传实验报告或数据到服务器，也允许用户从服务器中下载对应报告或数据(图 4-53)。

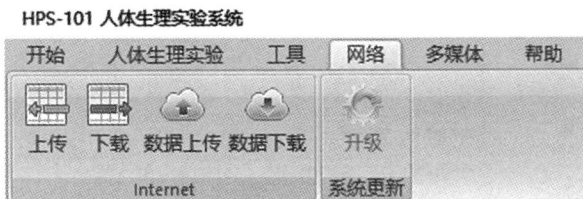

图 4-53　网络菜单栏

7. 多媒体菜单栏

多媒体菜单栏允许用户观看视频，从视频中学习知识。

8. 帮助菜单栏

帮助菜单栏主要用于协助用户设置软件配置，查看当前软件版本，同时允许用户通过"反馈"按钮提出宝贵意见。

(1)配置界面：配置界面将会存放不常用、但是允许修改的软件信息(图 4-54)。配置界面包括以下内容。

①系统服务器信息：配置后可以打开网络页面和反馈页面。

②路径信息：可以修改报告保存位置、视频位置、动画位置等路径信息。

③软件界面配置：截图是否显示水印，是否检测硬件版本，是否显示欢迎页面。

④摄像机配置：修改摄像机相关的配置信息。

⑤实验参数配置：用于自定义实验。

⑥实验标签配置：允许用户批量添加、删除、修改不同实验模块的标签。

⑦系统基本信息：显示整个系统的基本信息。

⑧设备类型设置：设置当前软件是教师机，还是学生机。

⑨语音字幕属性：此处可以设置字幕样式，同时允许关闭或打开语音。

⑩报告配置信息：修改默认报告生成内容，选择报告生成模板。

(2)帮助界面：显示软件使用说明书，协助用户操作软件、完成实验。

(3)关于界面：显示软件版本信息。

(4)反馈界面：接收用户的反馈信息，让软件更加完善。

9. 波形区功能

波形区能够显示用户得到的波形数据(图 4-55)，并且允许用户对波形进行调节、分析、保存等操作。

(1)波形调节：将鼠标放在标尺区，可以通过滚动鼠标滚轮，修改上下限，以此放大或缩小波形；也可以按住鼠标左键不动，上下移动波形，以得到最佳观察体验。将鼠标放在时间轴区域，滚动鼠标滚轮，可以修改左右的限度，压缩或扩大波形。

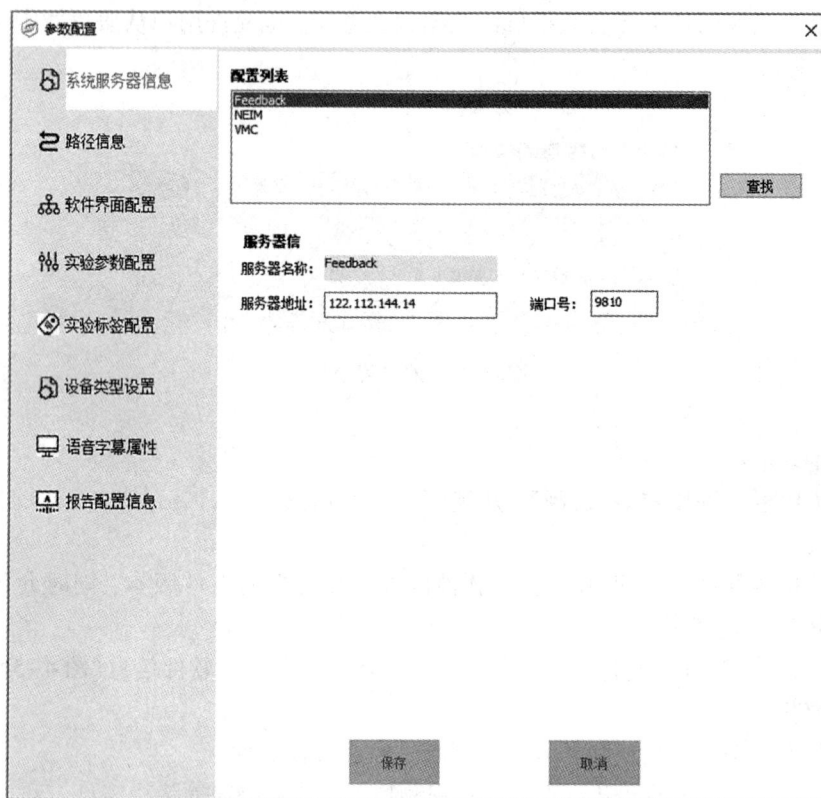

图 4-54　配置界面

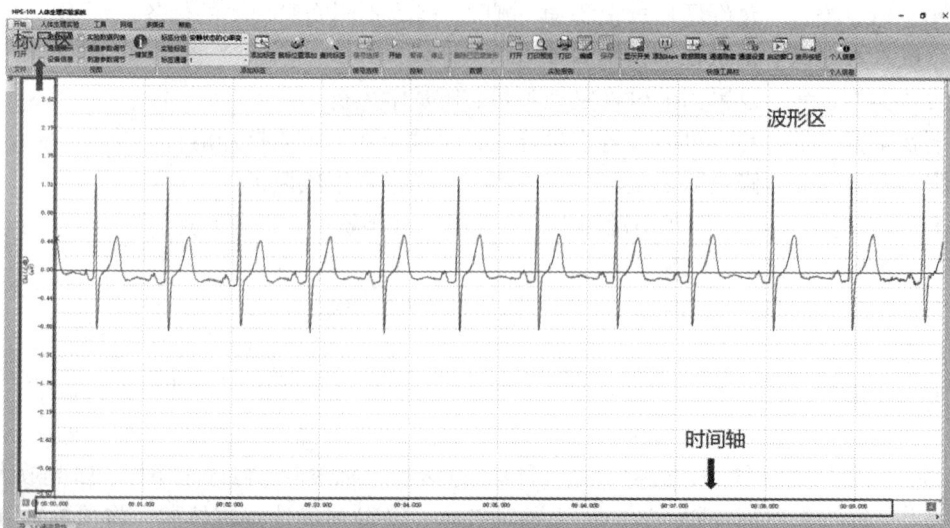

图 4-55　波形区界面

（2）波形分析：将鼠标放在标尺区，点击鼠标右键，可以修改单位；将鼠标放在时间轴区域，点击鼠标右键，可以修改时间显示设置；将鼠标放在波形区，点击鼠标右键，可以打开快捷工具选项。选择工具选项中的分析功能，波形将自动扩展出对应的分析通道，并显示处理后的数据（图4-56）。

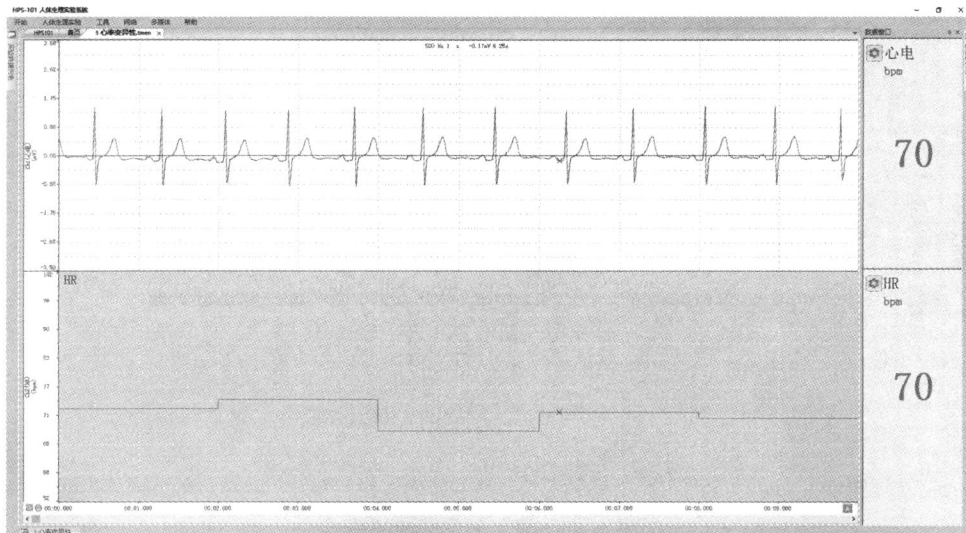

图4-56 波形分析视图

（3）数字滤波功能：在波形区依次点击鼠标右键、"分析""波形滤过"，即进行数字滤波设置界面，设置好滤波的低端截止频率、高端截止频率后，即可获得相关频道的波形（图4-57）。

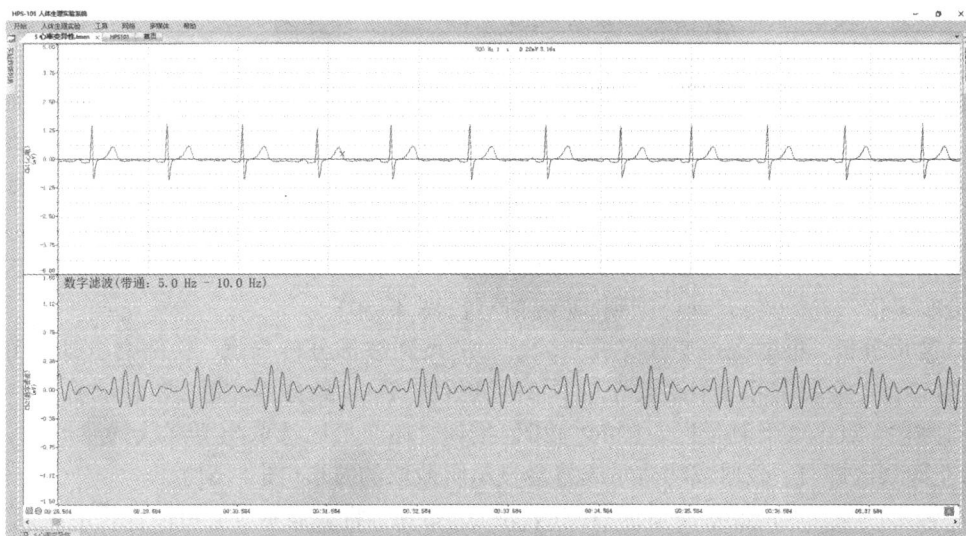

图4-57 数字滤波视图

（4）显示测量区域功能：在数据测量表格中点击当前测量数据的行头，可以查看测量数值所选取的区域范围，并且可以动态修改本次所选测量的区域（图4-58）。

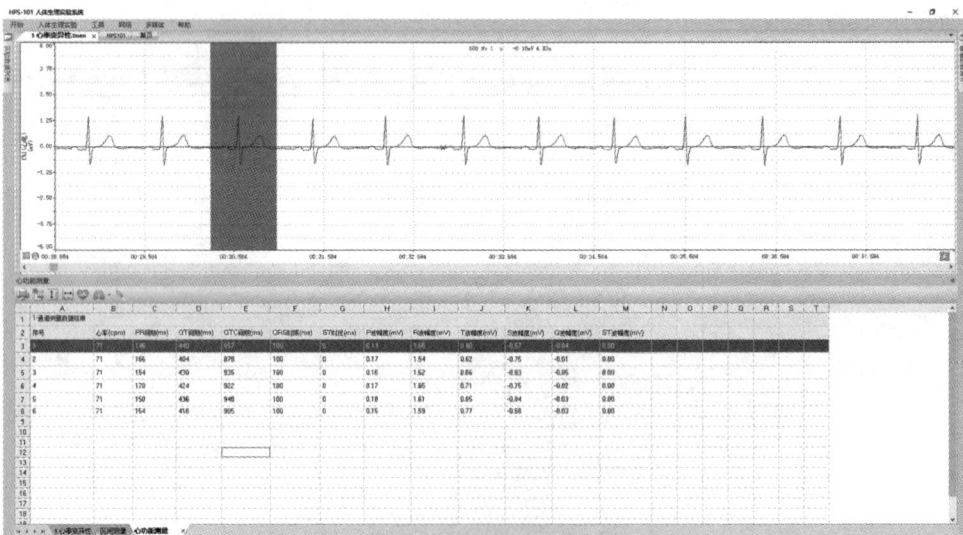

图4-58　显示测量区域视图

(二) 实验软件完整操作流程

除了通过"信号选择"方式直接进行实验外，用户还可以通过实验模块开始实验。各实验模块已配置了最佳的实验通道参数，可以直接启动实验。以"刺激强度与人体肌肉反应的关系"实验为例，介绍整个完整的操作流程。

（1）进入实验首页面：在实验模块页面或人体生理学实验菜单栏中，点击相应实验，进入实验首页面。

（2）进入实验项目：在实验首页面分为4个模块，选择实验项目，进入实验项目页面。根据该页面的步骤，连接对应传感器。

（3）开始实验：在成功连接传感器后，点击"开始实验"，进入实验操作界面。按照实验步骤描述，开始记录波形。

（4）拾取零值：观察波形是否处于"零线"位置，若不在此位置，可以在波形区点击右键，选择"拾取零值"，波形将自动还原到"零线"位置（图4-59）。

（5）波形分析：根据操作步骤完成实验后，进入到波形分析步骤，软件会自动打开到波形分析窗口，实验者也可以手动点开左下角的分析窗口，开始分析波形（图4-60）。

（6）截图：点击波形测量区左侧的"截图"按钮，在波形区选取想要截取的波形部分，按住鼠标左键划区即可，截取成功后系统将会显示所截取的波形（图4-61）。

（7）波形测量：点击波形测量区右侧的"测量"按钮，将会显示所有可以使用的测量工具，也可以点击数据测量结果表格中的列头，系统将自动调用最合适的测量工具。测量数值将会显示在数据区，左键按住测量结果不放，可以将数值拖动到对应表格中（图4-62）。

（8）数据统计：点击数据测量表格右上角的"统计"按钮，系统将会根据表格内的数据自动生成对应的统计图(图4-63)。实验者也可以在统计区点击鼠标右键,自定义选择数据。

(9)编辑报告:在实验操作指南中点击"编辑报告"按钮,将会打开报告页面,报告页面数据与波形分析区同步(图4-64)。

(10)停止实验:点击"停止"按钮,系统将会提示保存".tmen 类型"的文件。文件除了实验数据外,还会将底部数据测量表格中的数据保存,方便下次打开文件时继续查看或编辑。

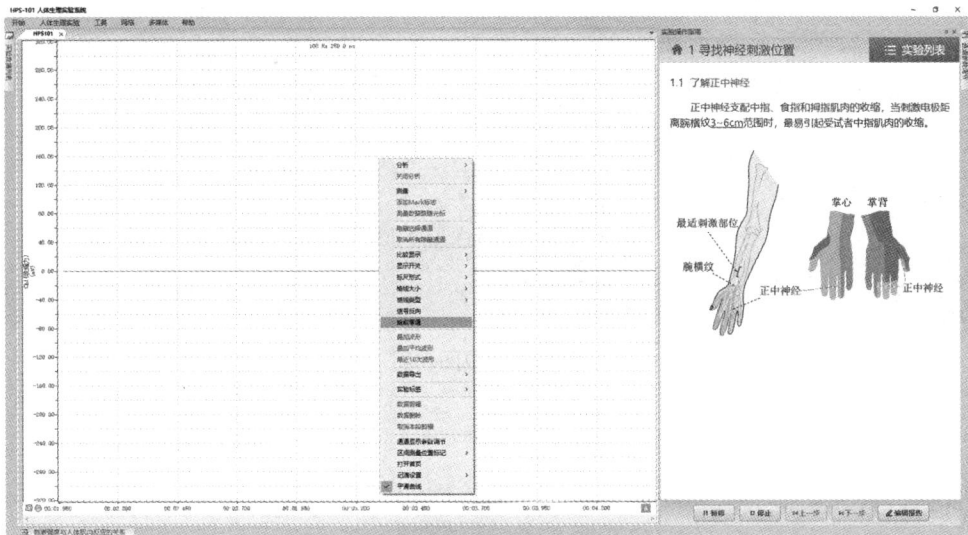

图 4-59　拾取零值窗口

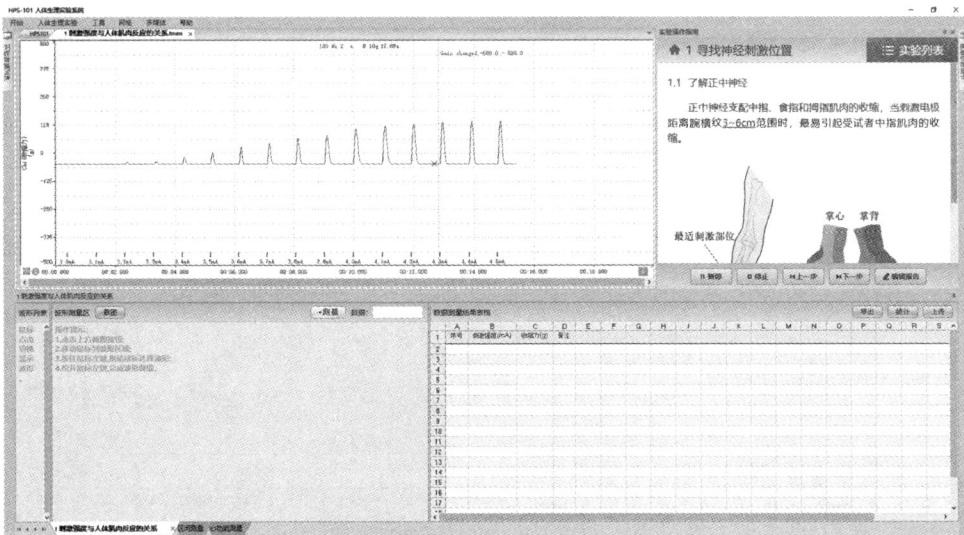

图 4-60　波形分析窗口

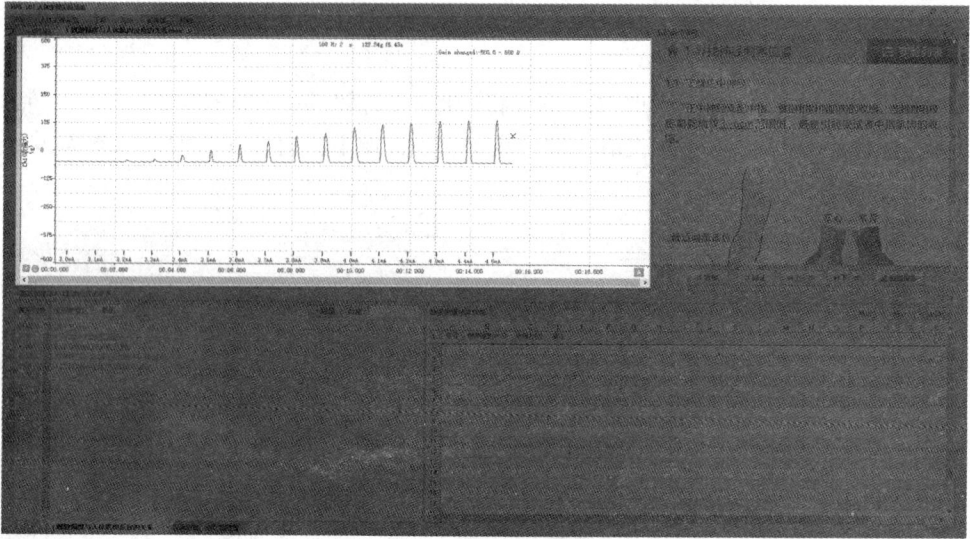

图 4-61　截图视图

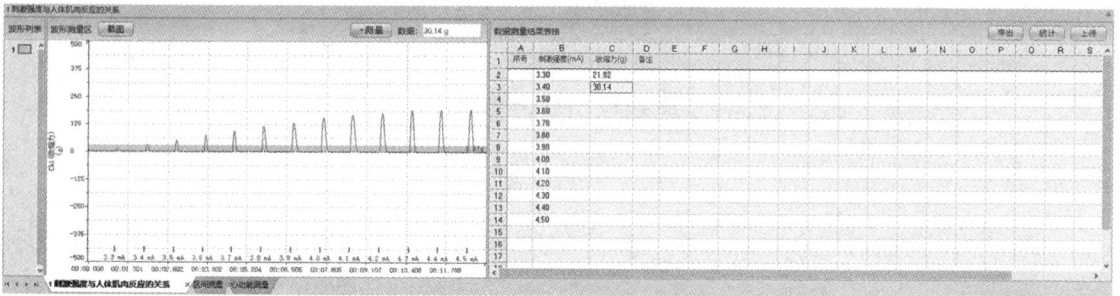

图 4-62 波形测量操作窗口

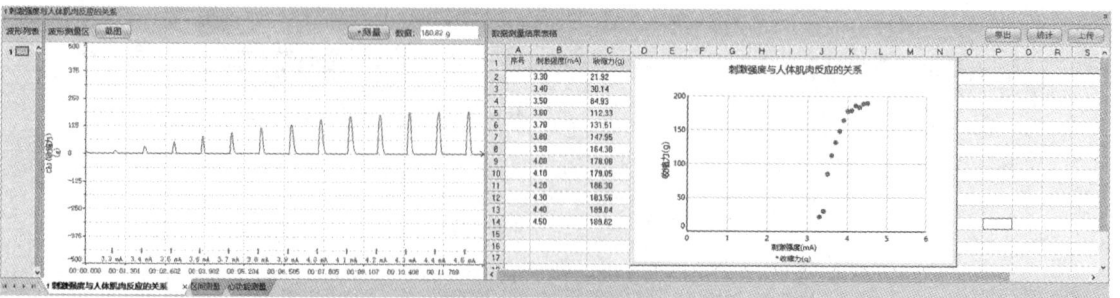

图 4-63　数据统计窗口

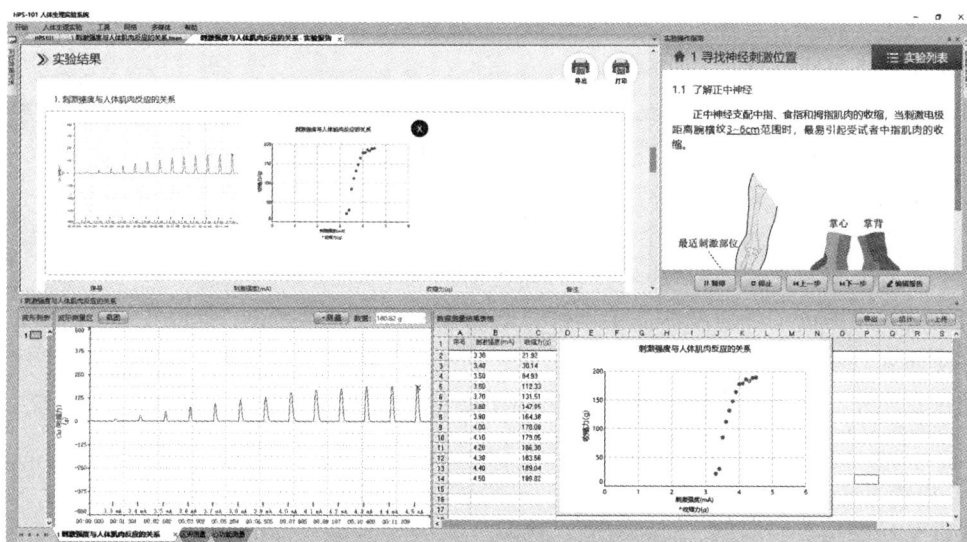

图 4-64 编辑报告

第三节 机能实验常用仪器配件

一、实验室常规设备与预备室

1. 实验室地线

为避免人体触电危险，电器设备安全使用，以及抑制干扰，仪器设备的外壳应与大地相连接，连接的电阻越小越安全。地线的安装要求如下：①接地装置的电阻不得超过4Ω；②人工接地极埋入地下深度不应小于2 m，2 根以上的电极距离应大于2.5 m；③接地线可用绝缘线或裸线，且要焊接好，以减少电阻；④安装好地线后，应测定接地电阻。

2. 恒温与去湿

实验室仪器工作的理想温度应在 20℃～25℃，湿度应为 65%±15%。由于春天潮湿、夏天高热，为保证仪器有良好的工作状态，延长仪器的使用寿命，实验室应当安装空调和去湿机。

3. 冰箱与烤箱

冰箱用于某些试剂(如肝素、乙酰胆碱、肾上腺素等)及实验标本的保存；烤箱常用于各种玻璃器皿及器械的干燥等。

4. 微波炉或电炉

微波炉或电炉用来加热蒸馏水，或用于配制难溶的化学药品等。

5. 称量工具

一种是用来配制试剂时称量药品的电子天平；另一种是用于给实验动物称重的。实验动物一般要在麻醉状态下进行，动物麻醉前应先称重，按重量给药。犬常用磅秤称重，家兔常用婴儿秤或电子称重，大鼠、小鼠常用电子天平称重等。

6. 万用电表与电烙铁

万用电表是一种多用途的电气测量仪表，一般用来测量导电线路是否通畅，测量电压、电流、电阻等。电烙铁用来焊接各种导线，是实验室维修必备的实用工具。

7. 纯水制备仪或蒸馏水器

纯水制备仪或蒸馏水器用来制备纯水和超纯水，满足实验室配制不同试剂的需要。

8. 手术灯及动物手术台

每个实验组应配备相应的冷光手术灯。动物手术台有兔手术台、大鼠手术板等。

9. 动物室与冷柜

动物室用于临时存放实验动物。冷柜用于实验结束后动物尸体的存放，便于统一集中销毁。

10. 预备室及仪器和药品库房

预备室是准备实验器械、配制药品、制作一些小型实验用品的场所，即是"工作车间"，又是学习、办公的场地。仪器库房用来存放一些小型实验装置；药品库房用来存放一些有挥发性的、易燃、易爆、有毒的有机溶剂等。

二、常用小型电子配件

1. 电极

(1) 普通电极：由两根 5~8 mm 平行外露的金属丝(多用银丝)与导线相接封套而成，与刺激器相接。常用于刺激肌肉。

(2) 保护电极：将两根银丝平行包埋在下部有一小钩的绝缘封套内，使银丝裸露出小钩的内侧，以便与神经接触。常用于刺激在体神经干，以保护周围组织免受刺激。

(3) 引导电极：常用化学性质稳定的金属，如铂、银、不锈钢等材料制成，可减少接触阻抗。常用于神经放电引导。

(4) 吸附电极：将一根银丝或铂金丝包埋于细塑料管内，金属丝一端从塑料管壁穿出，另一端距管口 0.5 mm，除吸附端外，金属丝穿出处及塑料管与三通阀连接处均须密封。注射器与三通相连产生负压使电极吸附组织。常用于引导动物胃肠平滑肌电活动。

(5) 玻璃微电极：用直径 2~3 mm 毛细管，通过专门拉制仪烧熔拉制而成，管内充满 3M 的氯化钾导电溶液。

电极使用注意事项：刺激或引导电极前须用万用电表检查其是否导通；两电极不应有除刺激和引导对象以外的组织或盐溶液，以防短路。

2. 生物换能器(传感器)

生物换能器的类型有压力换能器、张力换能器、呼吸换能器、温度换能器、脉搏换能器、心音换能器、握力换能器、胃肠运动换能器等。

3. 神经干标本屏蔽盒

神经干标本盒常用于测量蛙类离体神经干动作电位。由于引导的动作电位电压值小，为了屏蔽外界的电磁波干扰，外壳一般用金属制作。

4. 心输出量装置

心输出量装置常用于离体蛙心实验，主要观察心脏前负荷、后负荷、心率，以及药物对离体心脏心输出量的影响。

5. 光热尾痛仪

光热尾痛仪常用于麻醉生理实验，观察大鼠给药前后尾巴对热刺激痛觉敏感程度的改变。

第五章

机能实验设计和研究的基础知识

医学科学研究是在专业理论的指导下，围绕人类身心健康对尚未研究或尚未深入研究的事物进行探讨，旨在揭示事物矛盾的内部联系与客观规律，从而推动医学理论和技术发展的实践过程。医学研究按照有无人为施加干预可分为实验性研究和观察性研究两大类型。观察性研究是以客观、真实的观察为依据，对观察结果进行描述和对比分析；实验性研究是在排除其他因素影响的条件下，推论干预措施的因果效应。因此，实验研究能够人为地控制条件，更有效地控制误差。广义的实验研究包括动物实验、临床试验和社区干预试验。

科研设计（research design）就是科学研究具体内容的设想和计划安排。科研设计可分为专业设计和统计学设计两个方面。专业设计是从专业理论角度来选定具体的科研课题，提出假说，围绕检验假说制定技术路线和实验方案。专业设计的正确与否是科研成败的决定因素。统计学设计是运用统计学理论和方法来进行实验数据分析的设计，旨在减少误差，保证样本的代表性和样本间的可比性，从而提高结论的可靠性。统计学设计是科研结果可靠性和经济性的保证。机能实验是医学科学研究的重要领域，开展机能实验首先应了解实验设计的基本原则。

第一节　机能实验设计的原理与方法

一、实验设计的 3 个要素

实验设计的基本要素包括实验对象、被试因素和实验效应 3 个部分。如研究比较两种降压药治疗高血压患者的疗效，高血压患者为实验对象，降压药为被试因素，降低的血压值为实验效应。如何正确选择三大要素是科研设计的关键问题。

（一）实验对象

机能实验的实验对象主要包括正常动物或人体、麻醉动物和病理模型等整体动物、以及离体的器官、组织、细胞等。选择何种实验对象应考虑实验的目的、方法和指标，以及各种实验对象的特点。实验时应注意选择敏感、稳定的实验对象。根据研究目的的不同，对实验动物的选择要求也不同。动物的选择应有针对性地注意种属、品系、年龄(月龄)、性别、体重、窝别和营养状况等。当人体试验或用人体组织(或器官)作材料时,应经有关研究单位的专门委员会批准,同时符合 2013 年修订的《赫尔辛基宣言》和有关国际伦理标准,被试者应知情并同意。动物实验应充分考虑动物的利益,善待动物,防止或减少动物的应激、痛苦和伤害,尊重动物生命,制止针对动物的野蛮行为,采取痛苦最少的方法处置动物;实验动物项目要保证从业人员的安全;动物实验方法和目的符合人类的伦理标准和国际惯例;急性动物实验必须在药物麻醉下进行,严禁单纯用肌肉松弛药进行实验动物手术。

(二) 被试因素

被试因素(又称处理因素)即需研究的因素,可为外源性的,如人为给予的物理、化学、生物因素或外界客观存在的因素(如气候、季节等);也可为内源性的自身特征,如性别、年龄、心理、遗传因素等。科学实验研究的目的就是阐明被试因素作用于受试对象的效应。因此,实验设计首先要正确、恰当地确定被试因素。确定被试因素时应注意抓住实验中的主要因素,不能把所知的全部因素放在一次实验之中。一次实验涉及的处理因素不宜太多,否则会使分组增多,受试对象的例数增多,在实施中难以控制误差。然而,处理因素过少,又难以提高实验的广度和深度。因此,须根据研究目的来确定带有关键性的因素。在确定被试因素后还应注意保证在整个实验过程中被试因素不变,以保证实验结果的稳定,如药物的批号、剂量、给药途径等应当一致。

(三) 实验效应

被试因素作用于实验对象所引起的反应称为实验效应(effect)。效应必须通过具体的实验指标来反映。实验效应的观察包括实验指标的选择和指标的测定两部分。在实验效应的观察中应避免由研究对象和研究人员的主观因素所形成的主观偏见对研究结果的影响。在实验设计中常采用盲法(bind)消除或减少主观偏见的影响。常用盲法有单盲法和双盲法。单盲法是指在科研设计和实施中研究对象不知道自己的分组情况,但研究人员知道。而双盲法是指在研究设计和实施中研究对象和研究人员均不知道研究对象的分组情况,能在更大程度地减少研究对象和研究人员主观因素对研究结果的影响,可获得准确的实验数据。此外,还须明确指标测定的具体步骤,包括标本采集(时间、样本量)、样本处理、测定方法和使用仪器等,尽量减少每次测定的系统误差。设计时尽量选择多指标,从不同角度反复论证。指标的选择有以下要求。

(1)特异性:观察指标首先要能反映被研究问题的本质,具有专一性,并尽可能选择特异性高的指标。特异性低的指标容易造成假阳性。所选指标是否具有特异性,充分反映了研究者的专业知识与技术水平。

(2)客观性:是指通过精密仪器测定而准确定量的指标,如血压、血糖、体重的数据等。主观性指标来自观察者或受试对象,如愉快、麻木、头昏等主观感觉,不仅难以定性和定量测定,也易受心理状态与暗示作用的影响,在科研中尽量少用。

(3)灵敏度:指该指标所能正确反映的最小数量级的微小变化,由测定方法和仪器灵敏度共同决定。如果灵敏度差,不能检测出已发生的变化,会出现假阴性结果。一般要求其灵敏度能正确反映处理因素对受试对象所引起的效应就够了,并非灵敏度越高越好。

（4）精确性：具有指标的精密度与准确度双重含义。准确度是测定值与真实值接近的程度，即真实性。精密度是在相同实验条件下多次取样重复测定值的集中程度，表示实验结果的可重复性，即可靠性。

（5）认同性：应尽量采用被学术界同行公认的指标。

（6）可行性：指标即要有文献依据，还要具备测定该指标的技术和设备。

二、实验设计的 3 项原则

（一）对照原则

对照（control）是实验设计的首要原则，有比较才能鉴别，对照是比较的基础。除了被观察的处理因素外，其他可影响效应的条件在实验组与对照组中应尽量相同，使组间有高度的可比性，从而排除混杂因素的影响，对实验观察的项目得出科学结论。例如，实验发现给动物静脉注射某种药物后血压增高，这可能是药物的升压作用，也可能是在给动物注射过程中所造成的不适引发应激反应而非特异影响血压所致，还可能是静脉注射增加了血量所致。为明确药物的作用，对照组动物应同样给予静脉注射等体积的药物溶剂，比较对照组和实验组的血压变化差异，从而排除动物注射过程和血量改变对血压所造成的影响，以明确药物的作用。对照的种类有很多，可根据研究目的和内容加以选择。常用的有以下几种。

（1）空白对照：对照组不施加任何处理因素。这种方法简单易行，但容易引起实验组与时照组在心理上的差异，从而影响实验效应的测定。临床疗效观察一般不宜采用此种对照。

（2）安慰剂对照：对照组采用一种无药理作用的安慰剂，药物剂型或处置上不能被受试对象识别。因为心理因素也可通过神经与内分泌多途径对机体和疾病产生重要影响。据估计临床疗效约30%来自患者对医护人员与医疗措施的心理效应。应注意，在临床科研中务必遵循患者利益第一的原则。一般认为只有无特效治疗的慢性病方可使用安慰剂。

（3）实验条件对照：对照组不施加被观察的处理因素，但施加某种与处理因素相同的实验条件。实验条件包括操作技术、被试因素的溶媒或容量等。凡可对实验效应产生影响的实验条件，宜采用此法。

（4）标准对照：用现有的标准方法或常规方法作对照。对于急性病、危重病或有特殊治疗办法的疾病，在观察某种药物或疗法对某病的疗效时，为不延误患者的治疗，均应使用已知的有效药物、有效疗法或公认的标准疗法作对照。

（5）自身对照：对照与实验在同一受试对象进行。例如，同一对象治疗前后某项观察指标，治疗前的结果作对照。在临床研究中，临床疗效判断仅有自身前后对照是不够的，因为许多疾病的发生、发展与时间、季节等因素有关。

（6）相互对照：不设立对照组，而是几个实验组互相对照。例如，3 种方案治疗高血压，3 个方案可互为对照，以比较疗效的好坏。

（二）随机化原则

在设立对照组时，要求对照和实验组间除了处理因素外，其他可能产生混杂效应的非处理因素在各组中尽可能保持一致。随机化（randomization）原则就是要使所研究的总体中每一个观察单位都有同等的机会被抽取为样本,并且使样本中每一个对象都有同等机会分配到实验组或对照组中。随机化是提高组间均衡性的一个重要手段,也是资料分析时进行统计推断的前提。

(三)重复原则

由于实验过程中有许多偶然因素可以干扰结果,一次实验结果不能说明问题,需要适当重复实验才行。重复是指各处理组及对照组的例数要有一定的数量。如果例数太少,有可能把个别情况误认为普遍情况,把偶然性或巧合的现象当作必然的规律性现象,以至实验结果被错误地推广。医学研究中实际观测的每一个体称为样本,研究对象的全部称为总体。总体包含的观察单位通常是大量的,甚至是无限的。在实际工作中,一般不可能或不必要对每个观察单位逐一进行研究,我们只能从中抽取一部分观察单位进行研究,根据对这一部分观察单位的研究结果再去推论和估计总体情况。如欲研究某药物对原发性高血压患者的降压效果,通常是从原发性高血压患者的这一总体中抽取一部分原发性高血压患者作为样本进行观察,然后再将结论推广到全体原发性高血压患者,得出该药对所有原发性高血压患者疗效的认识。因此,要使样本的统计指标能代表总体,除用随机抽样方法缩小误差外,还需重复实验,使样本的观察单位有足够的数量,让样本的均数逼近总体的真实值,并稳定标准差。但如果例数太多,又会增加控制实验条件的困难,并造成不必要的浪费。因此,应该在保证实验结果具有一定可靠性的条件下,确定最少的样本量。

第二节 机能实验数据的分析

一、实验数据的分类与测量

机能实验研究包括临床实验和动物实验。临床实验的结果可直接应用于对疾病的防治,但只允许在不损害机体健康、不耽误病情、不加重患者痛苦的前提下才可进临床实验行,且尚有法律、伦理等诸多限制。所以,机能实验除少量无创性实验在人体志愿者进行外,大多数采用动物实验。实验者可根据所需要研究的问题设计实验,控制或改变某些条件,探讨正常、病理或药物干预下有关机体功能改变的规律和机制,并进行实验性预防和治疗,为临床研究提供前期线索和依据。动物实验的结果不一定完全符合人类的客观规律,有待于临床研究修正,两者相互补充,前后呼应。

根据实验时间或所观察的机能变化时程范围,机能实验有急性实验和慢性实验两大类。急性实验一般是给予干预因素后数小时内进行实验,常须进行麻醉和手术。该类实验简便、快捷、经济,但由于麻醉、手术和实验本身对动物机能的干扰,使得实验结果不一定完全反映真实规律,需要其他实验手段或实验数据的多方论证和支持。慢性实验是在给予干预因素后或施行手术后较长一段时间内对动物进行实验,动物的状况较为接近自然,干扰因素相对较少,且能长时间连续观察,可获得比较系统的实验数据,但实验周期长,动物的饲养等消耗较大。

从研究的尺度或水平上划分，由宏观到微观机能实验，可进行整体水平、器官和系统、细胞和分子等多个层次的研究。因此，相应的有整体观察、活体解剖、离体器官组织、细胞培养等实验。整体实验对实验对象干预小，接近自然状况，但实验条件和因素不易控制。离体实验可排除动物的神经、体液等因素的影响，把所要研究的因素从整体状况及被掩蔽隐藏的状况中显露出来。

随着信息技术的发展和支撑条件的改善，机能实验课已引入计算机模拟实验、虚拟实验等内容，有利于启发思维，使生命科学中添加更多的精确化描述成分。

在实验设计的时候就要考虑，用什么来反映实验中出现的变化，也就是要观察、记录什么指标。机能实验常用的观察指标很多，大体上归类为力学指标、电学指标、化学指标及这些指标随时间的变化情况。力学指标包括各种压力、张力、长度、速度、流量、面积、体积、比重等；电学指标包括电压（或电位）、电流、电阻、电容、频率、周期等；化学指标包括浓度、渗透压等。所选用的指标应是最能接近机能变化本质、最直观、最精确的。一般而言，使用最先进的技术、最昂贵的仪器和试剂往往能获得最华丽的指标和数据，因而获得最有价值的实验结果。但这毕竟是人们永远也不能满足的追求。科学研究的目标不是追求华丽指标本身，而是用简洁优美的实验揭示被隐藏的客观规律，历史上许多科学巨匠都能在一般的研究条件下作出不一般的研究成就。

二、实验记录与原始数据处理

（一）原始实验数据的记录

在实验过程中，对于实验条件、仪器参数、实验步骤、动物情况、数据资料以及出现的异常现象应给予忠实详尽的记录，以备在多次重复实验时尽可能摸索固定较好的实验条件或总结成功与失败的经验。对于科学研究而言，详尽而系统的实验记录属于保密内容，不得私自向外泄漏，在课题结束时应归档整理、交档案室保管。

实验中得到的数据、记录仪记录的曲线、分析测试的打印报告、照片等统称为原始资料，不管是阳性结果，还是阴性结果，均应给予记录、整理和保存。凡属曲线记录的实验，应对记录的曲线图纸进行整理，在图上标注说明，并要有刺激记号和时间记号。标注内容包括：实验名称、动物或标本、测量指标、仪器及参数、坐标尺度、实验者、指导教师、实验时间等。凡属测量性质的结果，如长短、高低、滴数、轻重、快慢、个数等，测量后数值列表，标明正确的单位和数量。

为了使实验结果可靠，需要有一定的重复实验，形成一定数量的样本，进行统计处理及检验，以找出确切的规律。

（二）实验数据的图表绘制

为了清晰明确地表达实验结果，需要将实验所获得的数据制成图表。好的图表制作不仅可以准确直观地表示实验中某些变量的增减、变量之间的相关关系，还可以帮助理解、记忆、精炼文字。学习绘图制表是机能实验课的基本要求，可为日后的科学研究打好基础。

1.表格的制作

目前,医学论文的表格一般采用三线表,观察指标写在表的上方作为表题(可注明单位和样本数),实验分组列在表的左边。如观察项目、观察指标和实验次数较多,也可将观察项目按照实验中的观察步骤由上至下填在表的左侧,表的右侧记录实验结果可按时间、变化顺序或指标的不同填写。

2.常用的数据图

(1)坐标图:当所观察的变量是随时间或浓度连续变化时,则以时间或浓度为自变量,观察的指标则是因变量,可用二维直角坐标作图。一般习惯由横坐标表示自变量,由纵坐标表示因变量。当实验数据之间没有确切的连续关系,可只将多个数据按各自的坐标位置画出,叫作散点图,反映数据变化的大致分布区域;若数据的连续关系明显,可用直线或光滑曲线按照横坐标的顺序将相邻散点连接起来,形成表示数据变化趋势的曲线。有多个处理组的数据可用不同的符号和线形在同一个坐标系内画出。如果有多次重复实验,可将具有同一横坐标的数值计算出均数作为纵坐标值画出,标出标准差或标准误。

(2)直方图:直方图适用于不连续数据或各自独立的处理组间比较。直方图的横轴没有坐标意义,但其纵坐标表示数值变量,这是纵向直方图;反之,则为横向设计直方图。直方图表示的数据通常用矩形,不同处理组可用不同颜色或图形填充的矩形表示。矩形的宽度由制图者根据美观和方便决定,矩形的长度则表示一组变量的均数,标准差或标准误用直线段从均数值水平延伸出来表示。

(3)扇形图:在医学论文中,扇形图不如坐标图,直方图使用频繁,主要用于某些不好用绝对数表示的数据,采用相对值,如人口比例、年龄结构等。用一圆形的面积或360°角表示对照组和各处理组的总和,用不同颜色或图形填充的扇形表示不同处理组,可以很直观地看出不同处理组在总量中的比例分布。须指出的是,以上3种常见数据图都可以由多种软件制成,只要给出足够的制图所需数据即可。

三、实验数据的统计分析与评价

面对一大堆实验数据,如何去伪存真,从中挖掘出反映客观规律的信息,可通过恰当地运用统计方法,透过样本信息推断出总体信息,来阐明机能变化、药物作用的特点和规律性,从而得出比较可信的结论。

(一)计量资料统计方法

1.量反应指标

(1)样本均数($\bar{x}$):或称算术均数,是量反应资料数据的平均值,表示一组数据的平均水平或集中趋势,适合于呈正态分布的数据资料。

$$\bar{x} = \frac{1}{n}\varepsilon x$$

(2)标准差(SD 或 S):描述呈正态分布的数据资料的离散性,表示数据间变异的程度。根式内的值为均方(MS),是平方和与自由度之比。

在求得均数与标准差后,常用均数±标准差($\bar{x} \pm SD$)同时表示样本的集中趋向与离散程度。

(3)标准误(SE)：表示样本均数间的变异程度。

(4)变异系数(CV)：当两组数据的单位不同或两均数相差较大时，可用CV比较其变异程度。CV可用小数或百分数表示，是一种相对离散度，即能反映数据的离散程度(S)，又能代表集中趋向的正确程度($\bar{x}$)。CV值越小，表示数据的离散性越小，均数代表集中趋向的正确性越好。

$$CV = \frac{s}{\bar{x}}$$

(5)可信区间：用来衡量实验结果的精密度，从某实验所得部分动物实验测值参数推算总体均数范围。95%可信区间：$\bar{x} \pm U_{0.05/2}\sigma_{\bar{x}}$，表示在0.05概率水平估计其可信区间范围(或100次实验有95次其均数在这个范围)。99%可信区间：$\bar{x} \pm U_{0.01/2}\sigma_{\bar{x}}$。

对计量数据，样本数n，$\bar{x}$及SD是最基本的，其他指标(CV、SE、可信区间)可由此计算求得。

2. t检验

t值是样本均数与总体均数间的差相当于标准误的倍数。t检验就是用t值做显著性检验的统计学方法。

3. 方差分析

多组(至少3组)量反应资料间的比较，可用方差分析。如果为随机分析，造成样本均数间差异的原因有：一是抽样误差(个体间差异)，二是处理的效应(组间差异)。若处理无作用，各样本均数来自同一总体，则组间均方($MS_{组间}$，反映组间变异的程度)与组内均方($MS_{组内}$，反映组内变异)的程度之比值(F)接近1。若F远大于1，超过方差分析的F值表中的($Fn_1 \cdot n_2$)0.05，则说明各处理组的作用明显。

(二)计数资料统计方法

计数资料，一个具体的观察对象不能用一个数量来表示多少，只能将其从性质上归于某一类型，如死亡或存活、阳性或阴性等。其基本参数(或指标)只有例数(n)和正反应率(p)。计数资料的常用统计学方法为x^2检验。

(三)回归与相关分析

如果两个变量x、y存在密切的数量关系，则可以说x与y有相关关系(或称相关)。注意，两组数据相关不等于两者间存在因果关系，也可以是伴行关系。在两个变量中，若x为自变量，y为因变量，可根据实验数据计算出从x的值推算y值的函数式(经验公式)，这就是回归分析。如果是直线相关，经验公式则是直线方程，又叫直线回归分析。

(四)常用统计软件介绍

计算机在信息数据处理与统计分析中起着十分重要的作用。统计软件包已成为统计学的必备工具，在医学统计领域表现得更为突出。20世纪70年代以来，国外先后涌现了许多优秀的医学统计软件包，如SAS、SPSS和BMDP。国内从20世纪80年代中期也先后研制完成了许多倍受用户欢迎的软件包，如SPLM、PEMS、SDAS等。在国际上最流行并具有权威性的统计分析软件中,SAS 以其最专业化和功能最全面为统计工作者和科研工作者使用,SPSS 则因易于操作而成为非统计专业人员中应用最多的统计软件。

1. SAS(statistical analysis system)

SAS 系统由 SAS 软件研究所于 1976 年正式推出,其强大的数据管理能力、全面的统计方法、高精度的计算及独特的多平台自适应技术,使其成为统计软件包的标准,被国内外许多学者誉为最权威的统计软件包。SAS 有一个智能型绘图系统,不仅能绘各种统计图,还能绘出地图。SAS 提供多个统计过程,每个过程均含有极丰富的任选项。用户还可以通过对数据集的加工,实现更为复杂的统计分析。此外,SAS 还提供了各类概率分析函数、分位数函数、样本统计函数和随机数生成函数,使用户能方便地实现特殊统计。

SAS 系统的统计处理功能很强,包含有统计描述、方差分析、回归与相关分析、非参数分析、协方差分析、典型相关分析、聚类分析、类别分析、因子分析、主成分分析、逐步回归、logistic 回归、生存分析、Cox 比例风险模型、截尾数据的非参数回归、时间序列分析等。

2. SPSS(statistical product and service solutions)

由美国 SPSS 公司自 20 世纪 80 年代初开发的大型统计分析软件包 SPSS,是世界上著名的统计软件包之一,也是世界上应用最广泛的专业统计软件。

SPSS 提供了从简单的描述统计到复杂的多因素统计分析方法,比如数据的探索性分析、统计描述、列联表分析、二维相关、秩相关、偏相关、方差分析;非参数统计、多元回归、生存分析、协方差分析、判别分析、因子分析、典型相关分析、聚类分析、非线性回归、对数线性模型、Probit 分析、对应分析、可行性分析、时序分析、非条件 logistic 回归、多元方差分析和协方差分析等。

第六章

离体器官实验

实验一　骨骼肌收缩形式的影响因素分析

【实验目的】

（1）观察刺激强度（intensity of stimulus）、刺激持续时间（duration）、刺激频率（frequency）对骨骼肌收缩的影响；

（2）观察某些理化因素对骨骼肌收缩的影响。

【实验原理】

蟾蜍的一些生命活动和生理功能与恒温动物相似，而其离体组织所需的生活条件比较简单，故选用蟾蜍缝匠肌标本来观察骨骼肌的收缩特性。

活的组织具有兴奋性，能接受刺激产生兴奋，肌肉组织表现为收缩，但要使刺激能引起兴奋，其刺激强度、持续时间和强度–时间变化率均须达到某一最小值，即为有效刺激。如果固定持续时间和强度–时间变化率，就可观察到刺激强度对肌肉收缩的影响。本实验在离体的缝匠肌上给予一定频率和强度的刺激，通过改变刺激强度的大小，测量肌肉的阈刺激强度和最大刺激强度。缝匠肌所有肌纤维皆平行走向，因此，该肌收缩的张力是各个肌纤维张力的代数和。

当给予肌肉一串有效刺激时，可因刺激频率不同肌肉呈现不同的收缩形式。如果刺激频率很低，间隔大于单收缩的总时程，肌肉则出现一连串的单收缩。如果增大刺激频率. 使刺激间隔小于单收缩的总时程而大于单收缩的收缩期，肌肉则呈现锯齿状的收缩波形，称为不完全强直收缩。再增大刺激频率，使两个相继刺激的间隔时间小于单收缩的收缩期，肌肉将处于完全持续的收缩状态，称此为完全强直收缩。强直收缩的幅度大于单收缩的幅度，并且在一定范围内，当刺激强度和作用时间不变时，肌肉的收缩幅度随着刺激频率的增加而增大。体骨骼肌的收缩都是强直收缩。

肌肉收缩强度还受内在收缩性能的影响，多种理化因素，包括温度、pH、Adr、细胞外液钾离子浓度等。神经肌肉应激性 $\propto [Na^+] [K^+] / [Ca^{2+}] [Mg^{2+}] [H^+]$。

【预习要求】

(1)仪器使用,参见本教材 BL-420N 生物机能实验系统的基本操作。

(2)缝匠肌标本制备。

(3)相关知识,引起组织兴奋的有效刺激必须具备的条件;可兴奋组织兴奋一次兴奋性的变化;单收缩及复合收缩。

【实验标本】

蟾蜍离体缝匠肌。

【实验器材及试剂】

蛙类手术器械 1 套、神经-肌肉标本盒、机械-电换能器、BL-420N 生物机能实验系统、铁支架、培养皿、滴管、烧杯、玻璃分针、棉线。

常温及 0℃任氏液,分别含 5 mM、10 mM、30 mM、50 mM 钾(采用 K_2SO_4)的任氏液,1.5 mM 咖啡因,1∶10000 肾上腺素溶液。

【实验方法与步骤】

1.制备缝匠肌标本

捣毁脑和脊髓后,于双侧腋下水平环行剪开皮肤,剥除蟾蜍外表皮,在髂前上棘以上约 1 cm 处用粗剪剪去上半身及内脏,然后将下肢腹侧向上固定于蛙板上。此时可见一狭长肌肉起于耻骨,止于胫骨上端内侧,为缝匠肌。在胫骨内端用线结扎缝匠肌肌腱并将其剪断,左手持线拉起胫骨端,右手用眼科剪沿缝匠肌膜内外侧缘剪去肌膜,分离至近耻骨端,再结扎耻骨端,将缝匠肌连同一小块耻骨剪下,浸入常温任氏液中备用。

2.连接实验装置

神经肌肉标本盒中有 5 根电极,其中单独未与其他电极以导线相连的一对为刺激电极,接 BL-420N 生物机能实验系统的刺激输出端,另一侧为一对记录电极,与肌肉放电引导电极相连,中间电极接地,电极顺序为正、负、负、正(图 6-1)。启动 BL-420N 系统,即开始试验。

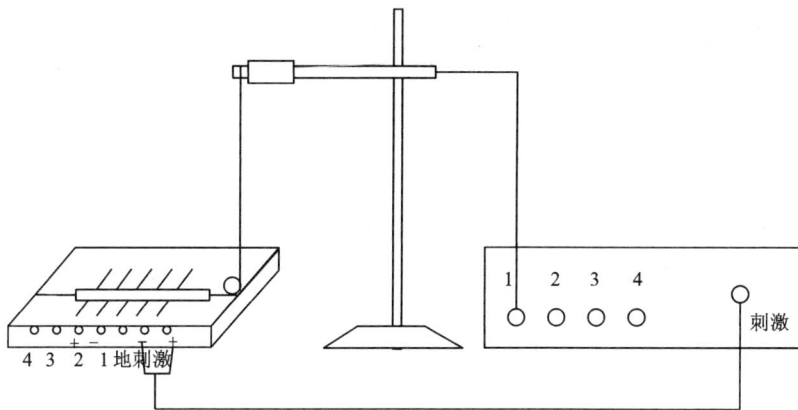

图 6-1 骨骼肌实验装置示意图

3. 放置标本

缝匠肌标本分离面朝下置于 5 根电极上, 耻骨端位于刺激端, 胫骨端结扎线绕过滑轮与机械-电换能器相连, 耻骨端结扎线固定于神经-肌肉标本盒的小柱上。

4. 采集和观察数据

打开计算机, 进入 BL-420N 生物机能实验系统, 开始实验数据的采集。通过改变不同条件, 观察不同因素对骨骼肌肌肉收缩的影响。

(1)刺激强度对收缩的影响。

依次选定: 输入信号→1 通道→张力。设定刺激器: 程控, 起始刺激强度 0.1V, 增量 0.1V, 间隔时间 1 s。系统自动以每秒 0.1V 递增的幅度输出刺激, 直到出现肌肉收缩曲线, 此时的刺激强度即为阈刺激。随后随刺激强度的增大, 收缩曲线亦增大, 当收缩增到最大时(不再随刺激强度而增大), 该刺激强度即为最大刺激强度。

(2)刺激持续时间对收缩的影响: 重新设定刺激器, 分别将"波宽"固定为 5 ms、10 ms、20 ms、40 ms、80 ms、160 ms, 程控方式同前, 观察阈值的变化。

(3)刺激频率对收缩的影响: 重新设定刺激器, 选择"串刺激", 串长 5, 波宽 5 ms, 波间隔 400 ms, 刺激强度为最大刺激强度。按刺激器开关, 将看到 5 个单收缩, 手动逐渐减小波间隔直至 0 ms, 观察收缩曲线的变化。

(4)其他理化因素对收缩的影响(以下步骤供学生探索)。

设定刺激器: 连续刺激, 波宽 5 ms, 刺激强度选用最大刺激强度。

①低温与咖啡因的影响: 先记录一段正常收缩波, 再向肌肉滴加 0℃任氏液(缓慢, 避免对肌肉造成水流冲击等机械刺激), 观察收缩曲线的变化。约 1 min 后, 常温任氏液冲洗, 使之恢复正常。然后滴加 1.5 mM 的咖啡因, 观察收缩曲线。任氏液冲洗, 然后先滴加 0℃任氏液, 观察波形变化, 并以此作为对照, 再次加入咖啡因, 观察收缩曲线的变化。综合比较低温、咖啡因单独作用和两者协同作用下骨骼肌收缩的变化。

②H^+对收缩的影响: 记录一段正常的收缩波, 再滴加 3%乳酸观察波形变化。

③肾上腺素对收缩的影响: 记录一段正常的收缩波, 再滴加 1:10000 肾上腺素溶液, 观察波形变化。

④K^+对收缩的影响: 滴加普通任氏液(含 2.5 mM K_2SO_4), 记录一段正常收缩曲线后, 分别滴加 5 mM、10 mM、30 mM、50 mM 含钾(采用 K_2SO_4)的任氏液, 观察波形变化。(注意: 每滴加一次试剂, 只要收缩波一出现变化便迅速用普通任氏液洗涤, 待波形恢复正常后再进行下一步)。

【注意事项】

(1)分离缝匠肌标本时, 须将其与邻近的长收肌和内收肌辨别清楚;

(2)实验中应经常给肌肉滴加任氏液, 以防止其干燥而影响生理活性;

(3)肌肉标本要耻骨端置于刺激端, 分离面朝下与电极充分接触;

(4)棉线张力要适中, 绕过滑轮及与换能器相连处均要垂直。

【实验报告要点】

(1)记录阈刺激强度及最大刺激强度;

（2）分别绘制刺激强度、刺激持续时间、刺激频率与肌肉收缩张力的曲线；

（3）讨论刺激强度、持续时间和频率对骨骼肌收缩的影响，以及单收缩、复合收缩的原理；

（4）归纳出相应结论。

【思考题】

（1）为什么复合收缩的幅度大于单收缩的幅度？

（2）假设选用连续高频刺激（1 Hz），肌肉收缩会出现怎样的变化？

（3）剧烈运动后为何会感到肌肉收缩无力？

实验二　骨骼肌的兴奋-收缩耦联

【实验目的】

（1）学习骨骼肌动作电位与收缩的同时记录方法，并分析两者之间的联系；

（2）掌握横管在骨骼肌兴奋-收缩耦联中的作用。

【实验原理】

肌肉的兴奋表现为肌细胞动作电位的产生与传导，而肌肉收缩则表现为肌细胞的机械张力及长度的变化。肌肉的电变化和收缩之间存在耦联过程，即兴奋-收缩耦联（excitation-contraction coupling）。它包括 3 个步骤：电兴奋通过横管系统传向肌细胞的深处；三联管结构处的信息传递；肌浆网对 Ca^{2+} 的储存、释放和再聚积。其中 Ca^{2+} 是兴奋-收缩耦联因子。因高渗甘油对骨骼肌的横管进行选择性的破坏后，可出现骨骼肌兴奋-收缩脱耦联，即在肌肉表面可记录到动作电位，但肌肉并不收缩。

兴奋与收缩两者产生的机制不同，所记录的曲线形式（潜伏期、波形、时程）也不一致。本实验同时记录骨骼肌动作电位与收缩的时相曲线，以便分析、比较。

【实验标本】

蟾蜍或蛙离体缝匠肌。

【实验器材与试剂】

BL-420N 生物机能实验系统、机械-电换能器、神经-肌肉标本盒、蛙类手术器械 1 套、蛙板、蛙钉、滴管、小烧杯、培养皿；任氏液、20%甘油任氏液。

【实验方法与步骤】

1. 制备缝匠肌标本

制备缝匠肌标本，参见本章实验一。将制备好的标本置于盛有任氏液的培养皿中备用。

2. 连接实验装置

肌肉胫骨端接扎线通过神经-肌肉标本盒内一小滑轮与机械-电换能器相连，再将换能器插头插入通道 2 输入端；记录电极所引导的肌肉动作电位则输入到通道 1 输入端；刺激电极导线接神经-肌肉标本盒的两根刺激电极(图 6-2)。

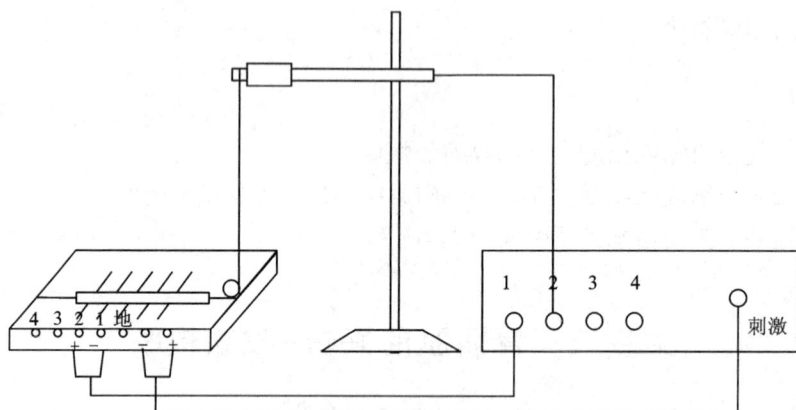

图 6-2   骨骼肌兴奋-收缩实验装置示意图

3. 放置标本

将缝匠肌分离面朝下平放在神经肌-肉标本盒内的 5 个电极上。肌肉的胫骨端放在记录电极侧，耻骨端放在刺激电极侧(因缝匠肌靠耻骨端 1/3 段有神经纤维分布，可避免刺激神经纤维)，肌肉耻骨端接扎线固定在神经-肌肉标本盒壁小柱上。

4. 软件操作

(1) 依次选定：信号输入→通道 1 选择→肌肉放电。

(2) 依次选定：信号输入→通道 2 选择→肌张力。

(3) 依次选定；增益选择→通道 1 选择→选择所需增益值。

(4) 依次选定：增益选择→通道 2 选择→选择所需增益值。

(5) 依次选定：参数设置→显示方式→连续示波。

(6) 依次选定：显速选择→250 mm/s，横向压缩 1：10。

(7) 设定刺激器：方式→单次刺激，强度→1V，串长→1，波宽→5 ms。

【观察项目】

1. 阈刺激强度

通过改变刺激强度，找出阈刺激强度估计值。然后从小于该强度的某个阈值开始，以 0.1 V 递增，直到肌肉出现动作电位和收缩曲线，这时的刺激强度即为阈刺激强度。

2. 最大刺激强度

从阈刺激强度开始以 0.5 V 递增，找出最大刺激强度。

3. 单收缩

用最大刺激强度，每刺激一次，在屏幕上就会出现一条肌肉单收缩曲线，观察动作电位与收缩曲线的时间先后关系。

4. 不完全强直和完全强直收缩

用最大刺激强度，逐渐增大刺激频率(程控)，观察肌肉收缩曲线和动作电位变化。

5. 20%甘油的影响

将刺激器改为连续刺激，波间隔300 ms，用20%甘油任氏液浸泡2~3 s，可见收缩曲线变小直至消失，而动作电位仍显示于屏幕上。

6. 肌肉收缩的变化

任氏液冲洗肌肉，并观察肌肉收缩的变化。

【注意事项】

(1)分离缝匠肌标本时，须将与其相邻的长收肌与内收肌辨别清楚；

(2)实验中随时应给肌肉滴加任氏液，防止其干燥；

(3)用甘油任氏液浸泡肌肉的时间不可过长，当肌肉收缩消失时，立即用任氏液冲洗。否则，肌肉收缩难以再次出现。

【思考题】

(1)在肌肉进行复合收缩时，为什么动作电位不发生融合？

(2)为什么选择性破坏横管后，动作电位存在，但肌肉收缩消失？

实验三　神经干动作电位的观察和波形分析

【实验目的】

(1)掌握蟾蜍坐骨神经干的制备方法，学习生物电活动的细胞外记录法；

(2)观察坐骨神经干动作电位的基本波形、潜伏期、幅值、时程。

【实验原理】

神经组织属于可兴奋组织，其兴奋的客观标志是产生动作电位。当神经干受到有效刺激时，通过局部电流的作用，膜电位在静息电位的基础上将发生一系列的快速、可逆、可扩散的电位变化。

动作电位可以沿着神经纤维传导。在神经细胞外表面，已兴奋的部位带负电，未兴奋的部位带正电。本实验采用细胞外记录方法，将两个引导电极置于正常完整的神经干细胞膜外，当神经干一端兴奋时，兴奋会沿着细胞膜传向另一端，先后通过两个电极处，记录到两个方向相反的电位波形，称为双相动作电位。

由于坐骨神经干是由许多神经纤维组成的，所以其产生的动作电位是众多神经纤维动作电位的叠加，即为一个复合动作电位。这些神经纤维的兴奋性是不同的，所以在一定范围内增大刺激强度可以使电位幅度增大。这和单一细胞产生的动作电位是有区别的。本实验所引导出的动作电位即为坐骨神经干的复合动作电位。在一定范围内，随着刺激强度的增大，复合动作电位幅度会增大，它不具有单个神经细胞动作电位的"全或无"现象。

【预习要求】

(1)熟悉蟾蜍坐骨神经干的制备方法；

(2)掌握生物电活动的细胞外记录法的原理。

【实验动物】

蛙或蟾蜍。

【实验器材及试剂】

两栖类手术器械 1 套、滴管、BL-420N(或 BL-420E+)生物机能实验系统、神经标本屏蔽盒、刺激电极、接收电极;任氏液。

【实验方法与步骤】

1.制备坐骨神经干标本

坐骨神经干标本的制备方法与坐骨神经-腓肠肌标本的制备相似。首先按照制备坐骨神经-腓肠肌标本的方法分离坐骨神经,当游离至膝关节时,在腓肠肌两侧找到胫神经和腓神经,任选其一剪断,然后分离留下的一支直至足趾并剪断,即制成了坐骨神经干标本。坐骨神经干的标本应大于神经屏蔽盒中测量电极的总长度,将神经两端绑线后并将标本浸于任氏液中,待其兴奋性稳定后方可实验。

2.连接标本与实验仪器

用浸润了任氏液的棉球擦拭神经标本屏蔽盒内的电极,将标本的脊柱端置于神经标本屏蔽盒的刺激电极端(即 0 刻度端),其神经部分横搭在各个电极上。

3.采集数据

打开计算机,进入 BL-420N 生物机能实验系统,开始实验数据的采集。

【观察项目】

1.双向动作电位

打开 BL420N→实验模块→肌肉神经试验→神经干动作电位的引导→记录双向动作电位波形。

2.双向动作电位波形

点击"区间测量"→测量最适刺激强度时双向动作电位的潜伏期、时程和波幅(图 6-3)。

(1)测量潜伏期:在测的起始点单击,出现竖线后,将鼠标移至测定终点,直接在显示屏幕右上角读取数值。

(2)测量时程:步骤同潜伏期。

(3)测量波幅:在完成水平测量后,点击左键,屏幕出现横线,上下移动鼠标至所测点,在屏幕右上角读取数值,停止实验,保存实验结果。

3.刺激强度与复合动作电位幅度的关系

(1)打开 BL420N→实验模块→肌肉神经试验→阈强度与动作电位的关系→记录双向动作电位波形。

(3)打开刺激器设置对话框中选择对话框中的"设置"面板,在"模式"下拉菜单中选择"细电压",在"方式"下拉菜单中选择"单刺激"。将强度调整为最小值 0.005 V,并设定刺激强度"逐步增大",步长选 0.02 V 比较适合,开始刺激。注意观察此时 1 通道是否有动作电位波形出现。随着刺激强度的增大，直至当强度增大到某一特定数值时，波形突然出现，标志着此时在神经干中兴奋性最好的某个神经纤维发出了一个动作电位。那么引起这第一个动作电位的刺激强度即为该神经纤维的阈值，该刺激称为阈刺激。

（3）进一步增大刺激强度，观察不同神经纤维共同产生的复合电位的幅度以及刺激伪迹的变化。待复合电位的幅度不再随刺激强度而增大时，记录此时的刺激强度值，即为最大刺激强度。再继续增大刺激强度，观察波形是否变化。

4. 单相动作电位

用镊子将两个引导电极之间的神经夹伤，放在神经标本屏蔽盒内。打开 BL420N→实验模块→肌肉神经试验→神经干动作电位的引导→记录单相动作电位波形。

5. 单相动作电位波形

点击"区间测量"→测量最适刺激强度时单相动作电位的潜伏期、时程和波幅。

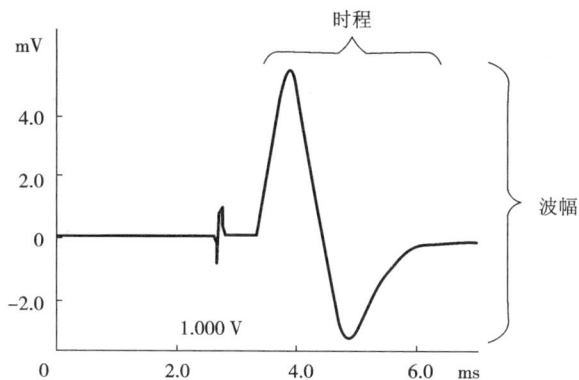

图 6-3　坐骨神经动作电位波形

【注意事项】

（1）标本的神经部分一定要尽量长一些，并应仔细清除附着于神经干上的结缔组织及血管；

（2）神经干的两端不要碰在屏蔽盒上，也不要把神经两端折叠在电极上；

（3）神经干应与各个电极接触良好，实验过程中神经标本屏蔽盒盖应保持关闭。

【实验报告要点】

（1）分别记录双向动作电位和单向动作电位的时程和波幅；

（2）刺激强度与复合动作电位幅度的关系。

【思考题】

（1）神经干动作电位为什么不是"全或无"的？

（2）改变神经干的放置方向，动作电位的波形是否会发生变化？为什么？

（3）为什么记录到的神经干动作电位的双向波形，通常情况下是第一相幅度大于第二相幅度。

实验四　神经干动作电位传导速度与不应期的测定

【实验目的】

(1)理解可兴奋组织的兴奋性在兴奋过程中的变化过程；

(2)掌握神经干动作电位传导速度的测定方法。

【实验原理】

神经纤维兴奋的标志是产生一个可传播的动作电位。动作电位可以沿着神经纤维传导，其传导方式根据神经纤维的特性分成局部电流和跳跃式传导两种，传导的速度取决于神经纤维的直径、温度、有无髓壳等因素。蛙类坐骨神经干中以 A 类纤维为主，传导速度在 35~40 m/s。通过测定动作电位在神经干上传导的距离(d)与通过这段距离所需的时间(t)，即可求出动作电位的传导速度(V)，$V=d/t$。

当神经纤维受到刺激兴奋时，其本身的兴奋性会发生一系列的变化。先后经历绝对不应期、相对不应期、超常期和低常期，然后再恢复到正常的兴奋性水平。在绝对不应期内给予任何强大的刺激，神经纤维也不发生兴奋。在相对不应期，给予阈上刺激，神经纤维可产生兴奋，但产生的动作电位幅度降低。为了测定神经干在兴奋过程中的兴奋性变化，可先给一个条件刺激以引起神经性兴奋，然后再用另一个检验性刺激在前一兴奋的不同时相给予刺激，探查神经对检验性刺激反应的兴奋阈值，以及所引起的动作电位幅度，即可观察到神经组织兴奋性的变化过程。

【预习要求】

(1)学习神经干动作电位传导速度的测定原理；

(2)理解可兴奋组织的兴奋性变化的原因。

【实验动物】

蛙或蟾蜍。

【实验器材及试剂】

两栖类手术器械 1 套、滴管、BL-420N(或 BL-420E+)生物机能实验系统、神经标本屏蔽盒、刺激电极、接收电极；任氏液。

【实验方法与步骤】

1.制备坐骨神经干标本

制备蟾蜍的坐骨神经干标本(参见本章实验三)，浸泡在任氏液中，待其兴奋性稳定后开始实验。

2.连接标本与实验仪器

参见本章实验三。

3. 采集和观察数据

打开计算机，进入 BL-420N 生物机能实验系统，开始实验数据的采集。

(1)测量神经干动作电位传导速度：打开 BL420N→实验模块→肌肉神经试验→神经干动作电位的传导速度→输入两电极之间的距离。用下列方法测定其传导速度：测量两个通道的动作电位波峰间的时间差 (t_2-t_1)，测量并输入两对引导电极间的距离 (S_2-S_1)，然后利用公式计算出动作电位的传导速度 $V=(S_2-S_1)/(t_2-t_1)$，保存图形（图6-4）。

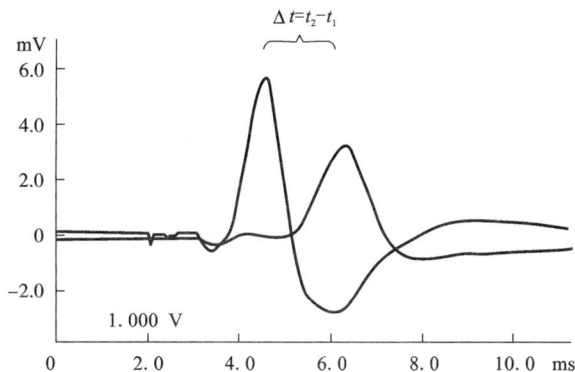

图 6-4　神经干动作电位传导的不应期动作电位

(2)测量神经干动作电位传导的不应期：打开 BL420N→实验模块→肌肉神经试验→神经干不应期的测量→输入两次刺激之间的刺激间隔时间。用下列方法测定其不应期：按程序设定连续输出双脉冲刺激，并逐渐缩短两个刺激之间的间隔时间，使第二个动作电位逐渐向第一个动作电位靠近，并注意波形的变化。当第二个刺激引起的动作电位幅度刚好开始降低时，表明此时的第二刺激已落入第一次兴奋的相对不应期。此时两个动作电位之间的间隔时间为相对不应期。继续缩短两个刺激之间的间隔时间，这期间第二个动作电位波形越来越小，当第二个动作电位完全消失时，表明此时第二个刺激落入第一次兴奋后的绝对不应期，刺激两个动作电位之间的间隔时间为绝对不应期。有效不应期＝相对不应期−绝对不应期。

【注意事项】

(1)分离坐骨神经时，应避免损伤神经，不可用手、镊子等直接夹神经，不可过度牵拉神经。

(2)经常向神经干表面滴加新鲜的任氏液，以保持标本良好的兴奋性。

(3)神经干应与每个电极密切接触，且不可打折。

(4)注意分辨刺激伪迹与双相动作电位波形。刺激伪迹出现在动作电位前，是由刺激电流逸散并通过引导电极记录下来，用来指示刺激的时刻。当刺激强度足够小或将浸有氯化钠溶液的棉线放置在电极上时，不产生动作电位，只有刺激伪迹，且刺激伪迹的方向随刺激电极的正负极转换而转换，而动作电位不转换，以此可助鉴别。

【实验报告要点】

(1)测量并计算神经干动作电位的传导速度；

（2）观察并记录坐骨神经干的绝对不应期和相对不应期。

【思考题】

为什么神经纤维收到一次有效的刺激，其兴奋性先后经历绝对不应期、相对不应期、超常期和低常期等不同时期？

实验五　局麻、低温和高钾对神经干动作电位的影响

【实验目的】

（1）明确部分局部麻醉剂对神经干动作电位及其传导速度的影响；
（2）明确低温对神经干动作电位及其传导速度的影响；
（3）明确细胞外高钾对神经干动作电位及其传导速度的影响。

【实验原理】

局部麻醉是临床常用的麻醉方式。局部麻醉剂作用于神经纤维后，通过影响钠通道而阻止 Na^+ 内流，使神经干去极化速率和程度降低，兴奋性降低，传导速度减慢；同时，局部麻醉剂可降低复极化速率，使不应期延长。最终因去极化无法达到阈电位而完全阻滞动作电位的传导。在临床麻醉过程中，常常需将患者体温降低一定水平，以降低机体耗氧量，增强患者对缺氧的耐受性，而低温本身也可降低神经纤维的兴奋性和传导速度。高钾血症是临床常见的危重急症。细胞外高钾可引起细胞去极化，进而导致钠通道失活，抑制动作电位的产生和传导。

【预习要求】

（1）复习实验"神经干动作电位的观察和波形分析"和"神经干动作电位传导速度与不应期的测定"中的相关操作；
（2）复习神经干兴奋性的概念及其影响因素。

【实验标本】

蛙坐骨神经干。

【实验器材及试剂】

蛙类手术器材 1 套、神经标本屏蔽盒、温度计、小烧杯、培养皿、滤纸片、BL-420N 生物机能实验系统；任氏液、0.2%普鲁卡因溶液、0.87%氯化钾溶液。

【实验方法及步骤】

（1）分离双侧蛙坐骨神经干，置于常温任氏液中备用。
（2）先取一根坐骨神经干，测定正常情况下阈刺激强度、最大刺激强度、传导速度和不应期。随后将坐骨神经干放置于 4℃ 任氏液中浸泡 5 min，测定阈刺激强度、最大刺激强度、

传导速度和不应期，并分析其变化。然后将该神经干标本置常温任氏液中浸泡复温，待用。

（3）取另一根坐骨神经干标本，先测定其阈刺激强度、最大刺激强度、传导速度和不应期。再用浸有0.2%普鲁卡因溶液的滤纸片（细条状）浸润刺激电极（负极）下的坐骨神经干，即可观察到动作电位幅度逐渐变低，迅速测定阈刺激强度、最大刺激强度、传导速度和不应期。如果传导速度变化不明显，可用另一浸有0.2%普鲁卡因溶液的滤纸片浸润2、3电极之间的坐骨神经干，再重新测量。

（4）将已复温的坐骨神经干（或更换新的坐骨神经干）置于神经标本屏蔽盒内，设置刺激强度至最大刺激强度，在刺激电极与引导电极之间的坐骨神经干上放一条浸有0.87%氯化钾溶液的小滤纸条，刺激参数不变，观察动作电位的幅度、传导速度和不应期的变化。

【注意事项】

（1）认真分离坐骨神经干，切勿用金属器械分离；

（2）在实验过程中，应经常滴加任氏液，保持坐骨神经干湿润和活力；

（3）从低温任氏液中取的坐骨神经干在常温环境下会发生复温，因此操作速度要快，尽量减少坐骨神经干复温对结果的影响；

（4）每个实验项目均应设置对照组。

【思考题】

（1）试分析神经干动作电位的传导受哪些因素的影响？

（2）试分析本实验结果对临床工作有哪些指导意义？

实验六　心输出量的影响因素

【实验目的】

（1）观察改变前负荷、后负荷、心率和心肌收缩能力对心输出量的影响；

（2）学习离体蛙心恒压灌流的实验方法。

【实验原理】

心输出量（cardiac output）是衡量心功能的直接指标，通常指一侧心室每分钟射出的血量，其值等于每搏输出量乘以心率。每搏输出量受前负荷、后负荷和心肌收缩能力的影响。前负荷可影响心肌初长度，在一定范围内心肌初长度越长，心肌射血力量越大；后负荷构成心脏射血的阻力，增加可致等容收缩期延长，射血速度下降，心输出量减少；心肌收缩能力是决定泵血功能的内在因素，肾上腺素和乙酰胆碱可改变心肌收缩能力，从而影响心输出量。在一定范围内，心率增加，心输出量也增加；但心率过快，心舒张期缩短，心室充盈不足，心输出量反而减少。

【预习要求】

（1）预习心脏泵血的过程；

(2)预习前负荷、后负荷、心率及心肌收缩能力对心输出量的影响机制。

【实验标本】

蟾蜍心脏。

【实验器材与试剂】

FCO-1 蛙心输出量测定系统、蛙类手术器械 1 套；任氏液、1∶10000 肾上腺素溶液、1∶100000 乙酰胆碱溶液。

1. FCO-1 蛙心输出量测定系统

FCO-1 蛙心输出量测定系统实际上是离体蛙心灌流装置，其结构及功能介绍如下（图 6-5）（表 6-1）。

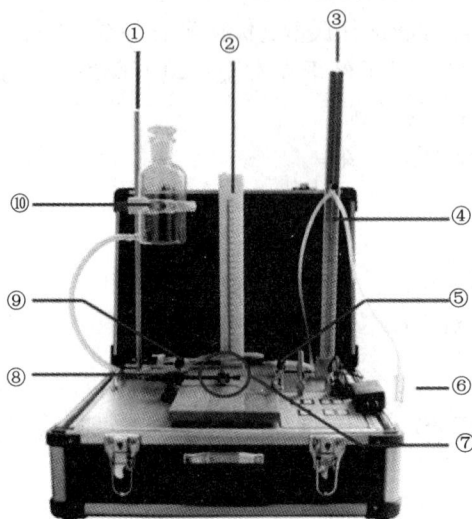

图 6-5　蛙心灌流装置

表 6-1　蛙心灌流装置器件功能表

序号	器件	功能
①	长立柱	用于附着和固定储液瓶，标有刻度，方便调节前负荷
②	前负荷标尺	刻度标尺中央为一垂直导管与储液瓶连通，通过中心管液面刻度读取前负荷数值
③	后负荷标尺	刻度标尺中央为后负荷调节模块的移动槽，通过调节模块的固定位置处的刻度读取后负荷数值
④	后负荷调节模块	用于调节后负荷高度，中央为固定螺栓
⑤	动脉插管	左主动脉插管，心输出液可通过插管射入导管中
⑥	量筒	用于收集心输出液，计量心输出量
⑦	蛙心刺激器	用于刺激离体蛙心，调节心率

续表6-1

序号	器件	功能
⑧	刺激电极固定组件	用于调节控制刺激电极的位置及方向
⑨	静脉插管	通过静脉窦插入心室，灌流液通过插管进入心室
⑩	储液瓶	用于盛放灌流液，通过导管灌流进入离体心脏

2.蛙心刺激器面板

蛙心刺激器面板及各部件功能介绍如下(图6-6)(表6-2)。

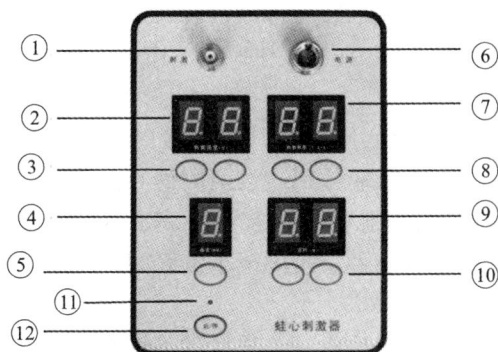

图6-6 蛙心刺激器面板

表6-2 蛙心刺激器面板部件功能表

序号	名称	功能
①	刺激输出插孔	连接刺激电极输出插头，用于刺激输出
②	刺激强度显示屏	用于显示刺激强度值
③	刺激强度调节按钮	用于调节设置刺激强度
④	波宽显示屏	用于显示刺激脉冲波宽
⑤	波宽调节按键	用于调节刺激脉冲波宽
⑥	电源输入插孔	连接电源输入插头，用于电源输入
⑦	刺激频率显示屏	用于显示设置刺激频率
⑧	刺激频率调节按键	用于调节设置刺激频率
⑨	定时显示屏	用于定时数值显示，单位为 s
⑩	定时调节按键	用于设置时间参数
⑪	刺激指示灯	用于指示刺激状态，启动刺激时灯亮，停止刺激时灯熄灭
⑫	刺激启停按键	用于控制刺激启停状态

【实验方法与步骤】

1. 实验标本制备

(1)捣毁蟾蜍脑及脊髓,仰卧固定于蛙板上,打开胸腔,剪开心包膜暴露心脏。

(2)分离左主动脉、右主动脉及前腔静脉,结扎右主动脉及前腔动脉,于左主动脉下穿一棉线备用。

(3)用玻璃分针将心脏翻向头部,可见静脉窦及后腔静脉,在静脉窦下穿一棉线备用。

(4)静脉插管:用镊子提起静脉窦,用小剪刀在静脉端作一切口,将充满任氏液的静脉插管插入静脉,并结扎固定,再将插管组件的三通打开,储液瓶中任氏液即通过静脉插管灌流进入心脏,待心脏内血液排净后,关闭三通停止灌注(注:进行插管时为方便手术操作,可将插管从插管组件上取下再操作,插入后再将插管装入组件中)。

(5)主动脉插管:翻转心脏向下,提起左主动脉,作一斜形切口,将导管朝心脏方向插入并固定。

(6)游离心脏:插管成功后,将心脏及与其相连接的静脉插管、动脉插管一起小心地分离,将静脉插管和动脉插管的头针尾端分别通过两侧蛙心插管组件中的两通连到装置上。

(7)打开三通,使灌注液通过静脉插管进入静脉窦,再进入心室,心脏便恢复起跳。心输出液通过主动脉插管进入后负荷管路,收集至小量筒中。

2. 观察前负荷对心输出量的影响

固定后负荷于 5 cm H_2O(使动脉插管的连接管的高度在 5 cm 高度),刺激器控制心率 30 次/min,波宽 1~3 ms,电压 4~6 V。调节储液瓶高度,使前负荷标尺玻璃管内液平面分别于 2.5 cm、5.0 cm、7.5 cm、10 cm、12.5 cm 和 15 cm,用小量筒收集测定每分钟心输出量,找出最适前负荷。若心脏排出液体量较少,也可计数每分钟液体的滴数。

3. 观察后负荷对心输出量的影响

固定于最适前负荷,心率 30 次/min,调节后负荷标尺玻璃管内液平面,使液体分别从 0 cm、5 cm、10 cm、15 cm、45 cm 处流出,收集并测量心输出量。

4. 观察心率对心输出量的影响

将前负荷固定于最适前负荷,并将后负荷定为 5 cm H_2O,在控制面板上设置心率分别为 30 次/min、40 次/min、50 次/min、60 次/min,观察心输出量。

5. 观察心肌收缩能力改变时心输出量的变化

选择最适前负荷,后负荷为 5 cm H_2O,心率 30 次/min。

(1)从静脉端橡皮管内注入 0.1 mL 1:10000 肾上腺素溶液或直接在心脏表面滴 1~2 滴 1:10000 肾上腺素溶液,收集并测量心输出量。

(2)更换灌流液(如在心脏表面滴加肾上腺素溶液则不需要更换),待心脏活动恢复到加药前水平后,加入 1:100000 乙酰胆碱溶液,收集并测量心输出量。

【注意事项】

(1)标本制备是成功的关键,手术要细致,以免漏液或过分牵拉;

(2)进行插管和冲洗心脏时避免气泡进入心脏,管道应保持通畅,防止扭曲;

(3)心脏表面经常滴加任氏液,保持湿润;

（4）若蟾蜍心脏自身心率高于 30 次/min，则应适当提高刺激频率。

【思考题】

（1）在实验中为什么要采用固定心率略快于蛙心自身的心率？并固定前负荷为最适前负荷？

（2）前负荷、后负荷、肾上腺素溶液、乙酰胆碱溶液、心率是怎样影响心输出量的？

（3）为什么说心脏收缩能力对心肌收缩强度的影响与前负荷、后负荷无关？试设计实验来观察灌流液的某些理化因素对心肌收缩强度的影响。

实验七　离子及药物对离体蛙心活动的影响

【实验目的】

（1）学习离体蛙心灌注方法；

（2）观察内环境理化因素和某些神经体液因素对心脏节律性活动的影响；

（3）观察强心苷对离体蛙心收缩强度、频率和节律的影响，以及强心苷和钙离子的协同作用。

【实验原理】

作为蛙心起搏点的静脉窦能按一定节律自动产生兴奋。因此，只要将离体失去神经支配的蛙心保持在适宜的环境中，在一定时间内仍能产生节律性兴奋和收缩活动；另一方面，心脏正常的节律性活动有赖于内环境理化因素的相对稳定，所以改变灌流液的理化性质，则可以引起心脏活动的改变。此外，心脏受自主神经的支配及某些体液因素的调节。因此，在灌流液中，滴加肾上腺素、乙酰胆碱及其相应受体阻断剂普萘洛尔和阿托品，可间接观察神经体液因素对心脏活动的影响。

【预习要求】

（1）BL-420N 生物机能实验系统的基本操作；

（2）坐骨神经标本制备；

（3）生理学教材细胞的兴奋性和生物电现象。

【实验标本】

蟾蜍或蛙离体心脏。

【实验器材及试剂】

蛙类手术器械 1 套、张力换能器、滑轮、滴管、棉线、BL-420N 生物机能实验系统。

任氏液、0.65%NaCl 溶液、1%CaCl$_2$ 溶液、3%CaCl$_2$ 溶液、1%KCl 溶液、1∶10000 肾上腺素溶液、1∶100000 乙酰胆碱溶液、1∶10000 盐酸普萘洛尔溶液、0.5%阿托品溶液、低钙任氏液（所含 CaCl$_2$ 的量为一般任氏液的 1/4，其他成分不变）、5%洋地黄溶液（0.1%毒毛花苷 G 溶液)。

【实验方法与步骤】

1. 离体蛙心制备

(1)取蟾蜍一只,破坏脑和脊髓后,使其仰卧固定在蛙板上,从剑突下将胸部皮肤向上剪开,然后剪掉胸骨,打开心包,暴露心脏。

(2)在主动脉干下方引 2 根线。一条在左主动脉上端结扎作插管时牵引用,另一根则在动脉圆锥上方,系一松结用于结扎并固定蛙心插管。

(3)左手持左主动脉上方的结扎线,用眼科剪在松结上方左主动脉根部剪一小斜口,右手将盛有少许任氏液的大小适宜的蛙心插管由此剪口处插入动脉圆锥。当插管头到达动脉圆锥时,将插管稍稍后退,并转向心室中央方向,在心室收缩期插入心室。蛙心插管是否进入心室,可根据插管内的任氏液的液面是否能随心室的舒张和收缩而上下波动来判断。如蛙心插管已进入心室,则将预先准备好的松结扎紧,并固定在蛙心插管的侧钩上以免蛙心插管滑出心室。剪断主动脉左右分支。

(4)轻轻提起蛙心插管以抬高心脏,用一根线在静脉窦与腔静脉交界处作一结扎,结扎线应尽量下压,以免伤及静脉窦,在结扎线外侧剪断所有组织,将蛙心游离出来。

(5)用新鲜任氏液反复换洗蛙心插管内含血的任氏液,直至蛙心插管内无血液残留为止。此时离体蛙心已制备成功,可供实验。

2. 仪器连接和参数设置

(1)将蛙心插管固定在铁支架上,用蛙心夹在心室舒张期夹住心尖,并将蛙心夹的线头通过滑轮连至张力换能器的应变梁上,此线应有一定的紧张度。张力换能器输出线接生物信号处理系统第二通道,选择直流耦合方式(图 6-7)。

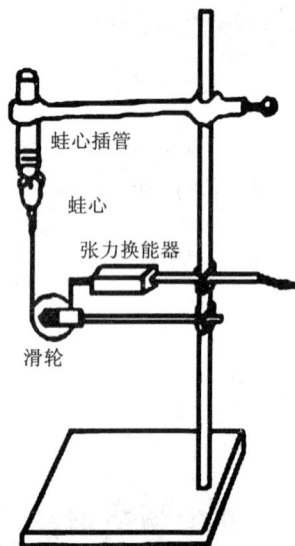

图 6-7　蛙心搏动记录装置示意图

(2)将 1 通道输入线(+)极端接细银针,然后将其刺入心室壁内记录动作电位。

(3)依次选择:输入信号→1 通道→肌电→2 通道→张力,开始实验。

【观察项目】

(1)描记正常的蛙心搏动曲线,注意观察心搏频率、心室的收缩和舒张程度。

(2)把蛙心插管内的任氏液全部更换为 0.65%NaCl 溶液,观察心搏和肌电变化。待效应明显后,以新鲜任氏液换液两次,待曲线恢复正常后,再进行下列步骤(以下各观察均同此)。

(3)于灌注液内滴加 3%$CaCl_2$1~2 滴,混匀,观察心搏和肌电变化。

(4)于灌注液内滴加 1%KCl 1~2 滴,混匀,观察心搏和肌电变化。

(5)于灌注液内滴加 1∶10000 的肾上腺素溶液 1~2 滴,观察心搏和肌电变化。

(6)换新鲜任氏液,加 1∶10000 盐酸普萘洛尔溶液 1~2 滴,观察心搏变化,然后加入 1∶10000 肾上腺素溶液 1~2 滴,观察心搏和肌电变化,并与上一步比较有何不同。

(7)于灌注液内滴加 1∶100000 乙酰胆碱溶液 1~2 滴,观察心搏和肌电变化。

(8)换新鲜任氏液,加 0.5%阿托品溶液 1~2 滴,观察心搏变化,然后加入 1∶10000 的乙酰胆碱溶液 1~2 滴,观察心搏和肌电变化,并与上一步比较有何不同。

(9)换入低钙任氏液,当心脏收缩明显减弱时,向插管内加入 5%洋地黄溶液 0.1~0.2 mL(或 0.1%毒毛花苷 G 溶液 0.2 mL);当药物作用明显时,再向插管内加入 1%$CaCl_2$ 溶液 2~3 滴,观察心搏和肌电变化。

【注意事项】

(1)制备蛙心标本时,勿伤及静脉窦。

(2)上述各实验项目,一旦出现作用,应立即用新鲜任氏液换洗,以免心肌受损,而且必须待心搏恢复正常后方能进行下一步实验。

(3)蛙心插管内液面应保持恒定,以免影响结果。

(4)滴加药品和换取新鲜任氏液,须及时在记录纸上标记,以便观察分析。

(5)吸取新鲜任氏液和吸取蛙心插管内溶液的吸管应区分专用,不可混淆使用,以免影响实验结果。

(6)化学药物作用不明显时,可再次适量滴加,密切观察药物剂量添加后的实验结果。

(7)在实验中以低钙任氏液灌注蛙心,使心脏的收缩减弱,可以提高心肌对强心苷的敏感性。

【实验报告要点】

(1)记录和测量各项处理前后心脏的心率、心室的收缩张力和舒张张力、心肌动作电位幅度及频率;

(2)统计并处理数据;

(3)分析和讨论实验结果。

【思考题】

(1)通过本实验,能从哪几个方面加深你对内环境相对恒定重要性的理解?

(2)在本实验中可以看到强心苷的哪几种药理作用?

实验八　药物对离体支气管平滑肌的影响

【实验目的】

(1)学习肺支气管灌流方法;

(2)通过观察药物对豚鼠支气管灌流量的影响来分析药物对支气管平滑肌的作用。

【实验原理】

离体支气管灌流是通过观察药物对支气管灌流液流出速率的影响,借以测定全部气道平滑肌的张力情况。若待测药物使灌流液流量增加,说明气道平滑肌张力降低,该药有舒张气道平滑肌的作用;反之,若待测药物使灌流液流量减少,说明气道平滑肌张力增强,该药有收缩气道平滑肌的作用。

【预习要求】

(1)熟悉本实验的仪器使用方法,了解离体灌流装置的使用方法;

(2)预习《药理学》教材关于支气管平滑肌上的受体分布情况,以及其相应的激动药和拮抗药。

【实验动物】

豚鼠。

【实验器材及试剂】

支气管灌流装置、超级恒温水浴器、培养皿、大小剪刀、镊子、止血钳、棉线、1 mL 注射器、秒表、量筒、烧杯。

乐氏液(Locke)、0.01%组胺溶液、0.01%异丙肾上腺素溶液、0.05%乙酰胆碱溶液、0.02%苯海拉明溶液。

【设计要求】

(1)提前 1 个星期由学生分组设计药物对离体支气管舒张和收缩功能影响的实验方案。

(2)实验完成后要求分析药物的药理作用,并推测其可能的受体机制。

【设计提示】

(1)可以通过观察药物对离体支气管灌流量的影响,来分析这些药物对支气管平滑肌的作用。

(2)可以通过应用拮抗药阻断激动药的作用,推测药物作用的受体机制。0.01%组胺溶液、0.01%异丙肾上腺素溶液、0.05%乙酰胆碱溶液、0.02%苯海拉明溶液的用量分别为 0.5 mL、0.5 mL、0.5 mL 和 0.4 mL。

（3）为保证实验的成功，在实验过程中应该注意哪些问题。

【实验方法与步骤】

1. 离体支气管标本的制备

取豚鼠 1 只，击头致死，剪断颈动脉放血，迅速打开胸腔暴露心肺。剪下一段气管连同心肺一并取出。将肺浸入 37℃ 含氧乐氏液的培养皿中轻轻挤压肺数次，以排出肺内气体。用注射器吸取乐氏液数毫升，经气管注入肺内使肺膨胀，然后除去心脏。

2. 实验仪器连接

连接实验装置（图 6-8）。将气管用线结扎于灌流装置的套管上，用乐氏液进行灌流。待肺充盈膨胀后，用针头在每叶肺表面散在性穿孔 2~3 个。调节灌流速度至流出量约 30 mL/min（注意：储液瓶液面水平应高出灌注水平 20~30 cm；乐氏液应预先充氧）。

3. 用药

灌流恒定后即可给药，药物从套管顶端的橡皮管内注入。

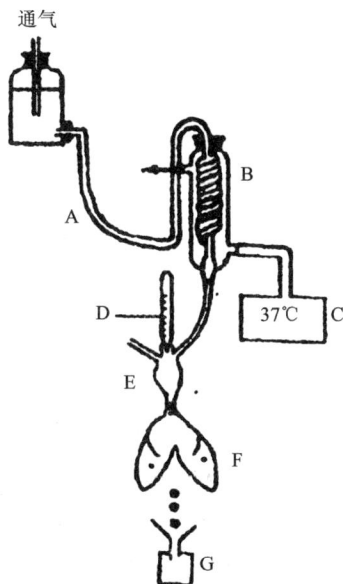

图 6-8　肺支气管灌流装置

A—恒压储液瓶；B—恒温水浴"蛇形"管；C—超级恒温水浴器；
D—温度计；E—灌流套管；F—离体肺支气管；G—量筒

【观察项目】

每分钟液体流出量、作用高峰时间和维持时间。

【注意事项】

（1）放血时不要将气管剪断，以免血块阻塞气管。放血要彻底，避免血块堵塞于肺内。
（2）挤压肺时动作要轻柔，以免损伤肺，但应尽可能把肺内气体排出。

（3）操作要快，尽快使肺得到乐氏液灌流。

（4）灌流压力不要过大，以免引起肺水肿。

（5）组胺易产生急性耐受性，故应给最大反应剂量 500μg，可维持 30 min，并与激动药交替使用为佳。

【实验报告要点】

（1）记录给药前后肺脏灌流量的大小；

（2）讨论给药后肺灌流量发生改变的可能原因；

（3）分析药物引起灌流量改变的机制；

（4）归纳实验结论。

【思考题】

（1）受试药物有哪些可以引起灌流量减少？其机制是什么？哪些药物是受体特异性拮抗药？哪些药物有生理性抵抗作用？

（2）阿托品是否可以用于支气管哮喘患者？为什么？

（3）异丙肾上腺素用于治疗支气管哮喘有哪些不良反应？为什么？

实验九　药物对离体气管条的影响

【实验目的】

（1）观察异丙肾上腺素、氨茶碱、乙酰胆碱和组胺等药物对豚鼠离体气管条的作用；

（2）掌握应用 BL-420 生物机能实验系统辅助记录实验结果的方法。

【实验原理】

豚鼠对组胺比较敏感，易致敏，常用于平喘药和抗组胺药的研究。不同的药物通过不同的作用机制（直接或间接激动支气管平滑肌上的不同受体）使离体气管条产生收缩或松弛作用。研究出具有松弛离体气管条的药物是研发平喘药的途径之一。

【预习要求】

掌握异丙肾上腺素、氨茶碱、乙酰胆碱和组胺等药物对支气管的舒张和收缩作用，以及其作用机制。

【实验动物】

豚鼠。

【实验器材及试剂】

BL-420 生物机能实验系统、Magnus 实验装置 1 套（包括麦氏浴槽、麦氏浴管、恒温装置）、通气泵、手术器械 1 套、培养皿、注射器（1 mL）、量筒（50 mL）。

10^{-3}mol/L 硫酸异丙肾上腺素、10^{-2}mol/L 氨茶碱、10^{-3}mol/L 氯乙酰胆碱、10^{-3}mol/L 磷酸组胺、克-亨氏液。

【实验方法与步骤】

取豚鼠 1 只,用木棒击头部致死。从颈部正中切开皮肤,轻轻剥离周围组织,取出气管,置于盛有氧饱和克-亨氏液的平皿中,用眼科剪将气管剪成宽约 4 mm、长 3~4 cm 的螺旋条。将气管螺旋条一端固定于通气钩上,另一端用线连接于与计算机相连的换能器上。麦氏浴槽内盛有 30 mL 克-亨氏液(用自动恒温装置保持 37℃),并不断通氧气。

离体气管螺旋条静止负荷为 2 g,标本在浴槽中张力基本稳定在 30 min,按下列顺序给药:①$10^{-3}$mol/L 硫酸异丙肾上腺素 0.2 mL;②$10^{-2}$mol/L 氨茶碱 0.2 mL;③$10^{-3}$mol/L 氯乙酰胆碱 0.2 mL,待作用达到高峰后,加入 10^{-3}mol/L 硫酸异丙肾上腺素 0.2 mL;④$10^{-3}$mol/L 氯乙酰胆碱 0.2 mL,待作用达到高峰后,加入 10^{-2}mol/L 氨茶碱 0.2 mL;⑤$10^{-3}$mol/L 磷酸组胺 0.1 mL,待作用达到高峰后,再加入 10^{-3}mol/L 硫酸异丙肾上腺素 0.2 mL。

【观察项目】

每加入一组药物,观察 5 min,记录药物反应后,用 37℃克-亨氏液冲洗 3 次,待基本恢复正常后再给下一组药物。

【注意事项】

(1)支气管条不能在空气中暴露过久,且应避免过度牵拉;
(2)必须用新鲜蒸馏水配置克-亨氏液,实验前用氧饱和。

【实验报告要点】

(1)清晰地记录在加入不同药物后支气管条张力的变化;
(2)认真地思考和分析实验结果。

【思考题】

(1)实验中所用药物,哪些可引起气管条收缩?
(2)哪些可引起支气管条松弛?其机制分别是什么?

实验十　药物对离体子宫平滑肌的作用

【实验目的】

(1)掌握离体子宫的实验方法;
(2)观察不同药物对离体子宫产生的收缩或松弛作用。

【实验原理】

子宫平滑肌兴奋药具有直接兴奋子宫平滑肌的作用,其作用因子宫生理状态及药物剂量的不同而不同,可分别引起子宫节律性收缩或强直性收缩。

缩宫素能直接兴奋子宫平滑肌,增强子宫收缩力。子宫平滑肌对缩宫素的敏感性与体内雌激素和孕激素的水平相关,雌激素可提高其敏感性,孕激素则降低其敏感性。妊娠早期,孕激素水平高,敏感性低,妊娠末期雌激素水平高,因此妊娠末期子宫对缩宫素很敏感,小剂量就可使子宫产生节律性收缩,随着剂量的增加,可引起肌张力持续增高,最后可致强直性收缩。

麦角新碱也能选择性的兴奋子宫平滑肌,但其收缩子宫的作用比较强而持久,稍大剂量能引起子宫强直性收缩,对子宫体和子宫颈的兴奋作用无明显区别。

益母草为中草药,有效成分为一种生物碱,能兴奋子宫平滑肌,增加子宫收缩频率和提高其张力,作用较垂体后叶素弱。

垂体后叶素内含缩宫素和加压素,能直接兴奋子宫平滑肌,加强其收缩,其收缩性质与正常分娩相似,既能使子宫发生节律性收缩,又能使子宫颈平滑肌松弛。

子宫平滑肌抑制药抑制子宫收缩。沙丁胺醇可选择性激动子宫平滑肌上的 β_2 肾上腺素受体,具有松弛子宫平滑肌的作用。

【预习要求】

(1)熟悉 MS4000 生物信号记录分析系统或 BL-410 生物机能实验系统的用法;

(2)复习《药理学》有关子宫平滑肌兴奋药和抑制药的种类、分类,主要的药理作用、作用机理、临床应用。

【实验动物】

小鼠或家兔。

【实验器材和试剂】

MS4000 生物信号分析系统或 BL-410 生物信号分析系统、张力换能器、超级恒温水浴槽、通气钩、小弯钩、氧气球胆、小镊子、小剪刀、组织剪、培养皿、双凹夹、1 mL 注射器。

乐氏液、0.1%苯甲酸雌二醇溶液、5U/mL 垂体后叶素溶液、0.05%马来酸麦角新碱溶液、0.005%异丙肾上腺素溶液、0.01%普萘洛尔溶液、50%益母草碱剂、0.2%沙丁胺醇溶液。

【设计要求】

(1)提前 1 个星期由学生分组设计不同药物对子宫舒张与收缩功能影响的实验方案。

(2)实验完成后要求比较不同药物引起子宫平滑肌功能张力的变化。

【设计提示】

(1)可以用小鼠或兔的离体子宫模型来比较不同药物对子宫舒张与收缩功能的影响。

(2)应用恒温水浴槽、乐氏液等保温、供氧来模拟体内环境用以研究离体子宫功能。

(3)可以于实验前给予小鼠肌内注射 0.1%苯甲酸雌二醇溶液 0.7 mL,人工造成动物体内雌激素水平增高,提高子宫的敏感性。

（4）可以先用垂体后叶素，待作用高峰时，应用子宫平滑肌抑制药沙丁胺醇溶液，观察其对子宫平滑肌的舒张作用。

（5）在实验过程中你应该注意哪些问题以确保实验成功。5 U/mL 垂体后叶素和 0.05% 马来酸麦角新碱溶液的常用量为 1 滴（5 号针头），0.005% 异丙肾上腺素溶液、0.01% 普萘洛尔溶液和 0.2% 沙丁胺醇溶液常用量均为 0.1 mL，50% 益母草碱剂常用量为 1 mL。

【实验步骤】

1. 实验前准备

取雌性未孕小鼠 1 只，实验前 24~28 h 肌内注射 0.1% 苯甲酸雌二醇溶液 0.7 mL/只。

2. 环境和设备准备

预先准备好通气、保温（30℃~32℃）和记录装置。

3. 离体子宫的制备

小鼠颈椎脱臼致死，剖腹找出子宫，轻轻分离摘出，立即置于盛有乐氏液的培养皿中。然后将一侧子宫角的两端各挂一小弯钩悬挂于恒温水浴槽中，立即通 95% 氧气和 5% 二氧化碳混合气体，连接记录装置。待体系稳定 20 min 后，开始描记正常曲线。然后依次加入相应药物。

【注意事项】

（1）分离子宫时动作应轻柔，避免牵拉。操作时应尽量使标本处于乐氏液中。

（2）实验过程中应注意供氧和保温。每次换液后冲洗子宫标本 3 次，浴槽中乐氏液换液前后的体积应保持一致，15 mL 为宜。

（3）每次更换乐氏液的次数及每两次加药的间隔时间应尽量保持一致。

【实验报告要点】

（1）列表格将实验数据记录，比较不同药物对子宫平滑肌张力作用的异同；

（2）分析并讨论结果，归纳出相应结论。

【思考题】

垂体后叶素与麦角新碱对子宫平滑肌收缩作用有何区别？

第七章

整体动物实验

实验一　呼吸运动调节及药物对呼吸运动的影响

【实验目的】

(1) 观察一些化学因素, 如 PO_2、PCO_2、H^+、尼可刹米等对呼吸的影响及相应的膈肌放电情况;

(2) 观察迷走神经在呼吸调节中的作用。

【实验原理】

呼吸运动指在中枢神经系统控制下, 通过呼吸肌节律性的运动造成胸廓节律性地扩大或缩小。但呼吸运动除了受中枢神经系统控制外, 还受多种神经体液因素反射性地调节。例如, 化学感受性呼吸反射、肺扩张反射。一些化学因素 (包括代谢产物、药物等) 可直接作用于中枢或通过化学感受器作用于中枢后, 再经传出神经纤维, 如膈神经、肋间神经将控制信号传至呼吸肌, 引起呼吸运动发生改变。肺扩张反射指肺扩张时引起吸气抑制的反射, 其传入神经是迷走神经。

【预习要求】

(1) 仪器使用, 参见 BL-420N 生物机能实验系统介绍;

(2) 熟悉实验中相关的家兔手术操作步骤;

(3) 熟悉生理学教材呼吸运动的神经体液调节相关知识。

【实验动物】

家兔。

【实验器材】

哺乳动物手术器械 1 套、兔手术台、HX200 呼吸流量换能器、BL-420N 生物信号采集与分析系统、监听器、注射器、气管插管、纱布、50 cm 长橡皮管、保护电极、膈肌电极、小弯钩。

台氏液、25%氨基甲酸乙酯(乌拉坦)、3%乳酸、10%尼可刹米针剂。

【实验方法与步骤】

1. 动物手术

(1)静脉注射25%乌拉坦(4 mL/kg)将动物麻醉,仰卧固定于兔手术台上。

(2)剪去颈部、剑突周围的兔毛后。沿颈部正中剪开皮肤,钝性分离气管,并进行气管插管,插管的一侧橡皮管接呼吸流量换能器,插管另一侧橡皮管折叠后用止血钳夹闭;再分离颈部双侧迷走神经,穿线备用。

(3)在剑突下剪一纵行小切口,仔细暴露附于剑突下的粉红色的膈肌附着处,注意勿损伤膈肌,以免导致气胸。

2. 仪器连接

呼吸流量换能器插头连至在 BL-420N 生物信号采集与分析系统上选择的"呼吸运动调控"实验项目模块中规定的"气流量"通道,记录气流量;将膈肌电极小心钩住膈肌附着处,另一端与系统的"膈肌放电"通道相连,记录膈肌放电(注意接地)。

3. 软件操作

参考本书第四章 BL-420N 生物信号采集与分析系统。

(1)依次选定:实验模块→呼吸系统实验→呼吸运动调节。

(2)根据面板提示将"气流量""肌电"连接相对应的通道→自动调零。

(3)依次选定:刺激器→单次刺激→波宽约 5 ms,波间隔 0 ms,刺激强度约 5 V(可调),串长为 5,刺激方式选择"程控"。

"增益选择""显速选择""设刺激器"等依具体情况进行调整。

【观察项目】

(1)增大无效腔后的呼吸变化:先记录一段正常呼吸波,选择标记"增大无效腔",将长约 0.5 m、内径 1 cm 的橡皮管连于气管插管与呼吸流量器之间,观察呼吸波的变化。一旦出现明显变化,则立即去除长橡皮管,待呼吸恢复正常。

(2)注射乳酸后的呼吸变化:自耳缘静脉缓慢注入 3%乳酸约 2 mL,观察呼吸效应。

(3)注射尼可刹米:当第(2)步出现明显效应后,立即自耳缘静脉注入 10%尼可刹米(0.5 mL/kg,即 50 mg/kg),观察呼吸变化。

(4)剪断迷走神经后的呼吸变化:先结扎一侧迷走神经,靠外周端剪断,观察呼吸效应;稍后,剪断另一侧迷走神经,观察呼吸变化。

(5)刺激迷走神经中枢端后的呼吸变化:将迷走神经中枢端搭在保护电极上,刺激器按"启动刺激"进行刺激,观察效应。

(6)刺激迷走神经外周端后的呼吸变化:将迷走神经外周端搭在保护电极上,刺激器按"启动刺激"进行刺激,观察效应。

【注意事项】

(1)气管插管前应确切止血,并注意清除气道异物;

(2)注意勿损伤膈肌,以免造成气胸;

(3)增大无效腔的时间不宜过长;

(4)注射乳酸时,注意勿漏出血管外,以免家兔躁动;

(5)每观察一个项目之前应记录一段正常波形,每一步按 F2 进行标记。

【实验报告要点】

(1)记录不同刺激,并观察不同刺激对于呼吸效应的影响;

(2)选用区间测量工具测出潮气量(吸气或呼气)、呼吸频率,列表记录实验数据;

(3)讨论并归纳调节呼吸运动的因素;

(4)得出相应结论。

【思考题】

(1)迷走神经在呼吸调节过程中有何作用?

(2)对于吸毒引起呼吸抑制的患者如何进行抢救?

实验二　肺动态顺应性的测量

【实验目的】

(1)学习肺动态顺应性的测量方法;

(2)学习小动物呼吸机的使用方法。

【实验原理】

肺顺应性(compliance of lung, C_L)是反映呼吸力学的重要指标,是指在单位跨肺压变化时肺容量的变化,即:肺顺应性(C_L)= 肺容积的变化(ΔV)/跨肺压的变化(ΔP)(L/cm H_2O)。

肺顺应性主要由肺泡表面张力和肺弹性回缩力决定。

肺顺应性的测定可分为静态顺应性和动态顺应性两种:静态肺顺应性是指在呼吸周期中气流暂时阻断时测得的顺应性,即肺组织的弹性;而动态顺应性是指在呼吸周期中气流未阻断时测得的肺顺应性,它受肺组织弹性和气道阻力的双重影响,更能反映生理状态下的肺功能变化。与传统的静态肺顺应性测量方法比较,动态肺顺应性测量方法可以直接反映各项指标,动态实时显示压力与容量之间的关系,并给出动态肺顺应性值,从而减少人为因素对测量的影响,更为直观、准确。

本实验利用小动物呼吸机持续正压通气,通过呼吸流量换能器和压力换能器同时记录肺气流量和肺内压。对气流量作积分处理即为肺容量变化。生物信号分析记录系统绘制各呼吸时相动态 P-V 曲线,计算肺顺应性。

【预习要求】

(1)熟悉家兔气管插管;

(2)复习肺顺应性概念及影响因素相关知识。

【实验动物】

家兔。

【实验器材及试剂】

兔实验手术器械 1 套、小动物呼吸机、BL-420N 生物信号采集与分析系统、气管导管（Y 形管）、压力换能器、呼吸流量换能器。

25%氨基甲酸乙酯溶液（乌拉坦）、肝素、哌库溴铵。

【实验方法与步骤】

1. 麻醉

取健康家兔称重，经耳缘静脉注射 25%乌拉坦（参考剂量 4 mL/kg 体重）麻醉。

2. 气管插管

剪去颈部兔毛显露手术野，沿颈正中剪开皮肤，钝性分离气管，并进行气管插管。

3. 连接呼吸机及 BL-420N 生物信号采集与分析系统

Y 形管的一头接气流压力换能器 2 通道；另一头接呼吸流量换能器，并与呼吸机相通，呼吸流量换能器接于 1 通道。呼吸机设潮气量为 10 mL/kg 体重；呼吸时间比为 1∶2；呼吸频率为 50 次/min。

4. 抑制呼吸

耳缘静脉注射哌库溴铵（0.005 mg/kg 体重），以抑制家兔自主呼吸。

5. BL-420N 系统设置

系统自动记录各个数值在各个时相的变化：1 通道，气流量（流速）；2 通道，气道内压；3 通道，肺容量变化。

6. 实验操作

待基本参数平稳后，开始实验。依次选择：窗口 x-y 向量 ￫x 输入 2 通道，y 输入 3 通道，系统自动显示动态肺顺应性环。①实时的测量数据以蓝色显示，测量的数据可以显示在向量图的顶部或跟随鼠标旁边显示；②双击鼠标左键可以将测量数据以绿色标注在向量环的旁边，而对应的点在向量环上以红色标注；在数据上单击鼠标左键并移动，可将数据拖移到指定位置；③在绿色的标注字体上单击鼠标右键可以删除该标注。

【注意事项】

（1）气管导管前应确切止血，并注意清除气道分泌物；

（2）在实验过程中，如果动物恢复自主呼吸，应重新注射哌库溴铵；

（3）x-y 向量环分析起始时间应与呼吸起始对应。

【思考题】

（1）肺顺应性受哪些因素的影响？

（2）动态肺顺应性的测定与静态肺顺应性测定相比有哪些优点。

实验三 家兔动脉血压调节的机制分析

【实验目的】

(1)明确压力感受性反射在动脉血压调节中的作用和机制；

(2)明确部分体液因素对动脉血压的影响；

(3)明确动脉血压与降压神经放电之间的关系；

(4)明确自主神经对动脉血压的影响，并分析其机制。

【实验原理】

机体通过复杂的神经调节、体液调节和自身调节共同维持动脉血压的相对稳定。压力感受性反射是重要的神经调节。当动脉血压升高或降低时，位于颈动脉窦和主动脉弓的压力感受器所感受的刺激发生相应的变化，产生的神经冲动分别经窦神经和迷走神经传入延髓心血管系统。例如，当血压升高时，主动脉弓的动脉管壁被动扩张，降压神经传入冲动增多；反之，传入冲动减少。家兔的主动脉弓压力感受器传入神经在颈部自成一束，与迷走神经伴行，称为主动脉神经或降压神经。在压力感受性调节中，心交感神经和交感缩血管神经的节前纤维和节后纤维分别为胆碱能纤维和肾上腺素能纤维，节前纤维释放乙酰胆碱(acetylcholine，ACh)，激活节后神经元的 N_1 受体而兴奋节后神经，后者再释放去甲肾上腺素兴奋心肌，收缩血管；心迷走神经的节前纤维和节后纤维均为胆碱能纤维，其节后纤维通过释放 ACh 作用于心肌 M 受体，抑制心肌的活动；最终维持动脉血压相对稳定。血液和组织液中的多种化学物质对心肌或血管平滑肌的调节是心血管活性的体液调节，包括肾素-血管紧张素系统、肾上腺素和去甲肾上腺素，以及血管升压素等。

本实验通过直接记录家兔动脉血压和降压神经放电，观察部分神经和体液因素对动脉血压和降压神经放电的影响。

【预习要求】

(1)动脉血压的概念、测定方法及变化规律；

(2)颈动脉窦和主动脉弓压力感受性反射规律及生理意义；

(3)常见影响动脉血压的体液因素；

(4)家兔颈部的解剖结构。

【实验动物】

家兔。

【实验器材和试剂】

台秤、兔手术台、注射器(1 mL 和 20 mL 各 1 支)、哺乳类动物手术器械 1 套、BL-420N生物信号采集和分析系统、引导电极、血压换能器、三通阀、铁支架 2 个、动脉夹 2 个、动脉导管、玻璃分针、棉线。

25%氨基甲酸乙酯(乌拉坦)、0.5%肝素盐水、1∶15 000肾上腺素溶液、1∶15 000去甲肾上腺素溶液、10%普鲁卡因溶液。

【设计要求】

(1)同时观察降压神经放电和动脉血压的变化,并分析两项指标变化的因果关系;
(2)证明压力感受性反射在维持动脉血压稳定中的作用;
(3)证明迷走神经对心血管活动的负性调节作用。

【设计提示】

(1)利用家兔的解剖特征游离降压神经,直接用引导电极记录其放电;颈总动脉插管记录动脉血压。
(2)干预颈动脉窦感受器的刺激,牵拉颈总动脉可兴奋颈动脉窦压力感受器,夹闭颈总动脉可减少颈动脉窦感受的刺激。
(3)耳缘静脉注射肾上腺素或去甲肾上腺素可模拟体液因素的改变。
(4)剪断迷走神经,分别刺激迷走神经两个断端可探讨迷走神经在心血管活动中的作用。

【实验步骤】

1. 颈总动脉和降压神经的分离

剪去颈部手术野的毛发,于喉下正中部位切开皮肤6~9 cm,止血钳行钝性分离,暴露气管及左颈总动脉。用玻璃分针划开颈动脉鞘,在迷走神经与交感神经之间那条最细的神经即为降压神经。轻轻分离左侧降压神经2~3 cm,穿1根用0.9%氯化钠溶液湿润的棉线备用;分离右颈总动脉2~3 cm,穿2根棉线备用。

2. 动脉插管

将动脉插管连接到压力换能器,并预先充满0.5%肝素盐水排除所有空气;结扎右侧颈总动脉远心端,用动脉夹夹住近心端,穿线备用;用眼科剪将颈总动脉剪一斜形剪口,向心脏方向插入动脉插管,确认成功插入后结扎和二次固定,最后松开动脉夹。如有较多血液进入导管内,可经三通阀向管内推入少量0.5%肝素盐水(应注意三通阀的正确使用)。

3. 颈动脉窦感受器的刺激

找到颈总动脉(实施动脉插管一侧)远心端结扎的棉线,平行血管走向往心脏方向牵拉,或采用动脉夹直接夹闭颈总动脉(未实施动脉插管一侧),可人为改变颈动脉窦感受器所感受的刺激。

4. 迷走神经的干预

分离迷走神经后可在中间段穿2根棉线并结扎,在两结扎点之间剪断迷走神经;采用BL-420N生物信号采集与记录分析系统中的刺激输出,分别刺激迷走神经的两个断端。

【注意事项】

(1)切开颈部后要保持血管和神经的自然位置,仔细辨认降压神经;
(2)悬挂降压神经时不要牵拉过紧,引导电极应悬空,勿触及周围组织;
(3)尽量将降压神经周围的结缔组织分离干净,以免增大引导电阻;

（4）分离血管和神经时采用玻璃分针，不能用金属手术器械，以免损伤血管和神经；

（5）插入的动脉导管要固定牢固，以防实验过程中滑脱；插入导管的方向应与动脉保持一致，防止管口堵塞或管尖刺破血管壁；

（6）在实验过程中如果需要，可向动脉导管内加注适量肝素盐水；

（7）正确使用三通阀，特别是插入导管时应将三通阀处于三不通的位置；

（8）每项实验完成之后必须等血压基本恢复稳定后再进行下一项。

【实验报告要点】

（1）整理和分析原始记录和动脉血压曲线，定量测定动脉血压和降压神经放电的变化，绘制三线表。

（2）从所获得的实验结果分析降压反射的反射弧的构成及作用。

（3）分析降压神经放电变化对动脉血压的影响和因果关系。

（4）分析心迷走神经兴奋和交感缩血管神经兴奋对心血管活动影响的受体机制。

【思考题】

（1）在一个心动周期中，降压神经放电与动脉血压的关系如何？

（2）压力感受性反射有何生理意义？

（3）肾上腺素的升血压机制是什么？为什么静脉注射肾上腺素血压先升后降？

实验四　影响尿生成因素的分析

【实验目的】

（1）观察不同因素对尿生成的影响，分析其影响机制，加深对尿生成过程及调节机制的理解；

（2）学习并掌握膀胱插管技术、尿量记录等实验方法；

（3）通过自主改良实验、自主探讨问题，初步培养创新意识。

【实验原理】

尿液的生成包括 3 个环节：①肾小球的滤过；②肾小管和集合管的重吸收；③肾小管和集合管的分泌与排泄。凡影响这些过程的因素都可影响尿的生成，从而引起尿液质和量的变化。本实验通过改变肾小球的有效滤过压、肾小管液溶质浓度，影响肾髓质渗透压梯度的形成，以及体液调节等因素使尿量发生变化。

【预习要求】

（1）熟悉 BL-420N 生物信号采集与分析系统介绍；

（2）熟悉实验中相关的家兔手术操作步骤；

（3）生理学教材尿的生成和排出。

【实验动物】

家兔(2.0~3.0 kg)。

【实验器材及试剂】

BL-420N 生物信号采集与分析系统、保护电极、压力换能器、哺乳类动物手术器械、记滴器、注射器(1 mL、5 mL、20 mL)、输液架、开口瓶、输液管、输液针头。

25%氨基甲酸乙酯(乌拉坦)、肝素、0.9%氯化钠溶液(生理盐水)、20%葡萄糖溶液、1∶10000 去甲肾上腺素、垂体后叶素(含 ADH)、呋塞米、心房钠尿肽、尿糖试纸等。

【实验方法与步骤】

1. 动物手术

(1)静脉注射25%氨基甲酸乙酯溶液(4 mL/kg)将动物麻醉,仰卧固定于兔手术台。建立输液通道,将输液针管内气泡排净,并经耳缘静脉输入生理盐水以保证动物基础尿量(固定输液速度,不超过 20 滴/min),用动脉夹固定头皮针,以防滑脱。

(2)剪去颈部、下腹部的兔毛后,沿颈部正中切开皮肤,分离出 1.5~2 cm 的左侧颈总动脉,远心端结扎,用动脉夹夹住动脉的近心端,用充满肝素生理盐水的动脉插管插入动脉中,用棉线结扎固定;分离右侧迷走神经,穿线备用。手术结束后,用温热生理盐水浸湿纱布,覆盖创面。

(3)尿液的收集可选用膀胱导管法或输尿管插管法。

①膀胱导尿法:自耻骨联合上缘向上沿正中线作 4~5 cm 长皮肤切口,沿腹部白线剪开腹壁及腹膜(勿伤腹腔脏器),找到膀胱,将膀胱向尾侧翻至体外(勿使肠管外露,以免血压下降)。于膀胱底部找出两侧输尿管,认清两侧输尿管在膀胱开口的部位。小心地从两侧输尿管下方穿一丝线,将膀胱上翻,结扎膀胱颈部。然后,在膀胱顶部血管较少处作一荷包缝合,再在其中央剪一小口,插入膀胱插管,在确认插管经切口已通向膀胱腔内时,再插入插管约 0.5 cm 深,然后收紧缝线结扎固定。在膀胱插管过程中,动作应轻柔,以免膀胱充血、出血,插管尿液流出口应低于膀胱水平。膀胱插管的另一端连接至记滴器,并在它们中间充满生理盐水,记滴器与记滴电极相连。

②输尿管插管法:沿膀胱找到并分离两侧输尿管,在靠近膀胱处穿线将输尿管结扎;再在此结扎前约 2 cm 的近肾端穿一根线,在管壁剪一斜向肾侧的小切口,插入充满生理盐水的细塑料导尿管并用线扎住固定,此时可看到有尿滴出,再插入另一侧输尿导管,将两插管并在一起连至记滴器。手术完毕后,用温热生理盐水纱布覆盖腹部切口。

2. 仪器连接

压力换能器插头连至 BL-420N 系统 1 通道,记录动脉血压;记滴电极与系统的记滴输入连接,描记尿的滴数。刺激电极与系统的刺激输出相连。

(1)依次选定:输入信号→通道 1→血压。

(2)依次选定:设刺激器→单次刺激→波宽约 5 ms,波间隔 0 ms,刺激强度约 5 V(可调),串长为 5。

"增益选择""显速选择""设刺激器"等依具体情况进行调整。

【观察项目】

1. 测量血压及尿量

记录家兔血压(收缩压/舒张压)、5 min 内尿量(或滴数),以作为下一项目的对照。

2. 观察各种处理因素对家兔血压和尿生成的影响

(1)静脉注射生理盐水:先记录对照血压和 5 min 内的尿量,然后快速静脉注射 37℃生理盐水 20 mL,记录注射后 5 min 内的尿量、明显变化后的血压。

(2)静脉注射 20%葡萄糖:先记录对照血压和 5 min 内的尿量,然后静脉注射 20%葡萄糖溶液 5 mL,记录给药后 5 min 内的尿量、明显变化后的血压。当尿量显著变化时,再取 2滴尿液做尿糖定性实验(尿糖试纸),观察尿糖的变化。

(3)静脉注射 1:10000 去甲肾上腺素:先记录对照血压和 5 min 内的尿量,然后静脉注射 1:10000 去甲肾上腺素溶液 0.5 mL,记录给药后 5 min 内的尿量、明显变化后的血压。

(4)静脉注射呋塞米(5 mg/kg):先记录对照血压和 5 min 内的尿量,然后按 5 mg/kg 体重静脉注射呋塞米,记录给药后 5 min 内的尿量、明显变化后的血压。

(5)静脉注射垂体后叶素(2U):先记录对照血压和 5 min 内的尿量,然后静脉注射垂体后叶素 2U,记录给药后 5 min 内的尿量、明显变化后的血压。

(6)静脉注射 0.2 mg/mL 心房肽素(0.03 mg/kg):先记录对照血压和 5 min 内的尿量,然后按 0.03 mg/kg 体重静脉注射 0.2 mg/mL 心房肽素溶液,记录给药后 5 min 内的尿量、明显变化后的血压。

(7)先记录对照血压和 5 min 内的尿量,然后结扎并剪断一侧迷走神经,用中等强度的脉冲电流连续刺激其外周端 20~30 s,使血压将至 50 mmHg* 后记录 5 min 内的尿量、明显变化后的血压。

【注意事项】

(1)选择家兔体重 2.0~3.0 kg,实验前多喂水和蔬菜,以增加基础尿量。

(2)手术动作要轻揉,腹部切口不宜过大,以免造成损伤性闭尿。剪开腹壁时,避免伤及内脏;

(3)膀胱插管时,应避免将双侧输尿管入膀胱处结扎。

(4)输尿管插管时,注意避免插入管壁和周围的结缔组织中;插管要妥善固定,不能扭曲,否则会阻碍尿的排出。如为雄性家兔,应与输精管区别。

(5)为较好地观察影响效果,实验顺序的安排应注意在尿量增加的基础上进行减少尿生成的实验项目,在尿量少的基础上进行促进尿生成的实验项目。每一项实验须在上一项实验作用消失,且待血压、尿量基本恢复后再开始。

(6)保护耳缘静脉。若耳缘静脉无法继续注射,可做颈静脉注射。

【实验报告要点】

(1)观察并记录不同刺激,对家兔尿量及血压的影响,应列表记录实验数据;

---

* 1 mmHg＝0.133 kPa

（2）讨论并分析结果，注意血压与尿量的关系，归纳调节影响尿量的因素；

（3）得出相应结论。

【思考题】

（1）试分析尿液生成的主要环节，讨论各因素影响尿生成的机制；

（2）如何用实验方法测定肾小球的滤过率？

实验五 氯丙嗪对乙醚麻醉的影响

【实验目的】

（1）观察氯丙嗪对中枢抑制药乙醚麻醉作用的影响；

（2）了解乙醚吸入麻醉的方法。

【实验原理】

氯丙嗪具有增强乙醚麻醉的作用。

【预习要求】

（1）复习或自学全身麻醉药；

（2）熟悉乙醚麻醉的优点、缺点。

【实验动物】

200~300 g 大鼠。

【实验器材及试剂】

玻璃麻醉箱、注射器；0.5%氯内嗪注射液、麻醉乙醚、0.9%氯化钠溶液。

【实验方法与步骤】

（1）取体重相近的大鼠 2 只，观察一般活动状况后，1 只腹腔注射 0.5%氯丙嗪注射液（25 mg/kg），另 1 只作为对照给予相同体积的 0.9%氯化钠溶液腹腔注射。给药后 30 min 观察一般活动状态，并进行麻醉实验。

（2）2 只大鼠分别置于等体积的密闭玻璃麻醉箱（或玻璃罩）内，并进行乙醚麻醉。

【观察项目】

观察和记录 2 只大鼠的兴奋开始时间、兴奋期的持续时间和进入麻醉的时间。

【注意事项】

（1）药液一定要注入腹腔，避免漏出；

（2）抽吸 0.5%氯丙嗪注射液和 0.9%氯化钠溶液的注射器不能混用。

【实验报告要点】

(1)按照要求记录好 2 只大鼠的兴奋开始时间、兴奋期的持续时间和进入麻醉的时间；

(2)认真思考和分析实验结果。

【思考题】

分析本实验结果，说明氯丙嗪加强中枢抑制药的作用及临床作用。

实验六　氟哌啶醇对锥体外系的影响及东莨菪碱的对抗作用

【实验目的】

观察氟哌啶醇对锥体外系的影响及东莨菪碱的对抗作用。

【实验原理】

氟哌啶醇属于丁酰苯类抗精神病药物，具有多巴胺受体拮抗作用，其锥体外系不良反应发生率高、程度严重。东莨菪碱属于抗胆碱药，能够抑制胆碱能神经元的功能，可以对抗由氟哌啶醇所引起的锥体外系症状。

【预习要求】

掌握氟哌啶醇和东莨菪碱的药理作用和应用。

【实验动物】

150~250 g 大鼠。

【实验器材及试剂】

注射器、铁丝笼、木柱；0.02%氟哌啶醇、0.05%东莨菪碱。

【实验方法与步骤】

选择体重150~250 g 大鼠 2 只，雌雄不限。腹腔注射给药。2 只大鼠分别编号为 1 号和 2 号。1 号大鼠给予 0.02%氟哌啶醇 1 mg/kg，2 号大鼠先给予 0.05%东莨菪碱 5 mg/kg。给药后半小时观察两鼠情况。1 号鼠出现明显抑制状态：安静、闭眼、趴伏不动等；改变体位，使其悬垂于铁丝笼数分钟可保持体位不变；将其四肢分别放在四根木柱上，亦可保持不动达数秒，乃至十秒(僵住症状)。2 号鼠仍活动自如。然后 2 号鼠腹腔注射 0.02%氟哌啶醇 1 mg/kg，给药后半小时，再比较两鼠发生的症状，并记录僵住症状持续时间。

【观察项目】

主要观察大鼠在给药前后的状态变化和僵住症状。

【注意事项】

(1)腹腔注射时应注意防护，以免被大鼠咬伤；

(2)注射时针头不宜插入太深或太靠近上腹部，以免刺破内脏。

【实验报告要点】

(1)清楚记录实验目的、原理、方法、步骤等；

(2)准确记录大鼠的僵住症状持续时间。

【思考题】

脑内存在几条多巴胺能神经通路，哪一条通路与锥体外系的运动功能有关？

实验七　降压药中枢机制分析

【实验目的】

(1)学习椎动脉给药方法；

(2)比较椎动脉注射与静脉注射等量可乐定对血压的影响；

(3)分析可乐定降压作用的部位和机制。

【实验原理】

可乐定通过兴奋延髓背侧孤束核次一级抑制性神经元的突触后膜上的 a_2 受体，抑制交感神经中枢的传出冲动；同时也可通过激动延髓嘴端腹外侧区的咪唑啉受体（I_1 受体），使交感神经张力下降，从而使得外周血管阻力降低，产生降压作用。此外，可乐定还可通过激动外周交感神经突触前膜的 a_2 受体及其相邻的 I_1 受体，引起负反馈调节，减少去甲肾上腺素的释放而降压。

【预习要求】

(1)熟悉动脉血压的记录和生物信号记录分析系统的使用（参阅本教材 BL-420N 生物信号采集与分析系统）；

(2)复习《药理学》教材中抗高血压药物的中枢性降压药，了解可乐定降压作用的原理；

(3)了解突触前膜、后膜 a_2 受体的功能。

【实验动物】

家兔(体重 2.5 kg 以上)。

【实验器材及试剂】

磅秤、兔手术台、手术刀、止血钳、小剪刀、小镊子、丝线、人工呼吸机(备用)、注射器、气管导管、动脉导管、静脉导管、输液装置、三通阀、塑料导管、动脉夹、BL-420N 生物信号采集与分析系统(或 MS4000 生物信号记录分析系统)。

3%戊巴比妥钠溶液、0.001%可乐定溶液、0.25%妥拉唑林溶液、0.5%肝素溶液、0.9%氯化钠溶液。

【设计要求】

(1)提前 1 个星期由学生分组设计可乐定对兔的中枢降压机制的实验方案。

(2)实验完成后对所观察到的实验结果进行分析和讨论。

【设计提示】

(1)注意实验中给予哪些工具药,以及给药的途径和顺序。

(2)可用 0.9%氯化钠溶液作为对照,来观察可乐定的降压作用。

(3)实验中应注意哪些问题,以确保实验的成功。

【实验步骤】

(1)取家兔 1 只,称体重,以 3%戊巴比妥钠溶液(1 mL/kg)经一侧耳缘静脉注射麻醉,麻醉后将其仰卧固定在兔手术台上,剪去颈部和一侧腹股沟的毛发。

(2)剪去右侧腹股沟区毛发,用手指触摸股动脉搏动,辨明动脉走向,并在该处作一长 4~5 cm 的切口,仔细分离右侧股动脉,结扎远心端,夹闭近心端阻断血流,在动脉两端之间做"V"型切口,插入充满肝素的动脉导管,动脉导管另一端与 BL-420N 生物信号采集与分析系统(或 MS4000 生物信号记录分析系统)相连,以记录血压。再分离一侧股静脉,插入充有 0.9%氯化钠溶液的静脉导管并连于输液装置上。

(3)正中切开颈部皮肤,分离气管,插入气管导管,以备人工呼吸用。在剑突上 6 cm 处自胸骨左缘向外作 4~5 cm 宽的横切口,分束切断胸大肌、胸小肌,找出锁骨下静脉,在其下方穿过 2 根丝线,分别将静脉结扎,在两线之间剪断静脉。按左锁骨下动脉,沿其走向钝性分离出内乳动脉、椎动脉、颈深支和肌皮支。用丝线分别结扎锁骨下动脉的远心端,以及除椎动脉外的其他分支的根部。用动脉夹在椎动脉根部位置夹住锁骨下动脉,阻断其血流,在靠近颈深支的左锁骨下动脉处剪一小切口,插入一端连有三通管的塑料导管,使导管直达椎动脉入口的前方(切勿通过椎动脉入口部位),并结扎固定,以备注射药物。

(4)实验设计时,注意可乐定的给药途径(如股静脉或椎动脉给药)和给药顺序。想观察 a_2 受体阻断药对可乐定降压作用的影响,可先给予 a_2 受体阻断药妥拉唑林,5 min 后再给予可乐定,观察对血压的影响与单独给予可乐定后有何不同。在给药过程中每次给药后须待血压恢复后才能进行下一轮给药。实验中可乐定的给药剂量为 0.05~0.1 mL/kg,妥拉唑林的给药剂量为 0.1 mL/kg,0.9%氯化钠溶液的剂量为 2 mL。

【注意事项】

(1)麻醉药注射速度要缓慢。

(2)椎动脉导管前,最好经股静脉注射肝素 700~1 000 U/kg,以防导管凝血。

(3)动脉插管前要检查塑料导管有无破裂,导管尖端是否光滑,不光滑时要用砂纸磨光滑。

（4）避免损伤动脉、静脉，严防出血。如发现出血现象，应立即止血。

【实验报告要点】

（1）写清楚本实验的目的、原理、方法与步骤；
（2）列出经不同给药途径给予可乐定后家兔血压的变化情况；
（3）对实验结果进行认真详细地讨论。

【思考题】

（1）可乐定降压作用的部位和机制是什么？
（2）可乐定为何会引起的口干、便秘和嗜睡等不良反应？
（3）可乐定在临床上主要用于哪种疾病的治疗？

实验八　新斯的明对箭毒和琥珀胆碱肌松作用的影响

【实验目的】

（1）学习大鼠腓神经-胫前肌标本的制备方法；
（2）观察新斯的明对去极化和非去极化两种肌松药肌松作用的影响。

【实验原理】

新斯的明为易逆性的抗胆碱酯酶药，表现乙酰胆碱的 M 样和 N 样作用。琥珀胆碱为去极化型肌松药，能与运动终板膜上的 N_2 胆碱受体结合，产生与乙酰胆碱相似但较持久的除极化作用，使终板不能对乙酰胆碱起反应，骨骼肌因而松弛。新斯的明不仅不能拮抗其作用，反能加强之。筒箭毒碱与运动神经终板膜上的 N_2 胆碱受体结合，能竞争性地阻断乙酰胆碱的去极化作用，使骨骼肌松弛，新斯的明能拮抗其作用。

【预习要求】

（1）熟悉本实验仪器的使用方法，掌握骨骼肌张力和呼吸运动的生物信号采集与分析系统。

（2）复习《药理学》教材有关抗胆碱酯酶药、肌松药的知识和传出神经系统药理学概述。实验操作参见本教材动物实验的基本操作。

【实验标本】

大鼠腓神经-胫前肌标本。

【实验器材及试剂】

MS4000 生物信号记录分析系统或 BL-410 生物机能实验系统、张力换能器、剪刀、镊子、止血钳、玻璃分针、大鼠手术台、注射器（1 mL、2 mL）、电刺激装置、保护电极、针头、铁支架、棉球、纱布、棉线。

0.005%氯化筒箭毒碱溶液、0.03%氯化琥珀胆碱溶液、0.01%溴化新斯的明溶液、20%氨基甲酸乙酯溶液、2%盐酸普鲁卡因溶液、0.9%氯化钠溶液。

【实验方法与步骤】

(1)安装调试好生物信号记录分析系统及电刺激装置。

(2)取大鼠1只,称重,腹腔注射20%氨基甲酸乙酯溶液1.2~1.5 g/kg。麻醉后,两前肢背位固定在手术台上,气管插管。从后肢踝关节正前方向上剪开小腿皮肤,剪断踝关节前部横韧带,分离胫前肌肌腱,沿胫前分离胫前肌,在胫前肌肌腱处扎一棉线,于远端切断肌腱;在膝关节外侧分离出腓神经,安装电极以备进行实验刺激;在髋关节后外侧约0.5 cm处切开皮肤,暴露出一段坐骨神经,用浸有2%盐酸普鲁卡因溶液的棉线在坐骨神经干上行传导阻滞麻醉,麻醉后1~2 min,沿放置麻药的部位将坐骨神经切断。

(3)将机械-电换能器插头连至2通道,另一端拴小弯钩,并将弯钩钩住剑突周围呼吸最明显处的皮肤或肌肉,记录呼吸运动。

(4)将胫前肌与张力换能器相连,腓神经处安上保护电极,在整个实验过程中每5 s给一次单刺激,选择适当的刺激强度,记录给药前肌肉收缩曲线3~5 min。腹腔注射0.005%氯化筒箭毒碱溶液0.2 mg/kg,待收缩幅度下降50%时,立即由舌下缓慢静脉注射0.01%溴化新斯的明溶液0.1 mg/kg。

(5)肌肉收缩恢复后,由腹腔注射0.03%氯化琥珀胆碱溶液1.2~2.4 mg/kg,待收缩幅度下降50%时,立即从舌下缓慢静脉注射0.01%溴化新斯的明溶液0.1 mg/kg。

【观察项目】

(1)给药前后肌张力的变化情况;

(2)大鼠的呼吸情况。

【注意事项】

(1)新斯的明静脉注射速度不宜过快;

(2)实验中注意大鼠的呼吸情况,必要时进行人工呼吸;

(3)实验中注意给胫前肌滴加0.9%氯化钠溶液;

(4)捉拿大鼠时务必要小心,不要让大鼠咬伤。

【实验报告要点】

(1)详细描述给药前后肌张力的变化情况。

(2)讨论分析结果,并归纳出相应结论。

【思考题】

(1)去极化型肌松药和非去极化型肌松药的作用机制?

(2)新斯的明对筒箭毒碱和琥珀胆碱的肌松作用各有何影响?

实验九　大脑皮层运动机能定位与去大脑强直

【实验目的】

通过电刺激大脑皮层运动区引起躯体运动效应，观察皮层运动区机能定位现象，进一步了解大脑皮层运动的机能定位及其对肌体运动的调节作用。

【实验原理】

大脑皮层运动区是调节躯体运动机能的高级中枢。它通过锥体系和锥体外系下行通路，控制脑干和脊髓运动神经元的活动，从而控制肌肉运动。电刺激皮层后发生的效应在人和高等动物的中央前回最为明显，称为皮层运动区机能定位或运动的躯体定位结构。运动皮层的功能特征：①对侧性支配，但对头面部肌肉的运动，如咀嚼、喉及脸上部运动的支配是双侧性的；②具有精细的机能定位，呈倒立的"小人"样分布；③身体不同部位在皮层的代表区的大小与肌肉运动的精细、复杂程度有关。在中脑上丘与下丘之间及红核的下方水平面上将麻醉动物脑干切断，称为去大脑动物。手术后动物立即出现全身肌紧张加强、四肢强直、脊柱反张后挺现象，称为去大脑强直。该反应主要是由于中脑水平切断脑干以后，来自红核以上部位的下行抑制性影响被阻断，网状抑制系统的活动降低，易化系统的作用因失去对抗而占优势，导致伸肌反射的亢进。网状结构中存在抑制和加强肌紧张及肌运动的区域，前者称为抑制区，位于延髓网状结构腹内侧部；后者称易化区，包括延髓网状结构背外侧部、脑桥被盖、中脑中央灰质及被盖，也包括脑干以外的下丘脑和丘脑中线群等部分。和抑制区相比，易化区的活动较强，在肌紧张的平衡调节中略占优势。去大脑强直是一种增强的牵张反射。

【实验动物】

家兔。

【实验器材及试剂】

咬骨钳、骨钻、止血钳、剪毛剪、生物机能实验系统、双电极、兔手术台。
石蜡油、20%氨基甲酸乙酯、棉球、温热生理盐水。

【实验方法与步骤】

（1）取家兔1只，以2%戊巴比妥钠1 mL/kg体重从耳缘静脉注射，轻度麻醉。将其麻醉后腹位固定于手术台上。剪毛剪将头顶部被毛剪去，再用手术刀由眉间至枕骨部位纵向切开皮肤，沿中线切开骨膜，用手术刀柄自切口处向两侧剖开骨膜，暴露额骨及顶骨。用骨钻在一侧的顶骨上开孔(勿伤及脑组织)后将咬骨钳小心伸入孔内，自孔处向四周咬骨，以扩展创口。向前开颅至额骨前部，向后开至顶骨后部及人字缝之前(切勿掀动人字缝前的顶骨，以免出血不止)。

（2）用眼科剪小心剪开脑膜，暴露脑组织。将温热生理盐水浸湿的薄棉片盖在裸露的大脑皮层上(或滴几滴石蜡油)防止干燥。

(3)放松动物四肢，用棉球吸干脑表面的液体。将无关电极固定在头部切开的皮肤上，先用刺激电极接触皮下肌肉，调节刺激强度。

(4)刺激参数：波宽 0.1~0.2 ms，电压 10~20 V，频率 20~100 Hz。每次刺激时间持续 1~5 s，每次刺激后休息约 1 min。效应观察：依次逐点刺激大脑皮层不同区域，观察躯体运动反应，并将结果标记在大脑半球侧面观的示意图上。

(5)观察结束，继续做去大脑强直实验。将颅部创口向后扩展至暴露大脑半球后缘。左手托起动物头部，右手用手术刀柄将大脑半球的枕叶翻托起来，露出四叠体(上丘较粗大，下丘较小)。用手术刀刀背在上下丘之间略向前倾斜(约 45°角)向颅底左右划断脑干，即为去大脑动物。使兔侧卧，几分钟后可见动物的躯体和四肢慢慢变硬伸直(前肢比后肢更明显)、头后仰、尾上翘，呈角弓反张状态。将动物仰卧在桌上，观察前后肢肌紧张有无变化。

(6)以手术刀背再向下切，当切到延髓时，观察伸肌紧张状态有何变化。

【注意事项】

(1)皮层运动机能定位中电刺激不宜过强，并注意分辨是否为电极局部的刺激扩散(如同侧耳郭竖立)效果干扰。

(2)切断脑干的部位开始不能偏低，以免伤及延髓。

实验十　普鲁卡因浸润麻醉和肾上腺素的影响

【实验目的】

(1)观察局部麻醉药普鲁卡因浸润麻醉作用和肾上腺素对普鲁卡因浸润麻醉作用的影响，并分析它们的作用原理；

(2)学习皮内浸润麻醉方法。

【实验原理】

局部麻醉药的主要作用部位在神经细胞膜上。正常情况下神经细胞膜的去极化有赖于钠离子(Na^+)内流，局部麻醉药可直接抑制电压依赖性 Na^+ 内流，从而抑制动作电位的产生和传导，产生局部麻醉作用。肾上腺素可引起用药局部的血管收缩，从而延缓局部麻醉药的吸收、延长作用时间、降低其毒性。

【预习要求】

自学局部麻醉药相关理论知识：局部麻醉药物的作用机理及影响其局部麻醉作用效果的相关因素。

【实验动物】

豚鼠。

【实验器材及试剂】

电子刺激器、标记笔、剃毛刀、4号针头(2个)、1 mL注射器(2支)。

5%普鲁卡因注射液、5%普鲁卡因+肾上腺素注射液(每毫升中含10μg肾上腺素)。

【实验方法与步骤】

(1)选取体重为300~500 g的豚鼠3只,剃光背部的毛,在背部脊柱两侧刺激皮肤不同点,每只豚鼠各选择对称的两对疼痛敏感点(前后各一对,分别编号为A—A′、B—B′、C—C′、D—D′、E—E′、F—F′),并做好标记。

(2)用1 mL注射器2支分别抽取5%普鲁卡因注射液0.1 mL,5%普鲁卡因+肾上腺素注射液0.1 mL,注入皮内。为了互不干扰和便于比较,两种药液分别用不同的注射器,分别对称地注入两侧的疼痛点内。

(3)在被注射的皮丘周围用笔画一个圆圈,圆圈内作为实验刺激区域。

(4)用刺激器测试注药处皮丘的感觉情况,被刺激处皮肤出现局部收缩为阳性反应(即尚未出现麻醉作用或麻醉作用消失),不出现收缩为阴性反应(即已出现局部麻醉现象)。

(5)以后每隔5~10 min进行一次痛觉测定,共6~8次,将反应情况记录入表(表7-1)。

表7-1 普鲁卡因浸润麻醉和肾上腺素对其麻醉作用的影响

药物	5%普鲁卡因注射液						5%普鲁卡因+肾上腺素注射液					
动物编号	1		2		3		1		2		3	
给药痛点编号	A	B	C	D	E	F	A′	B′	C′	D′	E′	F′
麻醉起效时间(min)												
麻醉持续时间(min)												

【观察项目】

(1)开始出现局部麻醉起效时间和局部麻醉作用持续时间。

(2)观察被刺激处皮肤是否出现局部收缩。

【注意事项】

(1)体重超过350 g以上或年龄较大的豚鼠,对药物反应的个体差异较大。

(2)豚鼠背部各处皮肤的敏感性不同,在选择给药部位时应注意排除这种差异。

(3)皮内注射后拔针,药液应不漏出。

(4)注意准确记录各点给药时间,局部麻醉起效时间以及局部麻醉作用消失时间,以便推算局部麻醉作用持续时间。

(5)刺激器的刺激参数注意要保持一致。

【实验报告要点】

(1)参照表7-1列出实验数据,比较普鲁卡因浸润麻醉作用持续时间和肾上腺素对普鲁卡因浸润麻醉作用的影响。

(2)讨论和分析结果,并归纳出相应的结论。

【思考题】

(1)阐述普鲁卡因局部麻醉作用的机制?

(2)分析肾上腺素对普鲁卡因局部麻醉作用的影响及其原因?

(3)讨论影响局部麻醉药作用的其他因素?

实验十一　乙醚麻醉分期与麻醉前给药

【实验目的】

(1)观察全身麻醉(全麻)分期的症状;

(2)了解麻醉前给药的意义。

【实验原理】

盐酸吗啡有镇痛作用,硫酸阿托品可抑制迷走神经反射,两者合用后再给予乙醚吸入,进行麻醉,可解决全身麻醉药单独应用的缺陷,以达到完善的手术中和术后镇痛及满意的外科手术条件。

【预习要求】

(1)复习或自学《麻醉学》教材,参考吸入性麻醉药及复合麻醉章节内容。

(2)复习并了解本实验的原理及相关知识。

【实验动物】

家兔。

【实验器材及试剂】

注射器、婴儿秤、兔手术台、纱布、棉花;5%盐酸吗啡注射液、1%硫酸阿托品注射液、乙醚。

【实验方法与步骤】

取体重相近、性别相同的健康家兔2只,称重,编号。

1. 注入药液

1号兔先由皮下注射5%盐酸吗啡注射液 3 mg/kg 和1%硫酸阿托品注射液 1 mg/kg,给药后 30 min 再进行麻醉。2号兔作为对照。

2. 乙醚麻醉

1号兔与2号兔同样进行麻醉。先将家兔仰卧位固定在兔手术台上,按下表中的项目观察并记录各项指标(表7-2),然后进行麻醉。先用 3~4 层纱布围绕兔嘴一圈,将兔麻醉口罩

(内有一块饱含乙醚的棉花)迅速套在兔嘴和鼻上,用预先定量装在滴瓶内的乙醚进行麻醉,麻醉过程中要密切观察各项实验指标的变化。待角膜反射消失时即停药,移去麻醉口罩,让其苏醒。比较2只家兔麻醉观察中各项实验指标,麻醉药用量有何异同,并将结果填入表中。

表 7-2　家兔乙醚麻醉的麻醉结果观察表

动物编号			性别		体重						
麻醉分期	麻醉经过时间（min）	乙醚用量（mL）	呼吸道分泌物	呼吸					肌肉反射张力	角膜反射
				胸式	腹式	频率	深浅度	是否规则		
兴奋期										
诱导期										
外科麻醉期										

【观察项目】

(1)麻醉经过时间;

(2)乙醚用量;

(3)呼吸道分泌物;

(4)呼吸形式(胸式、腹式)、频率、深浅度、是否规则;

(5)肌肉反射张力;

(6)角膜反射。

【注意事项】

(1)动物体重要相近,性别(雌、雄)最好相同;

(2)麻醉时滴入乙醚的速度要恒定,而且2只动物的滴速要相同。

【实验报告要点】

按要求填写好乙醚麻醉结果观察表,依据所获得结果进行讨论,并作出结论。

【思考题】

(1)乙醚麻醉有何优缺点?

(2)乙醚麻醉的缺点如何克服?

第八章

人体机能实验

实验一　人体心电图和心音

【实验目的】

(1)学习人体正常心电图的基本波形及意义；

(2)学习心电图波形的辨认、测量与分析的基本方法。

【实验原理】

在心脏机械收缩之前，先产生动作电位，心房和心室的动作电位可经人体组织传到体表。心电图是利用心电图机从体表依照一定的引导方法所记录心脏每一心动周期产生电活动变化的曲线图形。

心脏的特殊传导系统由窦房结、结间束(分为前结间束、中结间束、后结间束)、房间束(起自结间束，称 bachmann 束)、房间交界区(房室结、希氏束)、束支(分为左束支、右束支，左束支又分为前分支和后分支)以及普肯野纤维(pukinje fiber)构成。心脏传导系统与每一心动周期顺序出现的心电变化密切相关。正常心电活动始于窦房结，兴奋在心房内传导的同时经结间束传导至房室结，然后按循希氏束、左束支和右束支、浦肯野纤维的顺序传导到心室肌。这种先后有序的动作电位的传播，引起体表一系列规律性的电位改变，形成了心电图上相应的波段。心电图在临床应用很广，它对心律失常、心肌梗死、房室肥大及心肌损伤等的诊断有重要的临床意义。

在心动周期中，心肌收缩、瓣膜启闭、血液流速改变形成的湍流和血流撞击心室壁和大动脉壁引起的振动都可通过周围组织传递到胸壁，用听诊器便可在胸部某些部位听到相应的声音，即为心音。若用传感器将这些机械振动转换成电信号记录下来，便可得到心音图。心脏的某些异常活动可以产生杂音或其他异常心音，因此记录心音对心脏疾病的诊断有重要意义。

【预习要求】

(1)复习心肌的传导性和兴奋在心脏内的传导途径相关知识；

（2）复习第一、第二、第三和第四心音在一个心动周期中产生的时间段及形成机制。

【实验对象】

健康成年人。

【实验器材】

电脑、AD 公司人体机能实验系统及心电图相关配套设备。

【实验步骤】

（1）电脑开机，并开启 PowerLab。确保下图方框内的开关位于"ON"的位置，绿灯亮（图8-1）。

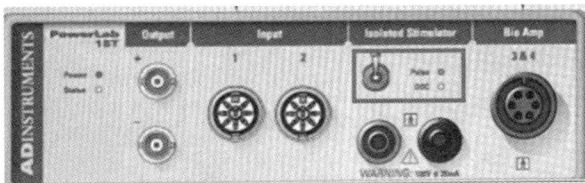

图 8-1　PowerLab 系统面板

（2）在电脑桌面上双击"Labtutor"图标（图 8-2）。

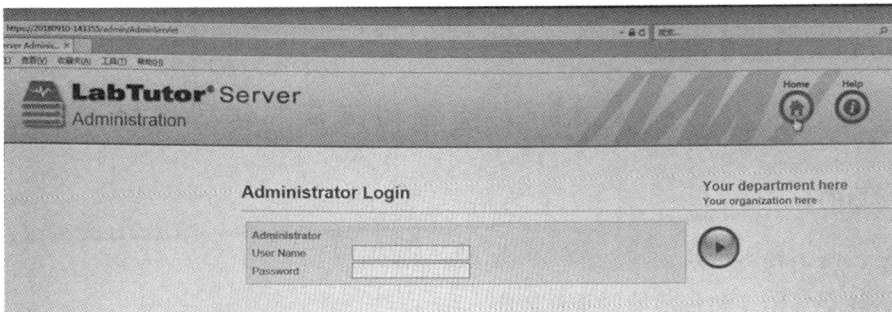

图 8-2　管理用户登录界面

（3）点击右上角"Home"按钮，进入登录界面（图 8-3）。输入用户名（如 student1）和密码（如 123456）。

（4）成功登录后，下拉实验内容列表，选择"心电图与心音"。

（5）依次查看实验介绍、仪器连接，并按提示连接好相关设备。

（6）被测试的同学在安静状态下坐位，根据"电极固定"提示，在人体上做好各导联的连接。

（7）根据提示依次进行实验项目的测定及分析。

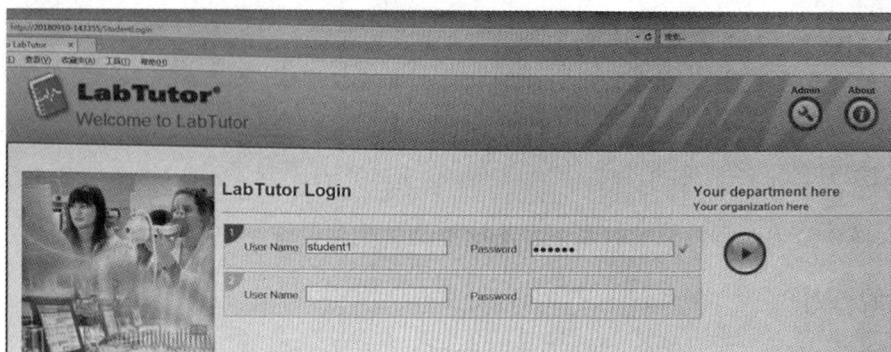

图8-3　学生登录界面

【观察项目】

(1)平静状态下的心电图;
(2)心电图变化;
(3)心电图和心音;
(4)心电图和心音描记术。

【实验报告要点】

完成实验,进入"实验报告"页面,完成"练习"和"思考题";点击右上角"打印",保存实验报告并发送给老师。

实验二　人体听力检查和声音的传导途径

【实验目的】

(1)学习听力检查方法;
(2)比较空气传导和骨传导的听觉效果;
(3)了解听力检查的临床意义。

【实验原理】

声音由外界传入内耳可以通过两条途径:①气传导(air conduction)——声音经外耳、鼓膜、听小骨链和前庭窗传入内耳;②骨传导(osseous conduction)——声音直接作用于颅骨、耳蜗骨壁传入内耳。正常人空气传导的功效远远大于骨传导。比较声音的气传导和骨传导两种途径的特征,是临床上用来鉴别神经性耳聋和传导性耳聋的方法。若骨传导的效果接近或超过气传导,则为传导性耳聋;若骨传导发生障碍,两耳骨传导不等,患侧减弱,则为神经性耳聋。

【预习要求】

(1)了解音叉如何使用；

(2)复习《生理学教材》中耳的听觉功能相关知识。

【实验对象】

人。

【实验器材】

音叉(频率 256 Hz 或 512 Hz)，棉球。

【实验方法与步骤】

1.比较同侧耳的气传导和骨传导(任内氏试验)

(1)任内氏试验阳性：室内保持肃静，受试者取坐位，检查者振动音叉后，立即将音叉柄底端置于受试者一侧颞骨乳突处，此时受试者可听到音叉响声，随时间推移，音响逐渐减弱，当受试者听不到声音时，立即将音叉移到同侧外耳道口 2 cm 处，受试者又可听到响声，反之，先置音叉于外耳道口 2 cm 处，待刚听不到响声时，立即将音叉移到颞骨乳突处。如受试者仍听不到声响，说明气传导大于骨传导，正常人气传导的时间比骨传导的时间长，临床上称为任内氏试验阳性。

(2)任内氏试验阴性：用棉球塞住受试者同侧外耳道(模拟气传导途径障碍)，重复上述实验步骤，会出现气传导时间多于或短于骨传导时间，临床上称为任内氏试验阴性。

2.比较两耳骨传导(韦伯氏实验)

(1)实验者将震动的音叉底端置于受试者前额正中发际处或颅顶正中处，令其比较两耳听到的声音强度是否相等。正常人两耳所感受的声音强度是相等的。

(2)用棉球塞住受试者一侧外耳道，重复上述实验，询问受试者两耳听到的声音强度是否一样，偏向哪一侧。传导性耳聋偏向患侧，神经性耳聋偏向健侧。

【观察项目】

(1)比较同侧耳气传导和骨传导；

(2)比较两耳骨传导。

【注意事项】

(1)振动音叉时不要用力过猛，可用手掌、橡皮锤敲击，切忌在坚硬物体上敲击，以免损坏音叉。

(2)在操作过程中只能用手指持音叉柄，避免音叉臂与皮肤、耳郭、毛发等物体接触而影响振动。

(3)将音叉放到外耳道口时，应将音叉臂的振动方向正对外耳道口，距外耳道 2 cm。

【实验报告要点】

(1)记录同侧耳的气传导和骨传导情况；

(2)记录两耳骨传导情况；

(3)归纳出相应的结论。

【思考题】

(1)正常人听觉声波传导的途径与特点是什么？

(2)如何根据任内氏实验和韦伯氏实验来鉴别传导性耳聋和神经性耳聋？

实验三　人体肌电图的测定及在体神经传导速度的测定

【实验目的】

(1)学习肌电图的描记方法；

(2)掌握肌电图波形与肌肉用力的关系。

【实验原理】

人体是一个"容积导体"，当骨骼肌细胞兴奋而发生动作电位时，可通过表面电极，将电极所在部位及其特定范围内的运动单位肌电活动引导并记录下来的曲线称为肌电图。兴奋和收缩是肌肉的最基本功能，也是肌电图形成的基础。

【预习要求】

(1)心电图相关知识；

(2)神经传导相关知识。

【实验对象】

人。

【实验器材及试剂】

Powerlab 主机、生物放大器，专用电缆、记录电极、干燥接地带、杆状刺激电极。

浸有 75%乙醇溶液的棉球、皮肤清洁膏、导电膏。

【实验方法与步骤】

1. 连接实验装置及实验前准备工作

(1)从腕部取下手表、饰品等。

(2)将生物放大器电缆插入 Powerlab 主机的生物放大器插座(BioAmp)。按下图所示连接实验装置(图 8-4)。

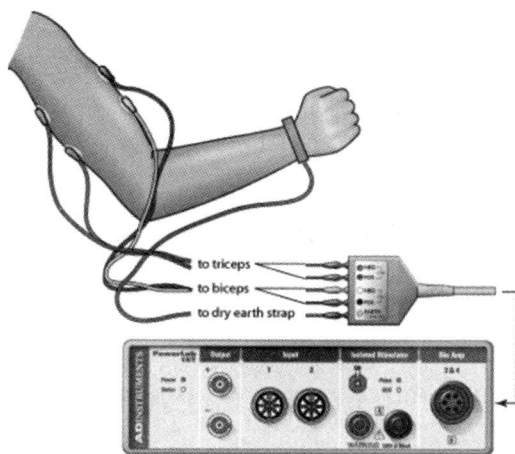

图 8-4 肌电图测定连接电极示意图

(3)将 5 根不同颜色的专用连线插入上述生物放大器电缆中。

(4)将手掌或手腕牢固地安放干燥接地带。干燥接地带上有绒毛的一面需要与皮肤保持良好的接触。将绿色连线与干燥接地带连接。如果干燥接地带有单独插头,应该与离地面最近的插口连接。

(5)如果有酒精棉签,用棉签擦拭准备安放电极部位的皮肤。在肱二头肌上方皮肤的表面准备安放电极的部位标记两个小"十"字。两个小"十"字沿上臂长轴排列,相距 2~5 cm。用研磨胶或皮肤清洁膏轻轻地擦拭该部位皮肤。

(6)同步骤(5)为肱二头肌准备皮肤一样,准备肱三头肌上方安放电极部位的皮肤。

(7)去除覆盖在一次性使用心电电极或贴附式电极表面的薄膜,将电极放在皮肤上标有小"十"字的部位,并粘贴固定在皮肤上。

(8)将 4 根屏蔽导线分别插入生物放大器电缆上 CH1 的正极(POS)和负极(NEG),以及 CH2 的正极和负极。

(9)将与 CH1 相连的两根线连接到肱二头肌部位,与 CH2 相连的两根连线连接到肱三头肌部位,不需要区分正负极。

(10)检查 4 个电极及接地连接是否良好。

(11)确认 Powerlab 已经正确连接,并打开电源。

2. 实验观察项目

(1)实验项目一:记录骨骼肌随意收缩时的电活动,并研究电活动如何随机体需要而发生变化。

①坐下并放松身体,肘部弯曲 90°,手掌向上。用另一只手抓住记录信号手的手腕部。

②在注释窗口输入姓名。

③点击开始按钮。

④添加注释"肱二头肌收缩",肱二头肌立即开始做中等程度的收缩以试图弯曲手臂,另一只手则用力阻止该手臂的弯曲,观察信号。

⑤添加注释"肱三头肌收缩",肱三头肌立即开始做中等程度的收缩以试图伸直手臂,另一只手则用力阻止该手臂伸直,观察信号。

⑥重复步骤③~⑤,但不同的是,此时肱二头肌做最大收缩,然后肱三头肌做最大收缩。

⑦点击停止按钮。如果显示窗口内不能显示信号曲线,点击自动设置坐标比例。

⑧再次坐下并放松身体,肘部悬空并弯曲90°,手掌向上。

⑨点击开始恢复记录。

⑩其他人在受试者手上放一本书或类似重量的物体,添加注释"一本书"。让书停留在手上2~3 s,并记录肌电图变化。

⑪取下书。

⑫点击停止按钮。

⑬在添加两本书、三本书和四本书的情况下,分别重复步骤⑨~⑬,每次添加相应的注释。

(2)实验项目二:观察拮抗肌的活动及共激活现象。

①坐下并放松身体,肘部弯曲90°,手掌向上。用另一只手抓住记录信号手的手腕。

②如同练习1那样交替激活肱二头肌和肱三头肌。反复练习这个交替过程,直到觉得肱二头肌和肱三头肌的激活程度几乎相同。

③点击开始按钮。

④交替激活肱二头肌和肱三头肌,持续20~30 s。

⑤点击停止按钮。

⑥仔细检查记录。

(3)实验项目三:刺激腕部的正中神经,记录拇短展肌(一种拇指肌)的肌电活动。按下图所示连接实验装置(图8-5)。

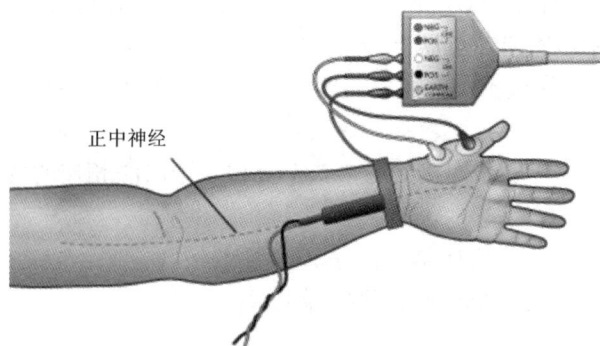

图8-5 拇短展肌的肌电活动测量连接示意图

①拔出记录电极与生物放大器电缆CH2插孔的连线,并从肱三头肌部位取下电极。

②从肱二头肌部位取下电极,但记录电极与生物放大器电缆CH1插孔的连线仍然保留。

③用圆珠笔在拇短展肌表面的皮肤上轻轻画两个小"十"字,两者间隔2~3 cm。

④轻轻地擦标记的皮肤以降低电阻。

⑤去除覆盖在两个一次性使用心电电极表面的薄膜。

⑥将电极放在皮肤上标有小"十"字的部位,并粘贴固定在皮肤上。为了减少电极移动,可使用胶带固定在接近电极处固定导线。

⑦将杆状刺激电极连接到 Powerlab 的刺激隔离器的输出插孔上:红色插头(正极)连到红色输出插孔,黑色插头连到黑色输出插孔。

⑧在条形刺激电极的银面放少量电极糊。

⑨将刺激电极放在受试者腕部的正中神经部位。

⑩打开刺激器开关,只有在采样时,隔离刺激器才可输出电脉冲,刺激器在其他时间都处于机内关闭状态。

⑪在刺激隔离器的对话框内设置脉冲电流为 8 mA。记录 0.05 s 后将自动停止记录。在每次要给以刺激时,点击开始。

⑫刺激电极背面施加压力以确保在运动时不移位。

⑬根据反应的波幅,适当调节电极位置以找到最佳刺激位置。如果刺激后记录不到反应,可将脉冲电流增加到 10 mA,甚至 12 mA。如果仍然没有反应,试试刺激尺神经(少数人存在解剖变异,拇短展肌不是由正中神经支配,而由尺神经支配)。

⑭一旦电极放置妥当,刺激电流以每次 2 mA 递增。记录反应直到 20 mA 或反应不再增强。关闭刺激器开关。

⑮去除刺激电极,用笔在近手端皮肤上标记刺激电极部位。

(4)实验项目四:测量刺激肘部神经引起的反应,反应的潜伏期比刺激腕部神经的潜伏期长。根据潜伏期的差异计算出数据传导速度。

①杆状刺激电极放置在肘部前面正中。由于该部位神经位置较深,电极需以较大的压力固定在肘部。电极的方向与腕部刺激时电极的方向一致,即负极一端靠近手。

②打开刺激器开关。

③在刺激器窗口把刺激电流设置为 8 mA。

④每次要刺激时点击开始。重复几次,使用小电流脉冲以寻找最佳安放电极位置。

⑤如果没有反应,增强刺激电流。

⑥一旦找到安放电极的最佳位置,增强刺激电流到 15~20 mA。

⑦点击开始。

⑧重复几次。

⑨关闭刺激器开关。

⑩去除刺激电极,在靠近手处用笔标记刺激电极位置,去除其他电极。

【观察项目】

1. 实验项目一

(1)观察记录的曲线,注意肱二头肌的原始曲线变化,同时注意放书在手上时对肱三头肌活动几乎没有明显影响。

(2)选择一小部分肱二头肌活动曲线,设置水平压缩为 1:1,点击自动设置坐标比例,详细观察曲线,注意原始肌电图信号由许多部分重叠的波峰组成。

(3)注意原始曲线(肱二头肌)和积分曲线(肱二头肌均方根)。积分曲线的高度反映了肌电图的整体水平,提供了更为直观的肌肉电活动波形。

(4)使用光标和数据窗口在表中记录增加书和取下书时积分幅度的变化。曲线的高度与肌肉产生的收缩力相关。

2. 实验项目二

(1)观察记录的肱二头肌和肱三头肌的肌电图。

(2)注意肱二头肌和肱三头肌活动的大幅度变化。

(3)注意当肱二头肌被明显激活时,肱三头肌仅只有轻微的活动增加;同样,当肱三头肌被明显激活时,肱二头肌也只有轻微的活动增加,这种现象称之为共激活,其生理意义虽未完全明确,但已知有助于稳定关节。

(4)测量肱二头肌和肱三头肌收缩时肌电图积分的峰值,并使用两个数据窗口列入表中。

3. 实验项目三

(1)观察刺激腕部的记录结果。

(2)测量单个波形的潜伏期(波幅大小没有必然的因果关系)。

潜伏期指刺激开始(每次记录开始)到出现反应所经历的时间。注意:可能在早期看到一个波形,这是刺激伪迹,忽略不计。

(3)点击反应开始的点。

(4)将数据窗口的潜伏期数据转到表中潜伏期(腕部)一栏。在下一个练习中,将刺激肘部并再次测量潜伏期。

4. 实验项目四

(1)测量和记录肘部刺激部位与腕部标记部位之间的距离,这是两个刺激部位间的距离。

(2)使用与腕部刺激同样的步骤测量肘部刺激的潜伏期。

(3)在表中记录潜伏期值。

传导速度在表中自动进行计算。使用的公式为:速度 = 距离/时间。速度的单位是 mm/ms 或 m/s。

【注意事项】

(1)本实验涉及通过放在皮肤上的电极施加电刺激。所以安装了心脏起搏器、有神经疾病或精神疾病者禁止参加该实验。

(2)如实验过程中明显感到不舒适,立即终止实验。

(3)描记肌电图时,实验者应情猪平稳,使全身肌肉放松,以减少其他部位肌电干扰。

(4)室内温度应以 22℃ 为宜,以避免低温引起肌紧张增强。

(5)用酒精擦拭皮肤除去表面油脂,再使用皮肤清洁膏或磨砂膏去除皮肤角质层,使电极与皮肤接触更紧密,减少皮肤电阻。

(6)实验者应将身上所有金属物品取下,如眼镜、手表、手机等。

(7)实验者对肌肉收缩程度的控制很难掌握,肌肉一旦用力过度,将产生多个运动单元动作电位的重叠,造成干扰波形。

【实验报告要点】

(1)记录好受试者姓名、性别、年龄、体重。

(2)观察记录肱二头肌、肱三头肌肌电图,增加书和取下书时积分幅度的变化,测量肱二头肌、肱三头肌收缩时肌电图积分的峰值；记录刺激腕部时拇指展肌的肌电图，并测量其潜伏期，记录刺激肘部时拇指展肌的肌电图，并测量其潜伏期，测量并记录肘部刺激部位与腕部刺激部位之间的距离，计算传导速度。

（3）分析上述各项指标的影响因素主要有哪些。

【思考题】

（1）肌电图的波形与心电图波形有差异吗？为什么？

（2）根据实验结果，当手上增加物体时肌电图波形将如何变化？

（3）请写出从刺激开始到出现反应期（如潜伏期内）的基本生理过程。

（4）依赖于刺激电极位置的哪一个因素与潜伏期长短有关的？

（5）根据实验结果和计算出的传导速度，神经冲动从脊髓传到大拇指需多长时间（假设距离为 0.5 m）？

（6）同组成员的神经传导速度有较大差异吗？这种差异的原因有哪些？

实验四　视野、视敏度和盲点的测定

一、视野测定

【实验目的】

（1）学习视野测定的方法；

（2）学习使用视野计，了解正常视野的范围；

（3）了解视网膜、视觉传导通路和视觉中枢的功能。

【实验原理】

用单眼固定注视前方一点时，该眼所能看到的空间范围，称为视野（visual field）。对视野的测定可以了解视网膜（retina）的感光功能，有助于判断视觉传导通路和视觉中枢的功能。正常人的视野范围鼻侧和额侧较窄，颞侧和下侧较宽。在相同的亮度下，白色视野最大，黄、蓝次之，红色再次之，绿色最小。不同颜色视野的大小，不仅与面部结构有关，更主要的是取决于不同感光细胞在视网膜上的分布情况。

【预习要求】

（1）查阅视野计使用相关知识；

（2）预习生理学教材的视觉功能，了解与视觉有关的若干生理现象。

【实验对象】

人。

【实验器材】

视野计、各色(白、红、黄或白、蓝、绿)视标、视野图纸、铅笔、遮眼罩。

【实验方法与步骤】

1.观察视野计的结构和熟悉使用方法

视野计的样式颇多,最常用的是弧形视野计。它是安在支架上的半圆弧型金属板,可围绕水平轴旋转360°。该圆弧上有刻度,表示由点射向视网膜周边的光线与视轴之间的夹角。视野界限即以此角度表示。中央装一个固定的黄色注视点,其对面的支架上附有可上下移动的托颌架。测定时,受试者的下颌置于托颌架上。此外,视野计附有各色视标,在测定各种颜色的视野时使用(图8-6)。

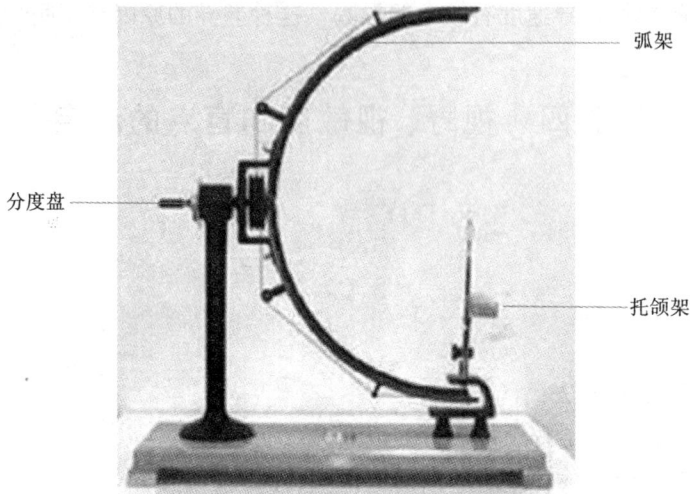

图8-6 视野计的构造

2.测定视野

(1)将视野计对着充足的光线放好。受试者把下颌放在托颌架上,使其受试眼眼眶下缘靠在眼眶托上。调整托颌架高度,使眼与弧架的中心点位于同一水平线上。用遮眼罩遮住另一眼,受试眼注视弧架的中心点,接受测试。

(2)实验者从周边向中央缓慢移动紧贴弧架的白色视标,直至受试者能看到为止。记下此时视标所在部位的弧架上所标刻度。退回视标,重复测试一次。待得出一致结果后,将受试者刚能看到视标时视标所在的点划在视野图纸的相应经纬度上。用同样的方法测出弧架对侧刚能看见视标之点,划在视野图纸的相应经纬度上。

(3)将弧架转动45°,重复上述操作步骤。共操作4次得8个度数,在视野图纸上得出8个点。将此8个点依次连接起来,就得出白色视野的范围。每做完弧的一个位置休息2 min。

(4)按照上述相同的操作方法,测定红、黄或蓝、绿各色视觉的视野。

(5)依上述方法,测定另一眼的视野。

【观察项目】

测定两眼白、红、黄或蓝、绿各色视觉的视野范围。

【注意事项】

(1)在测定过程中,受试者的被测眼始终凝视弧架的中心点,眼球不能任意移动,只能用"余光"观察视标。

(2)测试眼必须与弧架中心点保持同一水平。

(3)每个颜色做完一种角度位置后休息 2 min,每次休息后头部的位置要前后不变。

(4)测试时,视标移动速度要慢,如有时间可多测几个点,这样所得的视野图更精确。

【实验报告要点】

(1)把各彩色视野范围画在视野图纸上。

(2)各种彩色视野大小次序如何排列的。彩色在视野消失前有何变化。

(3)归纳出相应结论。

【思考题】

(1)如何解释各色视野和光亮视野的不同?

(2)彩色视野是否固定不变? 随哪些条件而变化?

(3)1 例患者左眼颞侧视野、右眼鼻侧视野发生缺损,请判断其病变的可能部位。

二、视敏度测定

【实验目的】

(1)学习视敏度(视力)测定的方法;

(2)了解视敏度成像的原理

【实验原理】

视力又称视敏度(visual acuity),是指眼分辨物体细微结构的能力,以能分辨空间两点的最小距离为衡量标准,常用眼睛能分辨最小视角的倒数来表示视力。计算公式为:视力=1/(5 m 远处能看清物体的视角)。国际视力表即据此视角原理设计(图 8-7)。临床规定当视角在 5 m 远处,视角为 1 分时,能分辨两个可视点的视力为正常视力,即看清国际视力表上 1.0 行的"E"字缺口处。目前我国规定测定视力用标准对数视力表,将国际视力表上 1.0 的正常视力视为 5.0,计算公式为:视力=5-loga。a 为 5 m 远处能看清物体的视角。

【预习要求】

(1)了解国际视力表的使用;

(2)生理学教材眼的视觉功能和视觉调节机理相关知识。

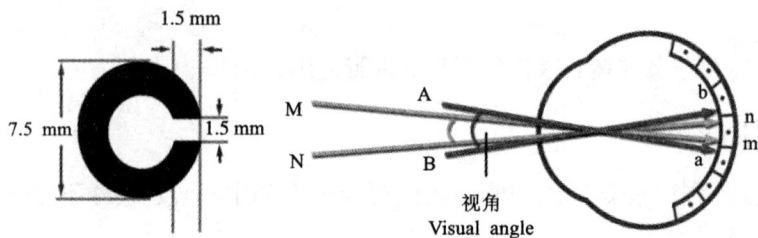

图 8-7　视力表原理

【实验对象】

人。

【实验器材】

国际标准视力表、标准对数视力表、指示棒、遮眼罩、米尺。

【实验方法和步骤】

(1)将视力表挂在光线均匀而充足的墙壁上,受试者站立或坐在距视力表 5 m 远的地方。视力表的高低适当,表上第十行"E"的高度应与受试者眼睛在同一水平。

(2)令受试者自己用遮眼罩遮住一眼,用另一眼看视力表。主试者用指示棒从表的第一行开始,依次指点各符号,受试者按指示棒说出各符号的缺口方向,然后从上而下依次指向各行,直至受试者能辨认最小的符号行为止,此时即可从视力表上直接读出其视力值

(3)用同样的方法检查另一眼的视力。

(4)如受试者对最上一行符号(即视力值为 0.1)都无法辨认,则令受试者向前移动,直至能辨认最上一行为止,此时再测量受试者与视力表的距离,按下列公式计算其视力:

$$受试者视力 = 0.1 \times 受试者与视力表的距离(m)/5\ m$$

【观察项目】

用国际标准视力表测定人左、右两眼的视力。

【实验报告要点】

(1)分别记录本组各位人员的视力。

(2)归纳出相应结论。

【注意事项】

(1)室内光线一定要充足且均匀;

(2)受试者与视力表的距离要测量准确;

(3)用遮眼罩遮眼时,勿压眼球,以防影响测试。

【思考题】

(1)影响人视力的因素有哪些? 测试视力时应注意哪些问题?

(2)国际视力表设计的原理是什么? 有何缺点? 标准对数视力表有何优点?

(3)受试者2.5 m远处才能看清第十行的"E",受试者视力是多少? 为什么?

三、盲点测定

【实验目的】

(1)证明盲点的存在;

(2)学习盲点测定的方法,从盲点投射区域计算出盲点所在的位置和范围。

【实验原理】

视网膜在视神经离开视网膜的部位(即视神经乳头所在的部位)没有视觉感受细胞,外来光线成像于此不能引起视觉,故称该部位为生理性盲点。由于生理性盲点的存在,所以视野中也存在生理性盲点的投射区。根据物体成像规律,通过测定生理性盲点投射区域的位置和范围,可以根据相似三角形各对应边成正比的定理,计算出生理盲点所在的位置和范围。

【预习要求】

《生理学》教材中眼的视觉功能。

【实验对象】

人。

【实验器材】

白纸、铅笔、小黑色目标物、尺、遮眼罩。

【实验方法和步骤】

(1)将白纸贴在墙上,受试者立于纸前50 cm,用遮眼罩遮住一只眼,在白纸上与另一眼水平位置划1个"十"字记号。令受试者注视"十"字,实验者将小黑色目标物由"十"字中心开始沿水平方向向被测眼外侧(颞侧)慢慢移动,此时,受试者被测眼直视前方,不能随目标物的移动而移动。至受试者刚刚看不到目标物时,即把目标物所在位置记下来。目标物继续向外慢慢移动,直至刚又被看见时,记下目标物的第二个位置。然后从两记号连线的中点起,沿各方向移动目标物,找出并记下目标物被看见和看不见的交界点。将各点依次相连,即可形成一个椭圆形的盲点投射区。

(2)根据相似三角形原理,计算出盲点距中央凹的距离和盲点的直径(图8-8)。

由于:$\dfrac{\text{盲点与中央凹的距离}}{\text{盲点投射区与"十"字记号的距离}}=\dfrac{\text{节点与视网膜的距离(以 15 mm 计)}}{\text{节点到白纸的距离(以 500 mm 计)}}$

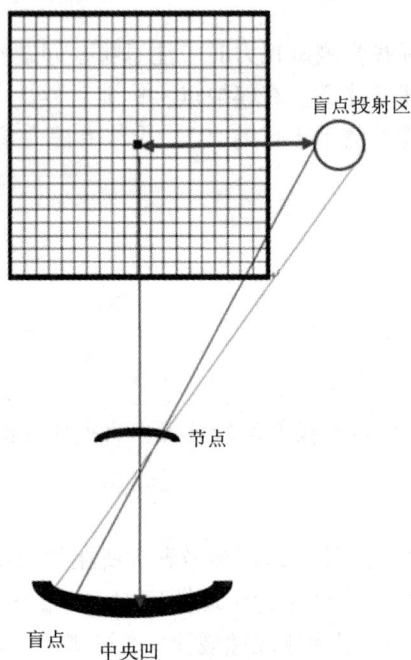

图 8-8　计算盲点与中央凹的距离和盲点直径

所以，盲点与中央凹的距离(mm)=盲点投射区域与"十"字记号的距离×15/500(mm)

由于：$\dfrac{盲点的直径}{盲点投射区域的直径}=\dfrac{节点与视网膜的距离(以\ 15\ mm\ 计)}{节点到白纸的距离(以\ 500\ mm\ 计)}$

盲点投射区域的直径=节点到白纸的距离(以 500 mm 计)

所以，盲点的直径(mm)=盲点投射区域的直径×15/500(mm)

【观察项目】

(1)测定自己的盲点，证明盲点的存在；
(2)盲点到中央凹的距离；
(3)盲点的直径。

【注意事项】

保证受试者眼球注视"十"字不动。

【实验报告要点】

(1)计算出本组人员测出盲点的位置及大小。
(2)分析盲点产生的原因并计算盲点所在的位置和范围。
(3)归纳出相应结论。

【思考题】

(1)为什么正常人平时自己感觉不到盲点的存在？

(2)盲点是如何产生的？试分析其机理。

实验五 视觉调节反射和瞳孔对光反射

【实验目的】

观察视觉调节反射与瞳孔对光反射。

【实验原理】

正常人能看清远近不同的物体，是通过眼的折光系统的调节，使物体成像在视网膜上，这就是视觉调节。视觉调节包括晶状体前后面的曲度增大、瞳孔缩小和视轴会聚三个方面的变化。人眼由远视近或由近视远时会发生调节反射。当由远视近时，引起晶状体凸度增加，同时发生缩瞳和两眼辐辏；由近视远时，即发生相反的变化。人眼在受到光刺激时，瞳孔缩小，称为瞳孔对光反射。

本实验应用球面镜结像的原理，证明在视近物时眼折光系统的调节主要是晶状体前表面凸度的增加，并观察视近物时和光刺激时瞳孔缩小的现象。

【预习要求】

(1)《生理学教材》中眼的视觉功能、眼的调节等；

(2)瞳孔对光反射机理。

【实验对象】

人。

【实验器材】

蜡烛、火柴、手电筒。

【实验方法和步骤】

(1)视觉调节。在暗室内进行实验。点燃蜡烛，置于受试者眼的左前方。令受试者注视远处的某一目标。实验者站在受试者的右前方，适当移动蜡烛和实验者的位置，注意观察蜡烛在受试者眼角膜范围内成像情况(图8-9)。在实验者对视近角膜缘有一个最亮、正立的像是由角膜前面(凸面向前)的反射作用形成的。中间一个暗而大的正立像是由晶状体前面(凸面向前)的反射作用形成的。一个较亮而最小的倒立像是由晶状体后面(凹面向前)的反射作用形成的。后两个像均需通过瞳孔才能观察到。记录各像的位置和大小。

令受试者转而注视眼前近处(15 cm左右)的某一目标，此时可以见到中间的正像向边缘的正像靠近，并且变小。边缘的正像无变化；倒像的变化不明显。

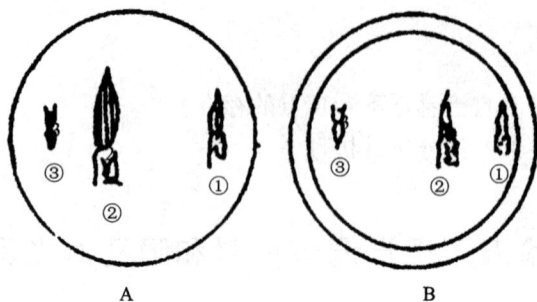

图 8-9　视觉调节反射进行时眼球各折光面成像的变化
A—看远物时；B—看近物时。①为蜡烛在角膜前面的结象；②为蜡烛在晶状体前面的结象；③为蜡烛在晶状体后面的结象

（2）瞳孔对光反射。观察受试者看近物时，瞳孔是否缩小；双眼是否发生辐辏现象。令受试者注视远方，观察其瞳孔的大小。然后用手电照射受试者的一只眼，观察其瞳孔的变化。

（3）以手掌挡在两眼之间，用手电照射受试者的一只眼，观察其另一只眼瞳孔的变化。

【观察项目】

（1）视调节；
（2）瞳孔对光反射。

【注意事项】

（1）观察眼内映像时，受试者眼球应固定不动；
（2）实验者的身体与受试者视线平行，否则难以看清三个像；
（3）瞳孔调节反射时，受试者眼睛要紧紧盯住物体；
（4）瞳孔对光反射时，受试者两眼需要直视远处，不可注视手电光。

【实验报告要点】

（1）视远或视近时，物体成像的变化情况。
（2）瞳孔对光反射的变化情况。
（3）归纳出相应的结论。

【思考题】

（1）什么是视调节？有何生理意义？
（2）什么是瞳孔的调节反射和对光反射？其反射弧是什么？
（3）一侧眼受光刺激，为什么两眼的瞳孔都会缩小？两眼反应的机制是什么？
（4）检查瞳孔对光反有何临床意义？

实验六　眼科检查中裂隙灯的使用

【实验目的】

裂隙灯检测是临床眼科常用的技术手段,利用裂隙灯可以对眼球的结构从角膜到玻璃体多个层次进行直观的观察诊断。本实验的目的是学会裂隙灯的原理,熟练裂隙灯的操作方法,以及了解裂隙灯在临床中的应用。

【实验原理】

利用裂隙灯不同的照明方式,可以清晰观测不同层次眼球的结构特征及疾病时的变化。

【预习要求】

预习裂隙灯的使用法。

【实验对象】

人。

【实验器材】

裂隙灯。

【实验步骤】

1. 选择不同的照明方式进行相应的检查
(1)弥散照明法:能粗略检查结膜角膜巩膜等前部组织。
(2)直接黑点照明法:可细致观察照亮区的病变。
(3)后部照明法:供后部组织反射的光线米检查眼前部组织,主要用于透明组织的检查。
(4)镜面反射照明法。
(5)角膜缘分光照明法。
(6)间接照明法。
2. 受试者姿势及检查次序
(1)使受试者调整好坐姿,双眼平视前方。检查者调整裂隙灯镜头位置。开始检查并记录时间。
(2)裂隙灯检查由外向内的基本检查顺序:眼睑→睑缘→睫毛→泪器→睑结膜→球结膜→结膜囊→角膜巩膜缘→泪膜→角膜→前房→前房角→虹膜→瞳孔→后房→晶状体。
(3)检查顺序:先右眼后左眼。筛查时平均每只眼睛检查 120 s,如果有具体问题再做进一步检查。

【观察项目】

1. 眼睑

(1)检察时把裂隙灯调为弥散光。

(2)在镜头光圈调为"小"时,裂隙灯的光强调为"中度"。

(3)光源角度为左右各 45°。

(4)裂隙灯放大倍率应调为"低倍"。

(5)检查时可嘱患者闭眼。

(6)检查时间应控制在 5~8 s。

观察内容:观察双眼裂大小;双眼是否对称;有无睑裂缺损、内眦赘皮、眼睑内翻、眼脸外翻,以及眼脸闭合不全。

2. 睑缘及睫毛

(1)观察时把裂隙灯调为弥散光。

(2)在镜头光圈调为"小"时,裂隙灯的光强调为"中度"。

(3)光源角度为左右各 45°。

(4)裂隙灯放大倍率应调为"低倍"。

(5)观察顺序为从鼻侧到颞侧。

(6)检查时嘱患者向正前看。

(7)检查时间应控制在 5~8 s。

观察内容:观察睑缘表面是否光滑、是否充血、是否附着鳞屑;睫毛是否缺损、其位置与排列方向是否正常、有无睫毛乱生或倒睫、有双行睫毛等先天异常。

3. 泪器

(1)检查时把裂隙灯调为弥散光。

(2)在镜头光圈调为"中"时,裂隙灯的光强调为"中度"。

(3)光源角度为颞侧 45°。

(4)裂隙灯放大倍率应调为"低倍"。

(5)检查时嘱患者向颞侧看。

(6)应观察到患者的上泪小点和下泪小点。

(7)检查时间应控制在 4~8 s。

观察内容:①视诊,观察泪腺、泪道部位有无异常变化,如泪腺有无肿胀、泪点是否正位和是否开放、泪囊区皮肤有无红肿、有无溢泪;②触诊,检查泪囊时用示指挤压泪前嵴观察有无触痛及波动感,有无脓液自泪点逆流出来或进入鼻腔。

4. 结膜

(1)检查时先把裂隙灯调为弥散光。看一下睑结膜的整体情况,然后再将裂隙灯的灯光调为裂隙光从受试者鼻侧到颞侧细致检查一至两遍(睑结膜须翻转上睑才能看清)。

(2)在镜头光圈调为"小"时,裂隙灯的光强调为"中度"。

(3)光源角度为 45°。

(4)裂隙灯放大倍率应调为低倍→高倍。

(5)检查上睑结膜时嘱受试者向下看,检查下睑结膜时嘱受试者向上看。

（6）翻眼皮时注意手法，如怀疑有充血、乳头或滤泡应放大倍率观察。

（7）检查时间应控制在 8~14 s。

观察内容：检查时注意结膜组织结构是否清楚、颜色、透明度，有无干燥、充血、出血、结节、滤泡、乳头、色素沉着、肿块、瘢痕，以及肉芽组织增生，结膜囊的深浅，有无睑球粘连、异物等。

检查顺序：依次为上睑结膜→上穹窿部结膜→下睑结膜→下穹窿部结膜→球结膜→半月皱襞。

5. 泪膜

（1）检查时把裂隙灯调为弥散光。

（2）在镜头光圈调为"大"时，裂隙灯的光强调为"中度"。

（3）光源角度为颞侧 45°。

（4）裂隙灯放大倍率应调为"低倍"。

（5）嘱受试者向前看。观察泪膜破裂时间：嘱受试者用力眨一次眼后开始计时，只道泪膜破裂或再次瞬目为止。

（6）应观察到受试者的泪膜是否完整，泪膜破裂时间。

（7）检查时间应控制在 8~18 s。

观察内容：观察泪膜破裂时间，观察泪膜的厚薄、颜色，连续性是否完好。

6. 角膜

（1）检查时把裂隙灯调为裂隙光，调整裂隙灯光源的角度、宽度，从受试者的鼻侧检查到颞侧。

（2）从角膜上皮层观察到角膜的基本厚度。检查时间应控制在 10~20 s。检查时应不时嘱受试者眨眼以观察受试者泪膜情况。

（3）角膜上皮检查，光源角度为 45°，中等强度。

（4）角膜基质检查，光源角度为从鼻侧到颞侧，裂隙宽度 2 mm，中等强度。

（5）角膜内皮检查，光源角度为从鼻侧到颞侧，裂隙宽度 2 mm，中等强度。

观察内容：（1）角膜体征，如大小、弯曲度、透明度及表面是否光滑；（2）有无异物、新生血管、混浊、瘢痕或炎症。

角膜炎典型体征：睫状充血、角膜浸润、角膜溃疡（注意描述象限范围、大小、直径、深度、有无穿孔）。

并发虹膜炎的体征：角膜后沉积物、房水混浊、瞳孔缩小以及虹膜后粘连。

角膜混浊分度：云翳、斑翳、白斑、粘连性角膜白斑、角膜葡萄肿。

角膜后沉着物（KP）：为炎症细胞或色素的沉积，根据形状分为尘状、中等大小、羊脂状。

7. 前房

（1）检查时把裂隙灯调为裂隙光，裂隙光线取窄光源。

（2）在镜头光圈调为"大"时，裂隙灯的光强应调为"高度"。

（3）裂隙灯裂隙的宽度约 2 mm，选择不同角度。

（4）裂隙灯放大倍率应调为低倍→高倍。

（5）检查时嘱受试者向前看。

（6）由鼻侧到颞侧，再由颞侧到鼻侧观察前房情况。

（7）时间 5~9 s。

观察内容：深度、房角、前房闪辉（蛋白）、前房细胞、炎症细胞、红细胞、肿瘤细胞、色素细胞，积血、积脓（描述高度）。

8. 虹膜和瞳孔

（1）将裂隙光聚焦在虹膜上。

（2）先选择弥散光观察虹膜整体情况，再调窄裂隙观察具体细节。

（3）在镜头光圈调为"中"时，调节裂隙的强度观察瞳孔在光照下的反应。

（4）光源角度为从颞侧 45°照射。

（5）裂隙灯放大倍率应调为低倍。

（6）检查时嘱受试者向前看。

（7）观察受试者虹膜形状，强光刺激瞳孔看是否有收缩。

（8）时间 3~8 s。

观察内容：①观察颜色、纹理，有无新生血管、色素脱落、萎缩、结节，有无与角膜前粘连、与晶状体后粘连，有无根部离断及缺损，有无震颤；②两侧瞳孔是否等大、形圆，位置是否举重，边缘是否整齐。检查直接光反射、间接光反射、相对性传入性瞳孔障碍。

9. 晶状体

（1）检查时把裂隙灯调为裂隙光

（2）在镜头光圈调为"大"时，裂隙灯的光强应调为"高度"。

（3）裂隙灯光源的角度为左右各 10°~45°。

（4）裂隙灯放大倍率应调为低倍→高倍。

（5）检查时嘱受试者向前看。

（6）裂隙灯裂隙的宽度为 2 mm，裂隙灯取窄光源，对准瞳孔区，将焦距对准晶状体扫描瞳孔区观察晶体情况。

（7）时间为 9~15 s。

观察内容：①混浊程度（LOCSII 分级法），属于 C0-5、N0-4、P0-4 中的哪一级；②晶状体部位；③混浊情况；④分类。

【注意事项】

操作时，注意不要用强光直接长时间照射瞳孔，必须要照射时，注意按要求控制时间晶状体核硬度分级标准如下。

Ⅰ度：核透明或淡灰白色，仅皮质或后囊下混浊，眼底模糊可见。

Ⅱ度：核轻度混浊，呈黄白色或灰黄色，主要出现在后囊下混浊型白内障的中晚期或年纪较轻的皮质型白内障，可见眼底红光反射，软核。

Ⅲ度：核明显混浊，呈灰白色或深黄色、黄色、淡棕黄色，红光反射隐约可见，中等硬度核；大多数老年性白内障所见。

Ⅳ度：核完全混浊，呈深黄色、棕色或琥珀色，红光反射完全消失，硬核；多见于老年性白内障晚期或病史较长视力极差的老年患者。

Ⅴ度：核呈深棕褐色或黑色，是典型的"陈旧性白内障"类型，整个晶状体呈现高密度团块状外观，核大且极硬，临床上较少见。

实验七　人体反应时间测定

【实验目的】

学习对不同刺激和不同条件下的反射和反应时间的测量方法；研究简单和复杂反射，观察对给定无害视觉和听觉信号的反应时间，研究对信号的计划性随意反应的时间，讨论影响反应时间的因素。

【实验原理】

反应时间，又称反应潜伏期，是指从刺激作用发生到引起机体外部反应开始动作之间的时距，包含感受器将外界刺激转化为神经冲动的时间；神经冲动由感受器传递至大脑皮质的时间；大脑皮质对信息进行加工的时间；神经冲动由大脑皮质传至效应器的时间和效应器做出反应的时间。反应时间是心理学研究的各项客观指标，常用以分析个体的知觉、注意、学习、记忆、思维、动机和人格等各种心理活动。刺激的不同类型、强度、数量及刺激呈现的方式会影响反应时间，如不同类型的刺激通过特定的通道作用于各个器官，反应时间是不同的，听觉和触觉的反应比较快，而视觉的反应较慢；在同一感觉通道里，刺激的部位不同，反应时间也有差别。此外，感受器的适应水平、机体的准备状态、练习次数、定势作用、附加动机、年龄因素等机体变量也会对其产生影响。

【预习要求】

预习《生理学》教材中反射活动基本规律、神经系统的感觉分析功能相关知识。

【实验对象】

人。

【实验器材】

计算机、PowerLab 系统、按钮开关、手指脉冲换能器、胶带纸。

【实验方法与步骤】

1. 实验装置连接

将按钮开关连接上输入端口 1，将手指脉冲换能器连接上输入端口 2，将尼龙搭扣绕在手指脉冲换能器上覆盖其振动膜，这可保护换能器免受重敲的损害，将脉冲换能器置于实验桌上，让振动膜朝上，确保不会被意外碰触，用胶带纸将换能器电缆粘牢(图 8-10)。

2. 反应时间的测定

(1)指令受试者一看见实验者轻叩换能器就点击按钮开关。

(2)用一只手触摸在换能器上，但不要按压。

(3)点击开始按钮，当系统接收到手指脉冲换能器信号时将记录 0.75 s。

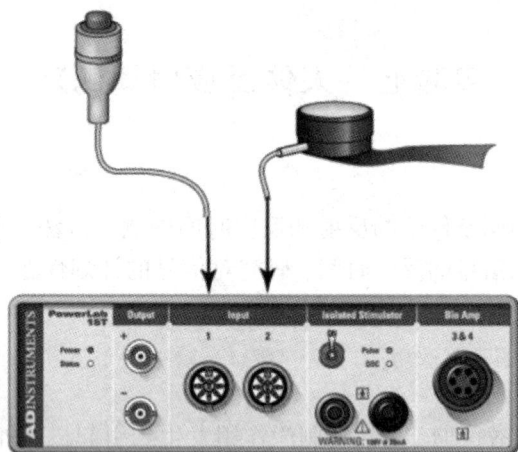

图 8-10　人体反应时间测定装置连接示意图

（4）在延时 1~4 s 后，在不警告受试者的情况下轻叩换能器。

（5）重复步骤（3）~（4）十次，确保按压是在不警告受试者的情况下进行的，时间间隔随机，范围 1~4 s。

（6）在十次记录完成后，记录自动停止。

3. 反应时间的测量

（1）移动波形光标直至反应起始处，反应时间是从刺激（零时刻）至反应开始的时间。

（2）点击将时间置于数值面板中。

（3）拖拽数值面板中的数据进入表中的"随机"一栏。

（4）重复测量十次。

（5）删除最大和最小值，表格将自动更新并平均余下的 8 个值，以给出平均反应时间。

4. 预警和反应时间

（1）点击开始按钮，系统将在接收到换能器信号后开始记录。

（2）在延迟 1~4 s 后，于轻叩换能器前说"准备"以警告志愿者。

（3）重复步骤（1）~（2）十次，确保轻叩伴随警告给出，且时间间隔在 1~4 s 变动。

（4）当十次纪录完成后，记录自动停止。

5. 预警和反应时间的测量

（1）移动波形光标直至反应起始处，反应时间是从刺激（零时刻）至反应开始的时间。

（2）点击将时间置于数值面板中。

（3）拖拽数值面板中的数据进入表中的"伴随警告"一栏。

（4）重复测量十次。

（5）删除最大和最小值，表格将自动更新并平均余下的 8 个值，以给出平均反应时间。

6. 可预知信号和反应时间

（1）点击开始按钮，系统将在接收到换能器信号后开始记录。

（2）不用口头警告，而代之以规定的节律轻叩换能器，如每隔 2 s 一次。

（3）重复步骤（1）~（2）十次。

（4）当十次纪录完成后，记录自动停止。

7. 可预知信号和反应时间的测量

（1）移动波形光标直至反应起始处，反应时间是从刺激（零时刻）至反应开始的时间。

（2）点击将时间置于数值面板中。

（3）拖拽数值面板中的数据进入表中的"规则"一栏。

（4）重复测量十次。

（5）删除最大值和最小值，表格将自动更新并平均余下的 8 个值，以给出平均反应时间。

8. 分心和反应时间

（1）点击开始按钮，系统将在接收到换能器信号后开始记录。

（2）请受试者从 100 开始倒数，以 7 递减，越快越好。受试者应该大声说出每一个数字（如 100，93，86）。

（3）在延迟 1~4 s 后，没有任何警告地轻叩换能器。

（4）受试者一看见实验者轻叩换能器就点击按钮开关。

（5）重复步骤（2）~（4）十次。

（6）当十次纪录完成后，记录自动停止。

9. 分心和反应时间的测量

（1）移动波形光标直至反应起始处。反应时间是从刺激（零时刻）至反应开始的时间。

（2）点击将时间置于数值面板中。

（3）拖拽数值面板中的数据进入表中的"伴随分心"一栏。

（4）重复测量十次。

（5）删除最大和最小值，表格将自动更新并平均余下的 8 个值，以给出平均反应时间。

10. 听觉信号和反应时间

（1）让受试者对手指脉冲换能器和计算机屏幕以避免视觉信号的干扰，但要近的足够听见换能器的有力叩击声。

（2）以不同的方式叩击，并找到最合适的一种，使其声音正好能被受试者清楚地听见，但又不会损害换能器，试着同时叩击桌子和换能器。或者在换能器上覆盖上一张折叠的纸，弹的重一些。

（3）点击开始按钮，系统将在接收到换能器信号后开始记录。

（4）在延迟 1~4 s 后，在不警告志愿者的情况下叩击换能器。

（5）受试者一听见实验者轻叩换能器就点击按钮开关。

（6）重复步骤（3）~（4）十次。

（7）当十次纪录完成后，记录自动停止。

11. 听觉信号和反应时间的测量

（1）移动波形光标直至反应起始处，反应时间是从刺激（0 时刻）至反应开始的时间。

（2）点击将时间置于数值面板中。

（3）拖拽数值面板中的数据进入表中的"听觉信号"一栏。

（4）重复测量十次。

（5）删除最大和最小值，表格将自动更新并平均余下的 8 个值，以给出平均反应时间。

【注意事项】

（1）测试前，受试者可做有关练习，掌握测试方法。

（2）实验者和受试者必须认真按操作要求进行实验。

（3）受试者必须根据主试者发出的信号做出相应反应，不得按自己猜测做出反应。

（4）测量时重复测量多次，取平均值为测量结果。

【实验报告要点】

（1）记录好受试者姓名、性别、年龄。

（2）测量并列表记录同组成员的反应时间，预警时的反应时间，可预知信号的反应时间，分心的反应时间，听觉信号的反应时间，视觉信号的反应时间，测量十次取平均反应时间。

（3）分析上述各项指标的影响因素主要有哪些。

【思考题】

（1）影响反应时间的因素有哪些？提高反应速度，缩短反应时间可以采取哪些措施？

（2）根据实验结果说明视觉、听觉反应时间的差别及其可能的原因？

（3）举例说明反应时间使用的实际应用意义？

实验八　运动对人体动脉血压、心率和呼吸的影响

【实验目的】

（1）学习间接测量血压法的原理，掌握听诊法测量人体动脉血压的方法，并测定人体肱动脉的收缩压和舒张压；

（2）观察运动和体位对动脉血压、心率和肺通气功能的影响，进一步了解在不同生理条件下心血管活动的整合反应。

【实验原理】

血压是指血管内流动的血液对血管侧壁的压强，即单位面积上的压力。各段血管的压力并不相同。动脉血压通常是指主动脉血压，由于在大动脉中血压降落较少，通常将上臂肱动脉压代表主动脉压，其误差仅为 $0.53 \sim 0.67$ kPa（$4 \sim 5$ mmHg）。测定人体动脉血压的方法，一般采用间接测量法，间接测量法又分听诊法、触诊法、振动法等多种，其中听诊法灵敏简便，是最常应用的测量动脉血压的方法。通常血液在血管内流动时没有声音，当外力使血管变窄使血液通过后形成涡流时，会使血管壁振动而发出声音。听诊法利用充气袖带自肢体外加压以压闭深部动脉，然后逐渐放气减压，并根据袖带下缘动脉中血管音（Korotkoff 音）的产生和变化来判断血管外压力与血管内收缩压、舒张压之间的平衡情况，从而间接测定血压。当袖带充气时施加的压力超过动脉的收缩压时，肱动脉内血液完全被阻断，此时放置在皮肤动脉血管加压远端的听诊器听不到任何声音，在袖带放气减压过程中袖带施加的压力低于动脉收缩压而高于舒张压时，每个心动周期中将有少量血液随心脏的收缩冲过受压血管，用听

诊器可听到血液流过狭窄血管冲击受压血管远端形成的声音（Korotkoff 音），在袖带放气减压过程中仔细听诊 Korotkoff 音，第一声微弱而清晰的 Korotkoff 音意味着此时袖带压力略低于收缩压，此时血压计的袖带压力指示数字即为收缩压数值；在袖带放气减压过程中出现第一声 Korotkoff 音后一直到外加压力低于舒张压时，在每个心动周期均可听到 Korotkoff 音，其产生的机制尚不完全清楚，一般认为，当血液间断性地从血管压闭区喷射而出时，一方面使压闭的血管突然开放而引起远端血管壁震动而产生高调的敲击音，另一方面由于血液在远端血管形成湍流而产生低沉的杂音。当放气减压至舒张压时，外加压力仍使动脉狭窄但不再于舒张期被完全压闭，断续的血流变成连续的血流，此时的血管不再出现间歇性开放，Korotkoff 音中高调的敲击音成分（> 60 Hz）消失，出现突然变调。当动脉的外加压力进一步降低 5~10 mmHg 时，动脉形态和血流均恢复正常，此时 Korotkoff 音完全消失。以前一度采用以 Korotkoff 音突然变调时的血压计水银柱压力作为舒张压数值，因为理论上 Korotkoff 音突然变调意味着血管由间歇开放变为连续开放，而 Korotkoff 音消失时的外加压力已低于舒张压。但由于袖带内压力其实并非直接作用于动脉血管壁上，而是通过血管外各层软组织的传递再压迫血管，造成了 5~10 mmHg 的压力损失，所以目前一致采用 Korotkoff 音消失点作为舒张压的读数标志，这样更接近实际值。但在儿童、孕妇、运动后以及某些疾病患者（如主动脉关闭不全、贫血、甲状腺功能亢进），由于血流速度较快，声音变调后很长时间内 Korotkoff 音仍不消失，则应选用变调点作为舒张压标志。

【预习要求】

（1）复习《生理学》教材中有关血压的概念和正常值的介绍。掌握血压的形成、影响因素及其调节机制。

（2）预习了解血压计的组成和使用方法。

【实验对象】

健康成年人。

【实验器材】

水银血压计、听诊器。

【实验方法与步骤】

1. 熟悉血压计的结构

水银血压计是常用的血压计，包括压脉带、橡皮充气球和检压计 3 个部分。血压计是一个标有 0~260 mmHg 的玻璃管，上端可与大气相通，下端和水银储槽相连。压脉带是一个外包布套的长方形橡皮囊，借橡皮管分别和检压计的水银储槽及橡皮气球相通。橡皮充气球是一个带有螺丝旋阀开关的橡皮球囊，供充气或放气之用。当压脉带与大气相通时，水银液面应在零刻度，否则应加入或减少水银储存槽的水银，使之达到零刻度。

2. 听诊法测量肱动脉血压

（1）让受试者脱去一臂衣袖，静坐 5 min 以上。

（2）松开血压计橡皮球旋阀，将压脉带内的空气完全驱出，再用示指及拇指旋紧充气球的螺丝旋阀开关。

（3）让受试上肢（通常为右上肢）裸露伸直平放于桌上，手掌向上，使上臂与心脏位置在同一个水平位置，将压脉带缠在该上臂（袖带气囊部分对准肱动脉），压脉带下缘位于肘窝上 2~3 cm，松紧适宜。

（4）将听诊器两耳器塞入外耳道，使耳件方向与外耳道一致，即略向前弯曲。

（5）在肘窝内侧用手指触及肱动脉搏动，将听诊器胸件紧贴于搏动处皮肤，不可压得太重，不得与袖带接触，更不可塞在袖带下。

（6）测量收缩压：用手挤压充气球将空气缓慢压入压脉带内，待检压计中的水银柱上升到听诊器内听不到血管音后，再继续打气使水银柱再上升 2.6 kPa（20 mmHg）左右。随即用示指及拇指反方向松开充气球的螺丝旋阀开关使压脉带缓慢放气，水银柱逐渐下降，调节充气球开关的松紧程度使水银柱下降的速度保持为每秒钟下降一小格左右，同时仔细听诊，当突然出现 Korotkoff 音（呈"砰砰"样声音）的第一声时，检压计上所表示的水银柱刻度几位收缩压数值。一般青壮年为 12~18.6 kPa（90~139 mmHg）。

（7）测量舒张压：继续缓慢放气，Korotkoff 音的音调也有一系列变化，先由低到高，然后由高突然变低，最后完全消失。分别记录声音由强突然变弱变钝及声音消失时的压力值。在声音消失的瞬间，检压计上所示的水银柱刻度即为舒张压，如果声音变调后很长时间内 Korotkoff 音仍不消失，则将音调突然变低、音量变弱的瞬间对应的水银柱刻度作为舒张压，一般青壮年舒张压为 8~12 kPa（60~89 mmHg）。血压记录常以收缩压/舒张压方式记录。

3. 观察运动对血压、心率和呼吸的影响

（1）测量安静状态下的血压、脉搏 3 次，每次间隔 2 min，计算平均值。

（2）被试者两腿稍分开，双手叉腰，以每 1 次/2 s 的速度下蹲起立运动 20 次。分别于运动后即刻、3 min、5 min、10 min 及 15 min 测血压、脉搏、呼吸频率，并用 powerlab 系统测量运动后即刻、3 min、5 min、10 min 及 15 min 的肺通气量各 1 次，将结果填入表中。

对测得的结果进行分析讨论（表 8-1）。

表 8-1　运动对血压、脉搏和呼吸的影响

项目	运动前	运动后（min）				
		0	3	5	10	15
血压（mmHg）						
脉搏（次/min）						
呼吸频率（次/min）						
肺通气（L/min）						

4. 体位改变对血压的影响

（1）嘱受试者静卧 5 min 以上，测量血压、脉搏 3 次，每次间隔 2 min，计算平均值。

（2）嘱受试者迅速由卧位至直立位，每 min 测血压及脉搏 1 次，直至血压稳定为止，记录数据，比较不同体位时血压及心率值。

【注意事项】

（1）实验室内必须保持安静，以便听诊。

（2）测压前应静坐 5~10 min，上臂与心脏在同一水平，以避免重力影响。

（3）压脉带松紧适度，以刚好能插入两个手指为宜，过紧时可能人为加压；过松则在充气后，由于橡皮袋的伸展而有压力损失，实际加压幅度显著减少，测定值因而可显著偏高。

（4）充气压迫时间不宜过长，否则可引起全身血管反射性收缩而使血压升高。

（5）听诊器头不能用力压迫肱动脉，以免因此而引起动脉音导致判断错误。

（6）一般应测 2~3 次，以两次比较接近的数值为准，取其平均数，或收缩压取上值，舒张压取下值。

（7）左右肱动脉有 5~10 mmHg 压力差，测血压应固定一侧，不要随意改变。

（8）在减压过程中有时可能出现血管音暂时消失，随后又重新出现，称无音间隙。可在袖带充气前，举起上臂，促进静脉回流后再进行充气、放气嘈杂哦，此时无音间隙就不再出现。

（9）血压计用毕应将袖带内气体驱尽、卷好、放置于盒内，以防玻璃管折断；并关闭水银储槽，以防水银漏出。

【实验报告要点】

（1）记录安静状态下各同学的血压（收缩压/舒张压）和脉搏，并计算平均值和标准差。

（2）列表记录各同学运动、体位改变时血压、脉搏变化，结果用平均值和标准差表示。

（3）讨论正常血压形成原理。

（4）分析运动和体位变化时血压受影响的机制。

【思考题】

（1）水银血压计上 10 mmHg 的刻度是否刚好等于 10 mmHg？

（2）引起动脉血压测量误差的常见原因有哪些？

实验九 人体肺通气功能的测定

【实验目的】

（1）掌握人体肺通气量的测定方法；

（2）熟悉肺容量和肺容积的正常值及其测定的意义；

（3）理解肺容量各组成部分和测定肺活量的常用指标。

【实验原理】

机体在新陈代谢过程中，不断地消耗 O_2，并产生 CO_2。机体通过肺通气实现肺与环境之间的气体交换。呼吸流量计可将呼吸气流速度变化转换成压力变化，通过呼吸放大器和 PowerLab 信号采集器组成的呼吸测定装置，能测定人体潮气量（tidal volume，V_T）、呼吸频率（breathing frequency，f）、肺通气量（expired minute volume，V_E）、最大吸气流速（peak inspiratory flow，PIF)、最大呼气流速(peak expiratory flow，PEF)、用力肺活量(forced vital capacity，FVC)、1秒用力呼气量(forced expired volume in one second，FEV_1)以及1秒用力呼气量占用力肺活量的百分比($FEV_1/FVC\%$)等来评定肺的通气功能。

【预习要求】

预习《生理学》教材中肺通气功能的评价相关知识。

【实验对象】

人。

【实验器材及试剂】

计算机、PowerLab系统、肺活量计Pod、流量侦测头、洁净内径管、过滤器、吹口、鼻夹、浸有75%乙醇溶液的棉球。

【实验方法与步骤】

1. 实验装置连接

将实验装置如下图(图8-11)连接好，肺活量计Pod接口连接至Powerlab系统Input1端口，启动PowerLab系统和肺活量计Pod，预热15 min。

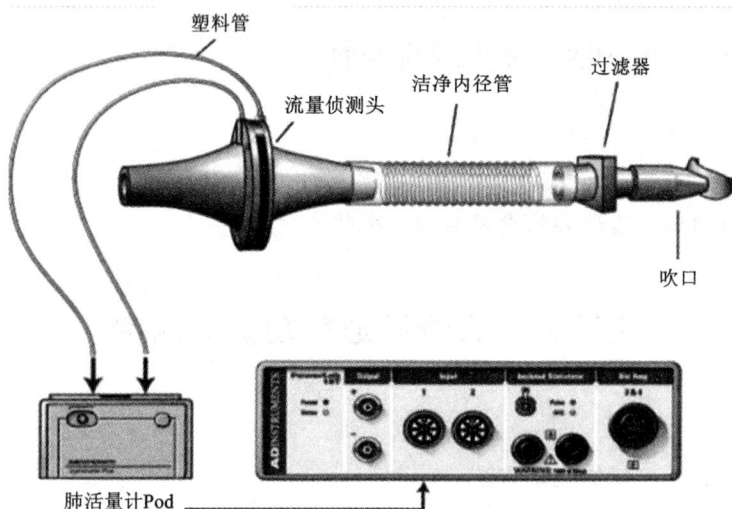

图8-11　肺通气功能测定装置连接示意图

2. 肺活量计Pod接口调零

在开始每一项新纪录前，将流量侦测头设备静置于桌面上，点击Pod接口清零按钮使流量通道的基线复位。

3. 测量肺容量与肺活量

受试者取舒适体位静坐于电脑屏幕侧方，夹好鼻夹，含住吹口，正常呼吸，点击开始，记录正常呼吸 1~2 min。记录时，在数据中添加"正常呼吸"的注释。在正常呼吸阶段后，并在正常呼气末，请受试者尽可能深地吸气，随后尽可能深地呼气，在数据中添加"深呼吸"的注释，然后，让受试者恢复正常呼吸，之后停止记录。

4. 肺功能检测

使用 Pod 接口清零按钮将肺活量计 Pod 接口重新调零，点击开始按钮，受试者戴上鼻夹，正常呼吸 10~20 s 后，先吸气随后用力呼气，并尽可能的完全和持久，直至再也无法呼出气体，添加"用力肺活量 FVC"注释，然后恢复正常呼吸，重复三次后停止测试。

5. 呼吸受阻模拟

将过滤器从洁净内径管移除，用保鲜膜盖过过滤器的底端，用钢笔或削尖的铅笔在保鲜膜上点出直径半厘米左右的圆孔，重新固定过滤器于洁净内径管上。重复步骤 4。

6. 测量个体差异

对 3 个不同的受试者重复步骤 3~5。记录结果。

【观察项目】

1 分钟内呼吸次数 bpm、潮气量 V_T、补吸气量 IRV、补呼气量 REV、最大吸气量峰值 PIF、最大峰呼气量 PEF、用力肺活量 FVC、FEV_1、FEV_1/FVC 百分比。

【注意事项】

(1) 测试前，受试者可做有关练习，掌握测试方法。

(2) 不同受试者使用咬嘴前，均应进行消毒，做到咬嘴一用一消毒，避免交叉感染。

(3) 使用前流量头应干燥。连接流量头的两根塑料管对着上方，以免冷凝水堵塞。

(4) 实验开始前信号必须调零，以免增加误差。

(5) 呼气流的波形设为向下。

【实验报告要点】

(1) 记录好受试者姓名、性别、年龄、体重。

(2) 记录潮气量、呼吸频率、肺通气量、最大呼气流速、最大吸气流速、用力肺活量、1 秒用力呼气量。潮气量为 5 次平静呼吸的平均值。

(3) 分析上述各项指标的影响因素主要有哪些。

【思考题】

(1) 能否用该系统测量肺活量、最大随意通气量？怎样测量？

(2) 肺活量与用力肺活量意义有何不同？气道狭窄或肺弹性降低的患者，其肺活量与用力肺活量是否一定同时降低？

(3) 1 秒用力呼气量、用力肺活量及其比值有何生理意义？气道狭窄或限制性肺部疾病的患者，1 秒用力呼气量、用力肺活量及其比值有何变化？其变化有何差异？

第九章

临床前药物实验

实验一　不同剂型、不同剂量、不同给药途径对药物作用的影响

【实验目的】

(1)通过本实验,观察并比较不同剂型、剂量和给药途径对药物作用的影响情况;

(2)掌握药物作用的一般规律。同时强化操作技能,培养创新意识。

【实验原理】

氨基甲酸乙酯(乌拉坦)是一种实验动物麻醉药,作用快而强。戊巴比妥钠是巴比妥类中枢抑制药,常表现为典型的量效关系,即随着剂量由小逐渐增大,依次产生镇静、催眠、麻醉、呼吸中枢麻痹、死亡等效应。

【预习要求】

(1)了解药物不同剂型及药物不同剂型对药物作用的影响;

(2)复习药物的量效关系原理及药物代谢动力学知识;

(3)学习系列基础知识,了解不同给药途径可引起药物作用量和质的差异。

【实验动物】

小鼠。

【实验器材及试剂】

小鼠、小鼠观察木盒、电子秤、1 mL注射器;8%乌拉坦水溶液,0.2%、0.4%、0.8%戊巴比妥钠溶液。

【实验方法与步骤】

1.不用剂型对药物作用的影响

取2只小鼠编号,分别记录体重,并观察小鼠正常时的活动情况,重点观察翻正反射的

有无。1号小鼠经皮下注射8%乌拉坦水溶液（按0.15 mL/10 g给药），2号小鼠经皮下注射8%乌拉坦胶浆液（按0.15 mL/10 g给药）。观察各小鼠翻正反射发生情况，记录其消失时间和恢复时间（表9-1）。

表 9-1 不同剂型的乌拉坦对小鼠作用的比较

鼠编号	药物剂型	体重(g)	给药时间	翻正反应消失时刻	翻正反应恢复时刻	作用维持时间(min)
1						
2						

2. 不用剂量对药物作用的影响

取3只小鼠编号，分别记录体重，并观察小鼠正常时的活动情况，重点观察翻正反射的有无。1~3号小鼠分别经腹腔注射0.2%、0.4%和0.8%的戊巴比妥钠溶液（按0.2 mL/10 g给药），观察各小鼠翻正反射发生情况，记录其消失时间和恢复时间（表9-2）。

表 9-2 不同剂量的戊巴比妥钠对小鼠作用的比较

鼠编号	药物剂量	体重(g)	给药时间	翻正反应消失时刻	翻正反应恢复时刻	作用维持时间(min)
1						
2						
3						

3. 不用给药途径对药物作用的影响

取3只小鼠编号，分别记录体重。观察小鼠正常时的活动情况，重点观察翻正反射的有无。1~3号小鼠分别使用灌胃、皮下注射、腹腔注射等方式给予0.4%的戊巴比妥钠溶液（按0.2 mL/10 g给药），观察各小鼠翻正反射发生情况，记录其消失时间和恢复时间（表9-3）。

表 9-3 戊巴比妥钠不同途径给药对小鼠作用的影响

鼠编号	给药途径	体重(g)	给药时间	翻正反应消失时刻	翻正反应恢复时刻	作用维持时间(min)
1						
2						
3						

【观察项目】

（1）小鼠活动情况；

（2）翻正反射消失时间和恢复时间。

【注意事项】

(1)入针深度合适，避免损伤内脏。

(2)注射药物时应回抽观察是否有血，避免进入血管。

(3)注射应缓慢。

(4)小鼠对戊巴比妥钠可能出现的反应，其反应按由轻到重的程度有：活动增加、呼吸抑制、翻正反射消失、反射亢进、麻醉、死亡等。

(5)灌胃给药前动物应禁食一夜，不禁水。因为胃内容物会影响药物的给药容量，而啮齿类动物禁食时间的长短会影响到药物代谢酶的活性和药物在肠道内的吸收，从而影响药物的作用。

(6)灌胃给药时，切勿将药物灌入气管，以免造成动物窒息死亡。如果刺破食管或胃壁，给药途径则会发生改变，药物作用出现快而强，导致实验不成功。

【实验报告要点】

(1)实验目的、原理、方法与步骤；

(2)认真讨论实验的理论基础。

【思考题】

(1)试举例说明同种药物的不同剂型可产生的不同治疗作用？

(2)药物剂量与效应之间有什么关系？

(3)给药途径不同，药物作用为什么会出现差异？

实验二　药物半数有效量和半数致死量的测定

【实验目的】

学习半数有效量(median effective dose，ED_{50})和半数致死量(median lethal dose LD_{50})的测定和计算方法。

【预习要求】

(1)熟悉 ED_{50}、LD_{50} 的概念；

(2)掌握药物的剂量-效应关系。

【实验动物】

清洁级小白鼠 100 只，体重 18~22 g。

【实验器材及试剂】

小动物电子秤、鼠笼、1 mL 注射器、7 号针头、科学计算器。

浓度分别为 0.21%、0.26%、0.32%、0.40%、0.50%、0.77%、0.96%、1.2%、1.5%和

1.9%的戊巴比妥钠溶液。

【实验方法与步骤】

1. 戊巴比妥钠 ED_{50} 的测定

取小白鼠 50 只，雌雄各半，按体重、性别随机分为 5 组，每组 10 只。给药前禁食 12 h，不禁水。各组分别腹腔注射戊巴比妥钠 21 mg/kg、26 mg/kg、32 mg/kg、40 mg/kg 和 50 mg/kg（即分别给予 0.21%、0.26%、0.32%、0.40% 和 0.50% 的戊巴比妥钠溶液 0.1 mL/10 g），观察给药后 1 h 内各组动物的反应情况，以翻正反射消失为观察指标，记录各组翻正反射消失的动物数（表 9-4）。

2. 戊巴比妥钠 LD_{50} 的测定

取小白鼠 50 只，按体重、性别随机分为 5 组，每组 10 只。各组分别腹腔注射戊巴比妥钠 77 mg/kg、96 mg/kg、120 mg/kg、150 mg/kg 和 190 mg/kg（即分别给予 0.77%、0.96%、1.2%、1.5% 和 1.9% 的戊巴比妥钠溶液 0.1 mL/10 g），观察给药后 24 h 内各组动物的毒性反应，记录各组死亡动物数（表 9-5）。

表 9-4　戊巴比妥钠 ED_{50} 的测定结果

分组	动物数（N）	剂量（mg/kg）	对数剂量（X）	翻正反射消失的动物数（n）	有效率（P=n/N）
1	10	21			
2	10	26			
3	10	32			
4	10	40			
5	10	50			

表 9-5　戊巴比妥钠 LD_{50} 的测定结果

分组	动物数（N）	剂量（mg/kg）	对数剂量（X）	死亡动物数（n）	死亡率（P=n/N）
1	10	77			
2	10	96			
3	10	120			
4	10	150			
5	10	190			

3. 记录 ED_{50} 和 LD_{50} 测定结果

数据处理按寇氏（Karber）法公式计算：

$$LD_{50}(\text{或 } ED_{50}) = lg - 1[X_m - i(\sum P - 0.5)]$$

式中：X_m 为最大剂量的对数；i 为剂量比的对数，即相邻两对数剂量之差；$\sum P$ 为各组反应率(即有效率和死亡率)的总和，以小数表示。

据计算出的 ED_{50} 和 LD_{50} 值，可计算出该药物的治疗指数(therapeutic index，TI)，计算公式如下：

$$TI = LD_{50}/ED_{50}$$

【注意事项】

(1)动物分组时，应严格按照随机方法进行；
(2)给药剂量要准确；
(3)腹腔注射的部位和进针的角度要准确，避免药物误入肠腔或膀胱内。

【实验报告要求】

(1)结果记录应正确；
(2)计算应准确。

【思考题】

(1)LD_{50}、ED_{50} 和 TI 的含义是什么？
(2)LD_{50}、ED_{50}、TI 有何临床意义？

实验三　药物的量效关系与竞争性拮抗(离体回肠法)

【实验目的】

(1)观察阿托品使用前后不同剂量乙酰胆碱对豚鼠离体回肠的作用，加深对受体激动药、拮抗药、竞争性拮抗药和量效关系的理解；
(2)了解豚鼠离体回肠实验方法。

【实验原理】

乙酰胆碱能激动回肠平滑肌细胞上的 M 胆碱受体，使肠段收缩。阿托品为 M 胆碱受体拮抗药，能竞争性拮抗乙酰胆碱对回肠平滑肌 M 胆碱受体的激动作用。

【预习要求】

(1)了解使用 Ms4000U 生物信号记录分析系统；
(2)复习《药理学》教材总论中有关药物量效关系与竞争性拮抗的内容。

【实验动物】

豚鼠 1 只。

【实验器材及试剂】

多媒体化生物信号记录分析系统、机械电换能器、恒温浴槽、超级恒温水浴器、通气钩、小弯钩、小镊子、剪刀、培养皿、小烧杯、1 mL 注射器、双凹夹、坐标纸、台氏液。

10^{-5}mol/L 阿托品溶液、不同浓度（10^{-8}moL/L、10^{-6}mol/L、10^{-5}mol/L、10^{-4}mol/L、10^{-3}mol/L、10^{-2}mol/L 和 10^{-1}mol/L）的乙酰胆碱溶液。

【设计要求】

（1）提前 1 个星期由学生分组设计阿托品的竞争性拮抗乙酰胆碱对豚鼠离体回肠作用的实验方案。

（2）实验完成后分析实验结果。

【设计提示】

（1）注意实验中加药剂量及加药的顺序。

（2）分别观察各浓度（10^{-8}mL/L、10^{-7}mol/L、10^{-6}mol/L、10^{-5}mol/L、10^{-4}mol/L、10^{-3}mol/L）的乙酰胆碱对肌肉收缩张力的影响，并通过绘制量效曲线图观察阿托品的竞争性拮抗作用。

（3）实验中应注意哪些问题，以确保实验的成功。

【实验步骤】

1. 实验仪器连接

准备好灌流系统，调节浴槽水温至 37℃，在恒温浴槽中加入 30 mL 的台氏液，标记好液面高度。将换能器固定在一个能微调升降的支架上与电脑信号输入装置相连接。开机启动多媒体系统，预设各项参数使系统进入监视状态（图 9-1）。

2. 离体回肠标本的制备

取禁食 24 h 后的豚鼠 1 只，击头致死，迅速打开腹腔，找到回盲部向上提取盲肠，可见回肠连接于盲肠背侧。

在距盲肠 2 cm 处剪断回肠。取回肠一长段 8~9 cm，放入盛有台氏液的培养皿中，用台氏液洗净肠内容物，并去除附着的系膜和脂肪，然后将回肠剪成数段备用（每段长 1.0~1.5 cm）。取备用回肠一段，一端系于通气钩上，另一端系于与张力换能器相连的小钩上，然后置于恒温浴槽中，施以 1 g 左右的张力负荷（可由基线高度得出）。通气钩的另一端通氧气。调节氧气的速度至每秒 1~2 个气泡。

3. 给药

待肠段稳定 10~15 min 后，将系统转入记录状态，开始加入不同浓度的乙酰胆碱溶液 0.1 mL，至收缩达最大值（增加剂量收缩不再加强）为止。每加一种药物待收缩达高峰后，立即给予下一剂量药物。每加一次药的同时，在信号显示的相应位置做上标记。

在加入不同种类的药物之前，应放掉原先的台氏液，用新鲜的台氏液冲洗浴槽 3 次，然后换入等量的新鲜台氏液。待肠段收缩稳定后再加入新的药物。10^{-5}mol/L 阿托品溶液的常用量为 0.1 mL（终浓度为 10^{-7}mol/L）。

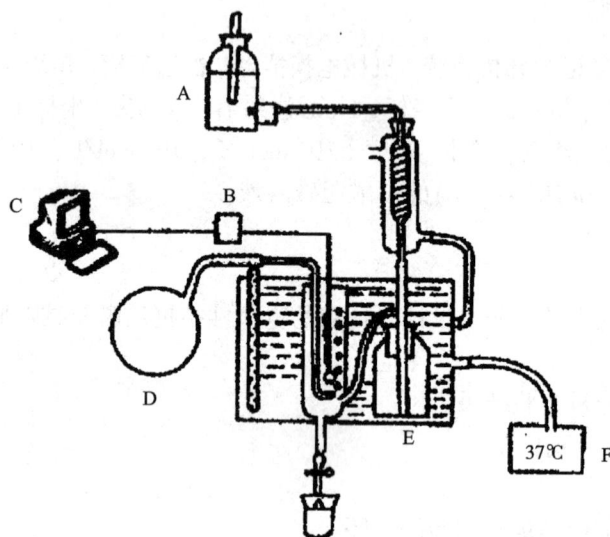

图 9-1　离体回肠装置

A—输液瓶；B—张力换能器；C—多媒体记录系统；D—供氧系统；E—恒温水浴槽；F—超级恒温水浴器

4. 观察实验指标

观察应用阿托品前后不同浓度乙酰胆碱引起肠段收缩的张力。

【注意事项】

(1)制备肠段时动作应轻柔，不要用镊子夹肠段中部，也不要牵拉组织，以免损伤。冲洗时不宜采用高压，以免组织痉挛。

(2)肠段及其与换能器的连线不要触及浴槽壁，以免增加阻力。

(3)本实验属于定量观察，每次所加液体的量、药量必须准确。

(4)不要将药液直接加到回肠上。向营养液中充气时，应尽量减少气泡对组织的干扰。

【实验报告要点】

(1)以表格列出每次加入乙酰胆碱后的收缩张力值。以肠段收缩的张力为纵坐标，药物终浓度的对数值为横坐标，将阿托品应用前后两条乙酰胆碱引起肠收缩的量效曲线绘制在同一坐标纸上。

(2)讨论和分析结果，并归纳出相应的结论。

【思考题】

为什么乙酰胆碱会引起肠段收缩，对血管却引起舒张？

实验四　磺胺类药物血浆半衰期的测定

【实验目的】

以磺胺嘧啶为例,掌握药物血浆半衰期($t_{1/2}$)的测定和计算方法。

【实验原理】

含有游离氨基的磺胺类药物可在酸性溶液中与亚硝酸钠反应,形成重氮盐。后者在碱性溶液中又可与酚类化合物(如麝香草酚)发生反应,形成橘红色的偶氮化合物。

本实验利用上述反应,用光电比色法测定体液和组织中的磺胺类药物的含量。

$$磺胺类药物+亚硝酸钠\longrightarrow 重氮盐$$

$$重氮盐+麝香草酚\longrightarrow 偶氮化合物(橘红色)$$

当测定药物半衰期时,药物单次静脉注射给药后,可在不同时间点取血检测药物浓度,至少取 6 个点,以判断曲线类型。若以药物浓度的对数对时间作图,得一直线,由直线上任意两点算出斜率:

$$斜率 \, b=\frac{\lg c_1-\lg c_2}{t_1-t_2}$$

式中 c_1 和 c_2 为直线上任意两点的浓度,t_1 和 t_2 分别为该浓度相应的时间。

当符合一室模型的药物静脉注射给药后,可准确地得知两个不同时间(t_1,t_2)的血药浓度(c_1,c_2),即可代入 $b=-k/2.303$,求出消除率常数 k:

$$k=-2.303\frac{\lg c_1-\lg c_2}{t_1-t_2}$$

而 $t_{1/2}$ 与 k 的关系如下:

$$t_{1/2}=\frac{0.693}{k}$$

另一描述药物消除规律的参数是药物体内留存率(R_t),即每隔 t 小时体内留存药量占原药量的比率。$t_{1/2}$ 与 R_t 的关系如下:

$$t_{1/2}=-0.301\frac{T}{\lg Rt}=\frac{-0.301(t_2-t_1)}{\lg c_2-\lg c_1}$$

式中 c_1、c_2 为不同时间的血药浓度。t_1-t_2 为两次取血的时间间隔。

本实验以磺胺嘧啶为例介绍药物半衰期($t_{1/2}$)的测定方法,求出该药物的血浆半衰期($t_{1/2}$)。由于各磺胺类药物最后形成的偶氮化合物颜色基本相同,因此,可以将一种磺胺类药物绘制的标准曲线用于另一种磺胺类药物的测定。由于不同的磺胺类药物的分子量有差别,因此,测定某种具体的药物的浓度时须最后乘以转换系数。

【预习要求】

(1)熟悉分光光度计的使用。

(2)复习《药理学》教材,掌握药物消除半衰期($t_{1/2}$)的概念及其计算方法。

【实验动物】

家兔。

【实验器材及试剂】

722 型分光光度计、离心机、兔手术台、手术刀、剪刀、止血钳、镊子、气管导管、细塑料导管、动脉夹、丝线、离心管、大号试管、小号试管、试管架、注射器、吸管。

20%磺胺嘧啶溶液、6%三氯醋酸溶液、0.5%亚硝酸钠溶液、0.5%麝香草酚溶液、20%氢氧化钠溶液、0.5%肝素溶液、1%普鲁卡因溶液、3%戊巴比妥钠溶液。

【实验方法与步骤】

(1)动物的麻醉和插管：取体重 2 kg 左右的家兔 1 只，称体重，从耳缘静脉缓慢注射 3%戊巴比妥钠(1 mL/kg)进行麻醉。剪去颈部的毛发，并在颈部正中纵向切开皮肤，分离出气管，行气管插管。钝性分离颈总动脉和迷走神经，颈总动脉远心端结扎，近心端用动脉夹夹住，眼科剪剪一"V"型切口，向颈总动脉插入细塑料导管，为颈动脉内取血做好准备。

(2)取离心试管 8 支，分别标号为 A、B、C、D、E、F、G、H，向各标号的试管内加入 6%三氯醋酸溶液 7.8 mL，备用。

(3)从上述准备好的兔颈总动脉插入的细塑料导管中取血 0.5 mL，置于 A 管中(预先用 0.5%肝素溶液浸润试管)，然后通过耳缘静脉缓慢注射 20%磺胺嘧啶溶液 2 mL/kg 体重，记录注射完毕时间。

(4)分别在给药后 10 min、20 min、30 min、40 min、60 min、80 min 从颈总动脉细塑料导管采集血液标本(每次 0.5 mL)，并分别置入将要离心的 B、C、D、E、F 和 G 标号的试管中。

(5)将配制的已知浓度的磺胺嘧啶标准液 0.5 mL 加入将要离心的 H 标号试管中。

(6)将 A、B、C、D、E、F、G、H 标号的试管摇匀，以 2500 rpm/min 的转速离心 5 min，取离心后的上清液 1.5 mL，各置于另一套编号为 A、B、C、D、E、F、G 和 H 标号的试管中，每管加 0.5%亚硝酸钠 0.5 mL，摇匀，再加 0.5%麝香草酚溶液 1.0 mL，可见橘红色反应。以给药前 A 试管为对照，应用 721 型分光光度计在波长为 525 nm 处测定 B、C、D、E、F、G、H 标号试管吸光度，读出光密度 OD 值。

(7)根据下列公式，计算测定试管中磺胺嘧啶的浓度：

$$血液中磺胺嘧啶的浓度 = \frac{标准管浓度}{标准管\ OD\ 值} \times 测定管\ OD\ 值$$

根据上式分别求出 c_1、c_2，代入以下公式计算出磺胺嘧啶的半衰期($t_{1/2}$)：

$$t_{1/2} = \frac{-0.301(t_2 - t_1)}{\lg c_1 - \lg c_2}$$

【观察项目】

记录标准管和各测定管的光密度，用所得数据算出各待测管中磺胺嘧啶的浓度、绘出对数时量曲线，计算磺胺嘧啶的血浆半衰期。

【注意事项】

（1）每次取样容积要准确，各试管每加一试剂必须充分摇匀，所加试剂次序不得颠倒。
（2）如取血时间不准确，可记录实际取血时间。

【实验报告要点】

（1）实验目的、实验原理、实验方法与步骤。
（2）列出不同时间点血液中磺胺嘧啶的浓度，计算出磺胺嘧啶的半衰期。

【思考题】

（1）什么是血浆半衰期？药物的消除动力学类型如何影响血浆半衰期？
（2）本实验你可推算出哪些药物代谢动力学参数？各有何临床意义？

实验五　肝肾功能损害对药物作用的影响

【实验目的】

（1）观察肝功能损害对药物作用的影响；
（2）观察肾功能损害对药物作用的影响。

【实验原理】

硫喷妥钠是巴比妥类的静脉麻醉药物，主要在肝脏中代谢。当肝功能受损时，血药浓度升高，引起药物作用增强，严重时可出现中毒，如呼吸中枢受到抑制可导致死亡。

链霉素是氨基苷类的抗生素，主要经过肾脏以原型排泄。当肾功能受损时，机体对药物的排泄能力下降，血药浓度升高，易出现链霉素引起的神经肌肉麻痹毒性，主要表现为肌张力降低、小鼠活动减弱、呼吸减慢变浅和口唇紫绀。中毒严重者可因呼吸麻痹而死亡。

【预习要求】

（1）肝脏在药物代谢中的作用；
（2）肾脏对血药浓度的影响。

【实验动物】

小鼠。

【实验器材及试剂】

1 mL注射器、小鼠观察木盒、电子秤；0.4%硫喷妥钠溶液、10%四氯化碳油剂、2.5%链霉素溶液、0.06%氯化汞溶液。

【实验方法与步骤】

1.考察肝功能损害对药物作用的影响

(1)取体重相近的正常小鼠2只,在实验前24 h用10%四氯化碳油剂(0.1 mL/10 g)皮下注射,制备肝功能损害小鼠模型。

(2)取正常小鼠2只和肝功能已损害的小鼠2只,分别编号、称重。

(3)观察活动情况及有无翻正反射。

(4)各小鼠分别腹腔注射0.4%硫喷妥钠溶液0.1 mL/10 g体重。

(5)观察翻正反射,记录反射消失时间和恢复时间,并计算各小鼠麻醉作用维持的时间(表9-6)。

(6)实验结束时将小鼠拉断颈椎处死,解剖取肝脏,比较两组动物肝脏外观的不同。

表9-6　肝脏损害对硫喷妥钠效应的影响

鼠编号	体重(g)	药物剂量	给药时间	翻正反射消失时间	翻正反射恢复时间	作用维持时间(min)

2.考察肾功能损害对药物作用的影响

(1)取体重相近的小鼠2只,实验前24 h腹腔注射0.06%氯化汞0.1 mL/l0 g体重,建立肾功能损害的小鼠模型。

(2)取正常小鼠2只和肾功能损害的小鼠2只,编号、称重。

(3)观察活动情况,检查肌张力、呼吸运动和口唇颜色。

(4)对各小鼠分别腹腔注射2.5%链霉素溶液0.15 mL/10 g体重。

(5)观察小鼠肌张力和呼吸频率的变化情况,并观察是否出现口唇发绀。

【观察项目】

(1)小鼠活动情况;

(2)翻正反射消失时间和恢复时间;

(3)小鼠肌张力和呼吸频率的变化情况。

【注意事项】

1.肝功能损害对药物作用的影响

(1)如室温在20℃以下,应给麻醉小鼠保暖,否则动物将因体温下降、代谢减慢而不易苏醒。

(2)四氯化碳是一种肝脏毒物,常被作为中毒性肝炎的工具药物,用于观察肝脏功能状态对药物作用的影响，以及筛选肝脏功能保护药。

（3）四氯化碳中毒小鼠的肝脏肿大，有的充血，有的变成灰黄色，触之有油腻感，其小叶比正常肝脏更清楚。

（4）给小鼠注射四氯化碳和硫喷钠溶液时，入针深度应合适，避免损伤内脏。

（5）注射药物时应回抽观察是否有血，避免进入血管。

（6）注射应缓慢。

2. 肾功能损害对药物作用的影响

（1）小鼠腹腔射氯化汞后，其二价阳离子汞（Hg^{2+}）进入体内与带有疏基的氧化物具有较强的亲和力，并可使蛋白质凝固，造成重金属盐中毒，导致肾小管损伤。

（2）腹腔注射时入针深度要合适，避免损伤内脏。

（3）注射药物时应回抽观察是否有血，避免进入血管。

（4）注射应缓慢。

【实验报告要点】

（1）实验目的、实验原理、实验方法与步骤；
（2）讨论实验的理论基础。

【思考题】

（1）肝脏损害的小鼠对药物反应与正常的小鼠有什么区别？为什么？
（2）讨论肝脏功能与临床用药的关系。
（3）肾脏损害的小鼠对药物的反应与正常小鼠相比有什么不同？为什么？
（4）讨论肾功能与临床用药的关系。

实验六　乙酰化酶的活性测定及乙酰化类型的分析

【实验目的】

（1）了解乙酰化酶的活性对药物代谢的影响；
（2）测定全班同学快乙酰化类型、慢乙酰化类型的分布情况。

【实验原理】

（1）某些药物，如磺胺类和异烟肼等，在人体内主要受乙酰化酶的催化形成乙酰化物，从尿中排出，故尿中乙酰化物的多少可用来反映体内乙酰化酶活性的高低。

（2）磺胺类（乙酰化磺胺水解后）经重氮化后与麝香草酚形成橘红色的偶氮化合物，可用偶氮化合物颜色的深浅对乙酰化物进行定量测定。

【预习要求】

（1）熟悉分光光度计的使用。
（2）复习《药理学》教材影响药物效应因素的（尤其是遗传因素）章节。

【实验对象】

健康成年人。

【实验器材及试剂】

722 型分光光度计、塑料桶、水杯、试管架、水浴锅、漏斗、滤纸、100 mL 容量瓶、5 mL 刻度吸管、大试管、试管塞、记号笔、洗耳球、酒精灯。

磺胺甲噁唑片(sulfamethoxazole，SMZ)、1Eq 盐酸(滴瓶)、0.5%亚硝酸钠溶液、0.5%麝香草酚(溶于 20%氢氧化钠溶液中)溶液、1Eq 氢氧化钠溶液。

【实验方法与步骤】

(1)受试者(无磺胺药过敏史)在服药前排空膀胱，并收集服药前尿液标本；然后口服 SMZ 2 g，服药后 1 h 排空膀胱，弃去尿液，再饮水 150 mL，收集服药后 1~3 h 的尿液(合并)。

(2)取试管 3 支分别标号为 A、B、C 管。用吸管吸取给药前后尿液各 5 mL，分别置于 100 mL 容量瓶，加 1 Eq 氢氧化钠溶液 1 mL，用蒸馏水稀释至 100 mL，摇荡数分钟后过滤(以除去磷酸盐)。取给药前滤液 5 mL 置于试管 A 中；分别取给药后滤液 5 mL 置于试管 B(用于总 SMZ 的测定)和试管 c(用于游离型 SMZ 的测定)中。

(3)向 A、B、C 标号的每支试管中加入 1 Eq 的盐酸 2 mL，其中 C 试管加盐酸后于沸水中煮沸 1 h，然后取出冷却。

(4)于 A、B、C 标号的每支试管中加入 0.5%亚硝酸钠溶液 1 mL，摇匀，再加 0.5%麝香草酚溶液 2 mL，可见橘红色反应。并以给药前 A 管为对照，应用 721 型分光光度计在波长为 525 nm 处测定 B、C 两管的吸光度，读出和记录光密度 OD 值。

乙酰化酶活性=(总测定管 OD-游离型测定管 OD)÷总测定管 OD×100%

=(总 SMZ－游离 SMZ)÷总 SMZ

当乙酰化酶活性>40%为快乙酰化型；<40%为慢乙酰化型。

【观察项目】

记录每个同学总测定管 OD 值和游离型测定管 OD 值，汇总全班的结果并登记至下表(表 9-7)。

表 9-7　乙酰化酶活性测定结果记录表

编号	姓名	性别	年龄	籍贯	肝功能	血型	总测定管 OD 值	游离型测定管 OD 值	乙酰化酶活性
1									
2									
3									
4									
5									
……									

【注意事项】

（1）有磺胺药过敏史的同学不得服用 SMZ。

（2）注意服药后留尿的时间。

（3）测定乙酰化酶活性时所加试剂次序不得颠倒。

【实验报告要点】

（1）写明本实验的目的、原理和步骤。

（2）列出和分析实验结果，讨论出现快乙酰化型和慢乙酰化型的原因。

【思考题】

（1）本班乙酰化酶活性的分布情况如何？试分析性别、年龄、籍贯、肝功能和血型与乙酰化酶活性的关系？

（2）乙酰化类型对药物的作用（包括疗效和不良反应的发生）有何影响？

第十章

常用动物模型制备与发病机制

实验一　氨在肝性脑病发病机制中的作用

【实验目的】

(1)采用肝脏大部分结扎,复制急性肝功能不全实验动物模型;
(2)观察肝性脑病的表现,探讨血氨升高在肝性脑病发病机制中的作用。

【实验原理】

肝性脑病(hepatic encephalopathy)是由于急性或慢性肝功能不全引起的、以中枢神经系统功能代谢障碍为主要特征的、临床上表现为一系列神经紊乱症状、最终出现肝性昏迷的神经精神综合征。其发病机制与血氨的升高有密切关系。临床上 60%~80% 的肝硬化和肝性脑病患者可检测到血氨增高,经降血氨治疗后,其肝性脑病的症状明显得到缓解,表明血氨增高对肝性脑病的发生发展起重要作用。正常情况下,来自肠道的蛋白质分解产物氨吸收入血后,经肝脏的鸟氨酸循环转化为尿素从肾脏排出。在严重肝病时,体内氨生成过多而肝脏对氨的清除能力降低,或者氨经侧支循环直接进入体循环,致使体内血氨水平升高。高浓度的血氨通过血脑屏障进入脑组织,引起脑功能障碍。

首先采用家兔肝叶大部分结扎术复制急性肝功能不全的动物模型,使家兔肝解毒功能急剧降低。在此基础上,经十二指肠注入复方氯化铵溶液,使家兔血氨迅速升高,进而出现兴奋性反应、抽搐、角弓反张、昏迷等类似肝性脑病的症状,通过与对照组家兔比较,观察血氨升高在肝性脑病发病机制中的作用。

【预习要点】

(1)动物实验操作的基本技能;
(2)肝性脑病的定义、临床表现及其发病机制(重点为氨中毒学说)。

【实验标本】

家兔。

【实验药品及试剂】

婴儿秤，BL-422I 信息化集成化信号采集与处理系统，兔手术台，常规家兔手术器械 1 套，纱布，5 mL、10 mL 注射器，100 mL、250 mL 烧杯，导尿管，细线，粗棉线等。

1%普鲁卡因溶液、复方氯化铵溶液、0.9%氯化钠溶液（生理盐水）。

【实验方法与步骤】

1. 实验分组

Ⅰ组：肝脏大部分结扎+生理盐水组。

Ⅱ组：肝脏大部分结扎+复方氯化铵溶液组。

Ⅲ组：假手术+生理盐水组。

Ⅳ组：假手术+复方氯化铵溶液组。

2. 实验步骤

（1）家兔称重后仰卧固定于兔台上，除去腹部被毛，用 1%普鲁卡因 4~6 mL 局部浸润麻醉。

（2）于剑突下行上腹部正中切口，长约 8 cm。左手按压肝膈面，剪断肝与横膈之间的镰状韧带，将肝叶向上翻起，剥离肝胃韧带，使肝叶游离。以右手示指和中指两指夹持粗棉线沿肝脏左外叶、左中叶、右中叶、方形叶（保留右外叶和尾状叶）的根部围绕一周，将粗棉线留置备用。

（3）沿胃幽门找出十二指肠，分离，穿双线，结扎十二指肠上端（胃幽门端）。在靠近结扎处下方剪开一小切口，将导尿管沿空肠方向插入肠腔约 4 cm，用线结扎并固定，防止十二指肠插管滑出。

（4）第Ⅰ、Ⅱ组（肝脏大部分结扎组）的家兔，用已备好的粗棉线将已选出的肝叶在根部结扎，以阻断血流，被结扎肝叶将迅速变为暗褐色；第Ⅲ、Ⅳ组（假手术组）则不进行肝叶结扎；用止血钳行腹壁切口，关闭腹腔，以免实验过程中腹腔脏器外溢。

（5）每隔 5 min 向十二指肠注入生理盐水（第Ⅰ、Ⅲ组）或复方氯化铵溶液（第Ⅱ、Ⅳ组），均为 3 mL/kg，注射 8 次结束，记录各项指标。若家兔中途死亡，记录死亡时间，结束实验；若家兔第 8 次注射 5 min 后仍存活，则记录"存活"（图 10-1）。

【观察项目】

肌张力、适应性反应、兴奋性反应、抽搐出现时间、角弓反张出现时间、死亡出现时间、首次给药时间、给药次数（表 10-1）。

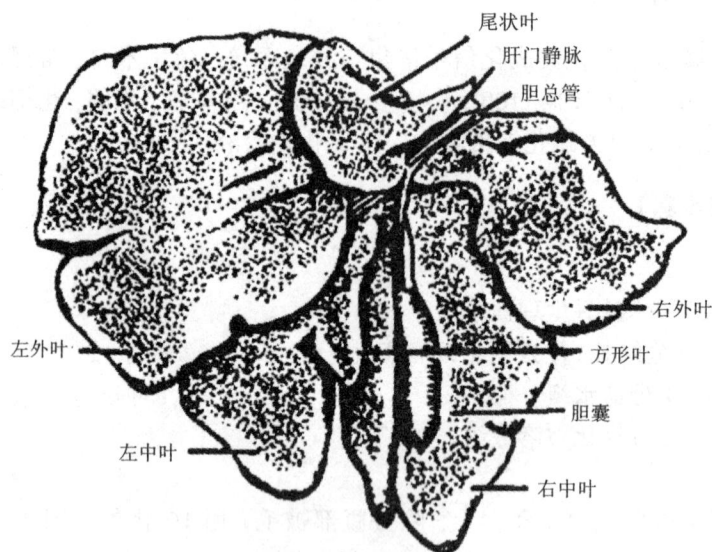

图 10-1　兔肝背面观

表 10-1　肝性脑病模型观察项目记录表

项目	Ⅰ组	Ⅱ组	Ⅲ组	Ⅳ组
肌张力				
适应性反应				
首次给药时间				
兴奋性反应				
抽搐出现时间				
角弓反张出现时间				
家兔死亡出现时间				
给药次数				
给药总计				

【注意事项】

(1)肝脏手术要轻柔,肝叶结扎应在肝脏根部,以免损伤脆弱的肝组织;剪肝镰状韧带时不要刺破膈肌,防止气胸,剥离肝胃韧带时切勿损伤周围大血管。

(2)关闭腹腔前注意十二指肠是否通畅;十二指肠插管要插向胃肠道的下游,不要插向胃的方向;十二指肠插管固定要牢靠,注意防止复方氯化铵溶液溢出进入腹腔。

(3)正确区分适应性反应与兴奋性反应,以及动物的挣扎与抽搐、痉挛。

【实验报告要点】

(1)列表记录各组的各项指标的变化；

(2)重点讨论血氨升高肝性脑病发病机制中的作用；

(3)结论要言简意赅。

【思考题】

(1)血氨增高与肝大部分切除术在实验性肝性脑病中的作用有什么相互关系？他们分别起什么作用？

(2)为什么氯化氨要用碳酸氢钠溶液配制？

(3)在肝性脑病治疗中，有效降低血氨浓度的方法有哪些？

实验二　家兔肠缺血-再灌注损伤

【实验目的】

(1)复制肠缺血-再灌注损伤的实验动物模型；

(2)观察肠缺血-再灌注损伤时小肠形态学变化；

(3)探讨肠缺血-再灌注损伤发生的发病机制。

【实验原理】

缺血的组织和器官经恢复血液灌注后不但不能使其功能和结构恢复，反而加重其功能障碍和结构损伤的现象，称为缺血-再灌注损伤。缺血-再灌注损伤的发生机制与活性氧产生增多、细胞内钙超载、白细胞壁的损伤作用等因素有关。本实验通过先结扎家兔一段肠系膜上动脉阻断其血液供应，然后再松开结扎恢复其血液灌注来复制肠缺血-再灌注损伤的动物模型。

【预习要求】

(1)全身麻醉和颈、腹部正中切口的操作方法；

(2)缺血再灌注损伤的发生机制与其主要表现。

【实验动物】

家兔。

【实验器材及试剂】

兔手术器械 1 套、兔手术台、BL-420N 生物信号采集与分析系统、压力传感器、张力传感器、动脉导管、动脉夹、100 mL 烧杯、注射器、止血纱布、婴儿秤。

3%戊巴比妥钠溶液(或 25%氨基甲酸乙酯溶液)、0.3%肝素钠(用生理盐水配制)、1%普鲁卡因溶液、0.9%氯化钠溶液(生理盐水)。

【实验方法与步骤】

1. 实验分组

（1）持续缺血组（持续结扎2 h）；

（2）缺血-再灌注组（结扎1 h+松开1 h）

2. 实验步骤

（1）将健康家兔称重后采用3%戊巴比妥钠溶液1 mL/kg（或25%乌拉坦溶液4 mL/kg）沿其外耳缘静脉注射麻醉，麻醉后仰卧固定于兔手术台上，剪去颈部被毛，行颈前正中切口，分离一侧颈总动脉，穿线备用；分离气管，作气管插管并将插管的一侧接呼吸描记装置，描记家兔呼吸。

（2）1%普鲁卡因溶液局部麻醉下，在剑突下方1~2 cm处向下沿正中线作长约5 cm的腹正中切口，打开腹腔，用生理盐水湿润的纱布将内脏轻轻移向左前方，暴露出脊柱及腹膜后组织，将从腹主动脉略低于右肾门处发出的肠系膜上动脉分离出来，穿线备用。

（3）行颈总动脉插管，并与压力换能器相连，以记录家兔血压。

（4）在观察完各项指标正常值后，沿动脉行走方向在肠系膜上动脉上面放置一根长2~3 cm的橡胶管，用棉线将其与肠系膜上动脉一同结扎，结扎要牢固，完全阻断肠系膜上动脉的血流。记录结扎后0 s、5 s、15 s、30 s和60 s时家兔的各项指标。

（4）缺血-再灌注组家兔在缺血60 s时用剪刀剪断结扎橡胶管上的棉线，移开橡胶管，用示指的指腹在肠系膜上动脉远心端轻轻触摸，感觉有动脉搏动时，说明小肠血流恢复，也可通过观察小肠颜色变化来判断小肠血流恢复情况。记录松开结扎后0 s、5 s、15 s、30 s和60 s时家兔的各项指标。而持续缺血组则不松开，继续对肠系膜上动脉血流进行阻断作用（图10-2）。

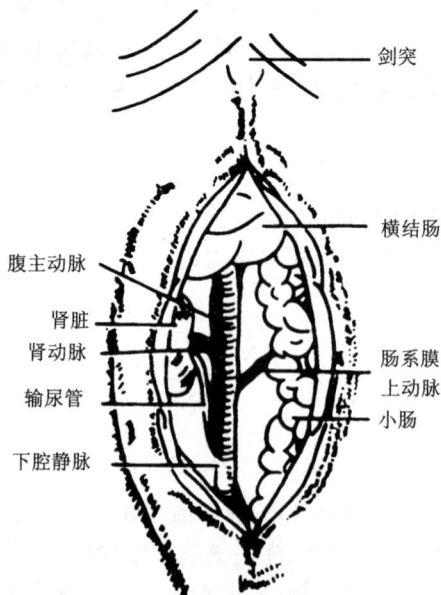

图10-2　肠系膜上动脉示意图

【观察项目】

动脉血压、腹腔渗出情况、缺血-再灌注的小肠形态学变化(淤血、点状出血及水肿)。

【注意事项】

(1)全身麻醉时,注射麻醉药的速度要尽可能慢,而且不能过量。

(2)剪开腹膜时,如动物仍有疼痛反应,可用少量1%普鲁卡因溶液作腹膜浸润麻醉。

(3)移动内脏时动作要轻柔,不要过度牵拉肠袢,以免引起低血压而影响实验结果。

(4)分离肠系膜上动脉时,要小心细致钝性分离,避免使用锐利器械,以免损伤周围大血管,造成大出血。

(5)每次观察完肠壁颜色、水肿、出血点和肠腔渗出情况后,要用生理盐水湿润的纱布覆盖小肠肠袢,以防肠壁干燥而影响后续各项指标的观察。

【实验报告要点】

(1)列表记录持续缺血组和缺血-再灌注组各时间点的实验结果;

(2)讨论和分析两组间各指标变化的差异,并阐述其发生机制;

(3)结论。

【思考题】

(1)临床哪些情况下会发生肠缺血-再灌注损伤?

(2)影响肠缺血-再灌注损伤发生的因素有哪些?

(3)临床上是如何防治肠缺血-再灌注损伤的?

(4)肠缺血-再灌注损伤与心肌缺血-再灌注损伤的发生机制有何不同?

(5)肠缺血-再灌注损伤防治原则与措施有哪些?

实验三　发热动物模型的制备与实验性治疗

【实验目的】

(1)熟悉家兔体温的测量方法,了解建立发热模型的原理和方法;

(2)观察阿司匹林对正常体温和发热时体温的影响,并分析其降温机制;

(3)观察氯丙嗪的降温作用,并与阿司匹林比较,理解两种药物的降温特点。

【实验原理】

下丘脑体温调节中枢通过对产热和散热两个过程的调节,使体温维持于相对恒定的状态。在某些病理情况下,机体会出现调节性体温升高,即发热。能引起人体或动物发热的物质,统称为致热原,分为外源性致热原和内生致热原。外源性致热原,如大肠杆菌内毒素LPS可导致机体产生内生致热原(如白介素-1),作用于体温调节中枢,促进合成与释放前列腺素,使调定点上移,致使产热增加、散热减少,体温升高。

影响体温调节的药物有两类：一类是以氯丙嗪为代表的吩噻嗪类，对下丘脑体温调节中枢有很强的抑制作用，使恒温动物的体温随环境温度变化而变化，环境温度愈低其降温作用愈明显，如配合物理降温也能使体温降至正常体温以下；另一类是以阿司匹林为代表的解热镇痛药，通过抑制体内前列腺素的合成，而降低发热患者的体温，但不影响正常体温。观察药物对体温的影响，常选用家兔制作内毒素致热模型进行实验，测定直肠温度的变化。

【预习要求】

复习《药理学》教材关于阿司匹林和氯丙嗪的降温作用的内容。

【实验标本】

家兔(体重 2 kg 左右)。

【实验器材及试剂】

直肠体温计，兔手术台，5 mL 注射器，冰袋。

1%氯丙嗪溶液，10%阿司匹林溶液，250 ng/mL 大肠杆菌内毒素，0.9%氯化钠溶液(生理盐水)，凡士林，苦味酸。

【设计要求】

(1)提前 1 个星期由学生分组设计发热动物模型及其实验性治疗的实验方案(包含阿司匹林和氯丙嗪)。

(2)所设计的实验要能对阿司匹林和氯丙嗪的降温作用进行对比。

(3)实验完成后，分析实验结果。

【设计提示】

(1)设计对照实验分别探讨氯丙嗪、阿司匹林对正常或发热家兔体温的影响。

(2)生理盐水、氯丙嗪、阿司匹林、大肠杆菌内毒素的注射剂量分别为 1 mL/kg、1 mL/kg、2 mL/kg、250 ng/kg。

(3)在实验过程中应注意哪些问题，以确保实验的成功。

【实验步骤】

1.观察药物对正常家兔体温的影响

(1)选取体温正常(家兔直肠体温在 38.6℃~39.5℃)的家兔 3 只，称重，编号甲、乙、丙。待兔安静后，将直肠体温计甩至 35℃以下，头端涂少许凡士林，轻轻插入肛门 4~5 cm，3 min 后取出，读取体温并用表格记录。

(2)给甲兔耳缘静脉注射生理盐水 1 mL/kg 作为对照，给乙兔耳缘静脉注射 1%氯丙嗪 1 mL/kg，给丙兔腹腔注射 10%阿司匹林溶液 2 mL/kg，给药后立即在兔的腹股沟部位放置冰袋，分别于给药后 20 min、40 min 和 60 min 各测体温一次，观察其变化。

2.观察药物对发热家兔体温的影响

(1)选取体温正常的家兔 3 只，称重，编号甲、乙、丙。测量直肠体温并记录。

（2）甲、乙、丙 3 只兔均通过耳缘静脉注射大肠杆菌内毒素 250 ng/kg，给药后 1 h 测其体温，体温升高 1℃算模型成功。

（3）以甲兔耳缘静脉注射生理盐水 1 mL/kg 作为对照，给乙兔耳缘静脉注射 1%氯丙嗪 1 ml/kg，给丙兔腹腔注射 10%阿司匹林溶液 2 mL/kg，分别于给药后 20 min、40 min、60 min 各测体温一次，观察其变化，将结果用表格记录。

【注意事项】

（1）由于室温影响实验结果，所以必须在 30℃以下进行实验。

（2）测体温时，勿使家兔过度骚动，要固定好，每只家兔最好固定用一支体温表，且每次插入深度和时间要一致。

（3）实验前 24 h，最好将家兔放在准备实验的环境中适应。

【实验报告要点】

（1）列表格记录实验数据；
（2）讨论和分析结果，并得出相应的结论。

【思考题】

分别描述氯丙嗪、阿司匹林镇静和降温作用的机制、特点，以及二者的区别？

实验四　大鼠皮肤伤害感受阈的测定（甩尾法）

【实验目的】

（1）学习利用热辐射-甩尾法测试伤害性感受阈的方法；
（2）观察不同麻醉药或镇痛药所产生的镇痛作用。

【实验原理】

聚焦的灯源可作为热辐射性的伤害刺激。当皮肤局部投射温度超过实验动物的忍耐痛阈时，将会产生伤害性痛觉反射，引起诸如肢体回缩、甩尾、嘶叫等反应。固定一定的热光源投射强度照射鼠尾时，当出现鼠尾甩向一侧时，此照射的持续时间即甩尾反应时间。甩尾反应时间缩短代表痛阈降低，甩尾反应时间增加代表痛阈升高。麻醉药可引起痛觉在中枢神经系统传导和整合过程出现障碍，影响机体对痛觉的反应，因此可导致甩尾潜伏期延长。

测试时将鼠尾的中下部置于测试激光照射位置并盖住激光测试孔。测试开始，动物有疼痛反应并甩尾后，设备检测到激光自动停止计时，并在液晶面板显示反应时间。如果有设置触发温度功能，设备检测到预热温度达到触发温度后自动开始测试，故可同时检测到疼痛反应时间、起始测试的温度、停止测试的温度。如果没有设置温度触发功能，实验开始后，只能检测到疼痛反应时间。触发温度的设置将确保测试起始温度的一致性，减少环境与实验动物尾部温度对实验结果的影响。

【预习要求】

(1)掌握热辐射–甩尾法测试伤害性感受阈的原理和检测方法;

(2)了解不同麻醉药或镇痛药产生镇痛作用的原理。

【实验动物】

雄性大白鼠 15 只(250~300 g)。

【实验器材及试剂】

温度计,棉纱,帆布手套,大塑料烧杯,2.5 mL 注射器,SW–200 光热尾痛测试仪,电子秤。

20%氨基甲酸乙酯(乌拉坦),0.1%盐酸吗啡,0.1%盐酸氯丙嗪,75%乙醇溶液(酒精)。

【实验方法与步骤】

1. 准备实验动物

将准备实验的大鼠装入固定筒内,尾部暴露在外,实验前先用 75%乙醇溶液擦净鼠尾,墨汁涂于尾部的下 1/3 处作为光刺激点的标志;将鼠尾放入导槽内,使光刺激点标志正对发光处,待动物安静后即可进行实验。

2. SW–200 光热尾痛测试仪操作

接通电源,从仪器后面开启电源开关(在交流电源线连接旁),让仪器预热 5 min。按下 setting(设置)键,对实验时间、光照强度和照射停止时间等各项实验参数进行调节设定。在 setting 状态下,按左右方向键,可以进行日期、时间、组别和光强度及其停止时间设置项的选择;按上下方向键,可以对所选设置项进行具体的调节修改,其中光强度的调节范围为 5%~100%,本实验一般选择光强度为 50%最为适宜。停止时间(即照射持续时间,达到后即关闭照射)为 10 ~90 s,调节完毕后按"确定"键完成设置,仪器随即进入 ready 状态。确认老鼠尾巴放置到位后,即可按"起/停"按钮开始实验。此时出光口有耀眼灯光射出。老鼠一旦甩尾后,光热尾痛测试仪状态显示"停止",表明实验结束,记录反应时间。隔 3 min 再测一次,取两次测试的平均值作为被测量大鼠的痛阈值。

【观察项目】

1. 正常大鼠的伤害阈的测定

将甲、乙、丙 3 只实验大鼠称重并标记,然后先后置于测痛仪平台上的有机塑料筒内进行测试。测试前用纱布蘸少许酒精擦拭大鼠尾部下 1/3 交界处周围的皮肤,并确定照射点。选取某一光强度(如 50%),在大鼠安静无明显自主性活动时,连续测量 3 次,取其平均值作为正常清醒状态下的基本甩尾阈值。注意前后测试的间隔时间不应少于 2 min。

2. 不同麻醉状态下伤害阈的测定

(1)甲鼠(浅麻醉)按 4 mL/kg 腹腔注射 20%的乌拉坦,在注射后 10 min、20 min 和 30 min 不同时间段,分别测试 3 个时间段的甩尾反射潜伏期时间,注意动物尾部自主性活动不能计入。每一时间点连续测试 2 次,平均值即为甩尾反射潜伏期,注意前后时间不应少于 2 min。

（2）在甲鼠将要测试完后，提前麻醉乙鼠（深麻醉），按 6 mL/kg 剂量，同样腹腔注射，按上述法测试甩尾反射潜伏期时间，同样 3 个时间段，每一时间段重复 2 次。

（3）将丙鼠经后肢股四头肌注射 0.1% 盐酸氯丙嗪溶液 0.5 mL/只，给药后 15 min 开始测定痛阈，测定方法同"（1）"，做好记录。

（4）将丁鼠腹腔注射 0.1% 盐酸吗啡 10 mg/kg，给药后 15 min 开始测定痛阈，测定方法同"（1）"，做好记录。

数据处理如下。

甩尾反射潜伏期的变化：固定光照强度测时间。

伤害阈的变化：固定时间测强度。

伤害阈变化率 =（某时间点的甩尾潜伏期−基时阈）÷基时阈×100%

例如，注射 10 min 后的伤害阈变化率 =（第 10 min 的甩尾潜伏期−基时阈）÷基时阈×100%，其余类推。

将甲、乙两鼠三段时间的伤害阈变化率的结果分别作图（图 10-3）。

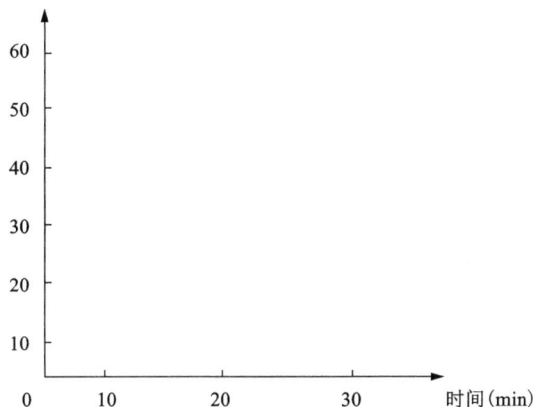

图 10-3　伤害阈变化率（%）

【注意事项】

（1）实验室环境相对安静，温度 20℃~30℃，最高湿度不超过 95%；

（2）实验动物应预先筛选，给药前大鼠痛阈超过 30 s 应去除；

（3）实验用疼痛反应个体差异较大，实验用动物数量越多结果越可靠。

【实验报告要点】

(1)观察不同麻醉状态下的伤害阈改变;

(2)观察并计算镇痛药或麻醉药作用后不同时间段的伤害阈变化率。

【思考题】

(1)乌拉坦浅麻醉和深麻醉对大鼠痛阈的影响是否有差异?如有差异,其原因是什么?

(2)氯丙嗪、乌拉坦和盐酸吗啡的镇痛作用的机制有什么不同?

实验五　狗内毒素休克及地塞米松的抗休克作用

【实验目的】

(1)复制狗内毒素休克动物模型;

(2)观察内毒素休克时动物的表现及微循环变化;

(3)观察地塞米松在注射内毒素前、后给药的抗休克作用。

【实验原理】

感染性休克又称为脓毒性休克(septic shock),是脓毒症的一种亚型。细菌、病毒、真菌、立克次体等病原微生物均可导致感染性休克,其中以革兰氏阴性菌感染最为常见。当革兰氏阴性菌感染时,内毒素(或脂多糖)作为革兰氏阴性菌细胞壁主要成分发挥重要作用。给动物注射内毒素可导致感染性休克类似的表现,称为内毒素性休克(endotoxic shock)。

内毒素引起休克的机制尚未完全阐明。一般认为内毒素可通过干预休克发生发展的 3 个始动环节,导致循环休克。内毒素可刺激单核-吞噬细胞、中性粒细胞、肥大细胞、内皮细胞等产生和释放大量的细胞因子及其他血管活性物质。这些细胞因子及血管活性物质一方面可增加毛细血管通透性,使大量血浆外渗,导致血容量下降,另一方面还可引起血管扩张,使血管床容量增加,导致有效循环血量相对不足。与此同时,内毒素及内源性生物活性物质也可直接损伤心肌细胞,导致心脏泵血功能障碍。

地塞米松是一种糖皮质激素,其药理作用主要是抗炎、抗过敏、抗风湿,临床使用较广泛,采用地塞米松注射液进行抗炎治疗,观察其对狗感染性休克的治疗作用。

【预习要求】

(1)预习 BL-420N 生物信号采集与分析系统、水检压计、动物肠系膜微循环观察系统的使用。

(2)地塞米松的药理作用及其抗炎、抗休克的机制。

【实验动物】

狗。

【实验器材及试剂】

大动物手术器械 1 套、磅秤、狗手术台、BL-420N 生物信号采集与分析系统、压力传感器、水检压计、动物肠系膜微循环观察系统、普通光学显微镜、动脉导管和静脉导管、输尿管导管、载玻片、温度计、100 mL 烧杯、注射器、止血纱布。

粗制内毒素(自制)、地塞米松注射液、3%戊巴比妥钠溶液、0.9%氯化钠溶液(生理盐水)、微循环灌流液(含 1%明胶的台氏液)、0.3%肝素钠生理盐水溶液、95%乙醇溶液、Wright-Geimsa 染色液。

【实验方法与步骤】

1. 实验分组
(1)内毒素休克组;
(2)内毒素休克+地塞米松治疗组。

2. 实验步骤
(1)取成年狗 1 只、称重后静脉注射 3%戊巴比妥钠溶液 30 mL/kg 全身麻醉。

(2)将动物仰卧固定于实验台上,剪去手术部位被毛,在甲状软骨下作颈部正中切口(长约 6 cm),分离气管,作倒"T"字型切口,插入"Y"型气管插管并固定,保证呼吸通畅。分离左侧颈总动脉,插入动脉导管,经压力传感器(插管前在动脉导管和压力传感器导管部分充盈肝素,以防止凝血后堵塞血压传导通路)与 BL-420N 生物信号采集与分析系统相连,记录体动脉压平均值、脉压、心率。分离右侧颈外静脉,插入静脉导管至上腔静脉入右心房处,接水检压计测量中心静脉压。

(3)在左侧股三角区沿动脉行走方向作一长约 3 cm 切口,游离左股静脉,穿双线用来取血,作血抹片,观察血中以血小板为主的微聚物。

(4)在狗耻骨联合上方作下腹部正中切口(长约 5 cm),找到膀胱后,将膀胱从腹腔中拉出,在背面膀胱三角区找到双侧输尿管入口,分离双侧输尿管并插入输尿管插管,记录尿量(滴/min)。

(5)在右侧腹直肌旁作一长约 6 cm 腹部旁正中切口,钝性分离肌层,打开腹腔后,推开大网膜,找出一段游离度较大的小肠肠袢,轻轻拉出,置于微循环灌流盒内,用动物肠系膜微循环观察系统观察肠系膜微循环情况。

(6)将温度计插入直肠,测体温改变。

(7)观察动物一般情况、皮肤黏膜颜色及上述各项指标后,经右下肢皮下静脉在 2 min 内注入粗制内毒素(即灭活大肠杆菌 E coli. $O_{111}B_4$)1 mL/kg 体重(细菌浓度为 $1.0×10^1$ 死亡细菌/mL),观察注射粗制内毒素后 0 s、30 s、60 s 和 120 s 上述各项指标。

大肠杆菌粗制内毒素制备方法:(1)将分离的大肠杆菌 E coli. $O_{111}B_4$ 接种到 50 mL 肉汤培养液中,在 37℃ 温箱中培养 24 h,将 5 mL 肉汤培养菌液加入预先放有牛肉汤固体琼脂培养基的柯氏皿中,在 37℃ 温箱培养 24 h 后,培养基表面就长出一层厚厚的菌苔,加入 5 mL 生理盐水,反复摇晃,洗细菌;(2)收集含菌的盐水,摇匀后用硫酸钡比浊管比浊得出菌液浓度,调节菌液浓度为 $1.0×10^{11}$ 个细菌/mL;(3)将此浓度的菌液在 30 磅高压下灭菌 30 min,冷却后置于-20℃ 低温冰箱过夜,次日取出解冻,如此反复冻融 3 次,即制成粗制大肠杆菌内毒素混悬液，放入0℃冰箱保存(不宜长期保存)。

(8)内毒素输注前30 min或输注后20 min给予地塞米松5 mg/kg进行治疗，观察上述各项指标的变化情况。

【观察项目】

(1)血流动力学参数：体动脉压平均值、脉压、心率、中心静脉压。

(2)微循环参数：微血管(微动脉、微静脉)内血流速度、微血管口径、毛细血管开放数目/视野、白细胞附壁及嵌塞现象。

(3)血中微聚物：用硅油硅化过的玻璃注射器从静脉取血样0.2~0.5 mL，制作若干血抹片；待血抹片自然晾干后，用95%乙醇溶液固定5 min，再用Wright-Geimsa染色液染色10~15 min；在高倍光学显微镜下沿血抹片中央带从左至右观察200个血小板，观察其中聚集的血小板数。

(4)体温：测量直肠温度。

(5)尿量：单位为滴/min。

(6)皮肤及口腔黏膜颜色。

【注意事项】

(1)尽量减少手术性出血，注意防止血管插管内凝血；

(2)牵拉肠袢要轻，以防引起血压降低；

(3)注射粗制内毒素前应将死亡细菌沉渣摇匀，保证死亡细菌能完全注入静脉；

(4)粗制内毒素最好新鲜培养，以免沉渣过多。

【实验报告要点】

(1)记录休克时的各项指标变化(注意前后比较和组间比较)；

(2)分析内毒素休克组、内毒素休克+地塞米松治疗组两组实验结果的差异和形成机制；

(3)得出结论。

【思考题】

(1)内毒素是怎样引起休克的？地塞米松可能通过哪些机制防治内毒素休克？

(2)想一想在注射内毒素前、后分别给予地塞米松，其疗效是一样的吗？为什么？

(3)如果分别测定静脉血和动脉血中的血小板微聚物，结果会有什么差异？这种差异说明什么问题？

实验六　家兔失血性休克及其防治策略探讨

【实验目的】

(1)复制失血性休克动物模型，并观察其表现；

(2)探讨失血性休克的发病机理；

（3）自行设计实验，探讨不同治疗方案对失血性休克的作用。

【实验原理】

休克是机体在严重失血失液、感染、创伤等强烈致病因素的作用下，有效循环血量急剧减少、组织血液灌流量严重不足，以致各重要生命器官和细胞功能代谢障碍及结构损害的全身性病理过程。

休克的主要临床表现：血压下降、面色苍白、皮肤发冷、出冷汗（本实验动物家兔体表皮肤无汗腺，故不会出现此临床表现）脉搏频弱、呼吸困难、尿量减少、烦躁不安或神情淡漠等。代偿期（休克Ⅰ期），如得不到及时治疗，则血压会进行性下降、神志昏迷、皮肤紫绀、花斑、无尿（休克Ⅱ期）、最后可导到弥散性血管内凝血（diffused intravascular coagulation DIC）或多系统器官功能衰竭（multiple organ dysfunction syndrome，MSOF），甚至死亡。

机体在短时间内失血超过总血量的20%就容易发生休克。在实验中，通过给实验动物家兔放血，使其血压达到5.33 kPa（40 mmHg）左右，这时候家兔失血在20%左右，并通过维持这一血压时间的长短来达到休克的不同时期，复制休克的动物模型。

对失血性休克的治疗原则：止血，并采取有效措施改善微循环，提高组织灌流量；纠正酸中毒；合理使用血管活性药物；防治DIC，以及保护细胞功能，抑制过度炎症反应，防治器官功能障碍与衰竭等。

【预习要求】

（1）仪器使用：家兔的平均动脉压、中心静脉压、脉压采用生物信号记录分析系统读取记录，参见本书第四章BL-420N生物信号采集和分析系统；微循环观察分析系统；血气分析系统。

（2）相关知识：复习病理生理学教材休克的相关理论知识，每组查阅国内外相关文献5~10篇；了解失血性休克模型的制备方法和休克治疗的常用药物及其用量配伍。

【实验动物】

家兔。

【实验器材和试剂】

兔手术器械1套、兔手术台、BL-420N生物信号采集与分析系统、微循环观察分析系统、压力传感器、张力传感器、动脉导管、动脉夹、100 mL烧杯、5 mL注射器、10 mL注射器、止血纱布、棉线、插管、婴儿秤。

3%戊巴比妥钠溶液（或25%氨基甲酸乙酯溶液）、0.3%肝素钠（用生理盐水配制）、1%普鲁卡因溶液、0.9%氯化钠溶液（生理盐水）、NaCl、低分子右旋糖酐、高晶高胶液（7.5% NaCl和6%低分子右旋糖酐的混合液）、间羟胺、多巴胺、酚妥拉明、山莨菪碱（654-2）、纳洛酮、维生素C。

【设计要求】

（1）提前1个星期由学生分组设计家兔失血性休克治疗的实验方案。

（2）实验完成后要求评测治疗方案的效果、适用范围，分析讨论休克发生、治疗的机制以及各指标变化的机制。

【设计提示】

（1）可以通过使用不同的扩容方式，补充血容量。

（2）可以针对休克时期发生的酸中毒，使用合适的药物进行救治。

（3）可以通过使用不同的血管活性药物改善微循环。

（4）可以通过保护细胞功能，抑制过度炎症反应的途径来减轻休克的危害。

（5）在实验过程中应该注意哪些问题以保证实验的成功。

【实验步骤】

1. 家兔失血性休克动物模型的复制

（1）将健康家兔称重后，采用3%戊巴比妥钠溶液 1 mL/kg（或25%氨基甲酸乙酯溶液 4 mL/kg）沿家兔外耳缘静脉注射麻醉，背位交叉仰卧固定于兔手术台上，颈部及左侧腹股沟部剪毛。

（2）在甲状软骨下作颈部正中切口（长 3～4 cm），分离气管，作倒"T"字型切口，插入"Y"型气管插管并固定，保证呼吸通畅；分离一侧颈总动脉，插入动脉导管，经压力传感器（插管前在动脉导管和压力传感器导管部分充盈肝素，以防止凝血后堵塞血压传导通路）与 BL420N 生物信号记录分析系统相连，记录体动脉平均值、脉压、心率。

（3）分离另一侧颈外静脉，插入长度约为 15 cm 静脉导管至上腔静脉入右心房处，在剑突上 1～2 cm 处，导管外端接三通管，一侧与输液瓶相连后，缓缓注入生理盐水（3～5 滴/min）以保持导管及静脉通畅，另一侧与 BL-420N 生物信号记录分析系统相连，测量家兔的中心静脉压。

（4）在右侧腹直肌旁作一长约 4 cm 腹部旁正中切口，钝性分离肌层，打开腹腔后，推开大网膜，找出一段游离度较大的小肠肠袢，轻轻拉出，置于微循环灌流盒内，用微循环观察分析系统观察肠系膜微循环情况，如肠系膜、微循环（cap 数、口径、流速）。

区别：微动脉，色浅红、血流速度快、由粗变细逐渐分支；微静脉，色暗红、血流速度较慢，由细变粗逐渐汇合；Cap，仅能通过一个血细胞。

（5）在左侧股三角区域触及股动脉后，沿动脉行走方向作一长约 3 cm 切口，游离左股动脉，再于股动脉内插入带有三通针头的细塑料管，结扎固定备放血用。

（6）将温度计插入直肠，测体温改变。

（7）自颈外静脉缓慢注入 3 g/L 肝素（1 mL/kg），行全身肝素化抗凝血。待血压稳定后，记录各项指标，自股动脉放血入小烧杯中，待平均动脉血压缓慢降至 40 mmHg 时（8～10 min 完成）停止放血，将该血压水平维持 20 min 后使家兔进入到休克一期，并记录各项指标。再分组进行抢救。

（8）如果实验设计需要进行到休克二期，则继续维持休克血压 5.33 kPa（40 mmHg），维持 40 min 后关闭放血动脉，观察血压在 1～2 min 内有无上升，无上升可认定动物进入休克二期，如果仍有上升，继续间断维持休克血压至预定情况。

2.治疗与结果分析

根据设计方案,对休克的动物进行治疗,并在治疗后一定时间段内,选取合适的指标对观察结果进行记录,设计实验结果表格对结果进行分析和讨论,并按论文书写格式书写学生实验论文。

【观察指标】

(1)血流动力学参数:体动脉压平均值、脉压、心率、中心静脉压。

(2)微循环参数:微血管(微动脉、微静脉)内血流速度、微血管口径、毛细血管开放数目/视野、白细胞附壁及嵌塞现象。

(3)体温:测量直肠温度。

(4)皮肤及口腔黏膜颜色。

(5)血气分析:pH、PCO_2、PO_2、K^+等。

【注意事项】

(1)牵拉肠祥动作要轻,以免引起严重低血压,影响休克实验。

(2)尽量减少手术出血,分离血管及肌层时,应钝性分离,切勿使用手术刀或手术剪。若出血应设法止血。

(3)所有动脉导管、静脉导管及压力传感器内均应排尽气泡,并充盈肝素或生理盐水。

(4)压力传感器高度均应与家兔心脏水平一致。

(5)观察微循环时,分清动脉、静脉及毛细血管,选好标志血管,固定视野,以保持前后观察结果一致。

(6)血气分析取血要迅速,弃去最前和最后的一小部分血液,隔绝空气,快速检测。

【实验报告要点】

以科研论文的形式书写实验报告。

(1)报告应包括以下部分:①研究背景及研究目的;②实验设计;③实验方法;④实验结果;⑤分析与讨论;⑥结论;⑦参考文献。

(2)采用列表或绘图展示实验数据。

(3)分析与讨论应结合国内外文献报道的相关进展。

(4)结论应简洁明了。

【思考题】

(1)为什么说休克的本质不是交感神经系统衰竭,有什么根据?

(2)试比较失血性休克早期与晚期的微循环改变及治疗措施的异同?

(3)休克时细胞会发生哪些损害?

实验七　家兔实验性肺水肿

【实验目的】

(1) 复制实验性肺水肿动物模型;
(2) 观察肺水肿的表现,并探讨其有关的发病机制。

【实验原理】

水肿是过多的液体在组织间隙或体腔内积聚的一种常见的病理过程。肺间质(血管外组织间隙)中有过量液体积聚和(或)溢入肺泡腔的病理现象,称为肺水肿。

水肿的机制如下。

(1) 毛细血管内外液体交换失衡导致组织液生成增多。具体有以下几点:①毛细血管流体静压增高;②血浆胶体渗透压降低;③微血管壁通透性增加;④淋巴回流受阻。(2) 体内外液体交换失衡导致钠、水潴留,主要是由于排泄器官(肾脏)结构与功能障碍,以及体内液体容量与渗透压调节的异常,常导致全身性水肿。

【预习要求】

(1) 预习该实验的操作步骤;
(2) 预习《病理生理学》教材相关的水肿理论知识。

【实验动物】

家兔。

【实验器材及试剂】

普通光学显微镜、气管导管、BL-422I 信息化集成化采集与处理系统、静脉导管和静脉输液装置、颈部小手术器械 1 套、婴儿秤、听诊器、100 mL 烧杯、1 mL 和 2 mL 注射器、棉线、纱布、滤纸等。

注射用肾上腺素 1 支(1 mg/mL)、0.9%氯化钠溶液、1%普鲁卡因溶液。

【观察指标】

观察兔肺水肿的表现、肺叶组织标本及肺组织显微镜下的改变(表 10-2)。

表 10-2　兔肺水肿的表现及肺叶组织显微镜下观察指标

分组	呼吸幅度与频率	发绀	啰音	泡沫痰	颜色	体积	表面	质地	切面	切片	肺系数
Ⅰ 实验前											
Ⅰ 输液后											
Ⅱ 输液前											
Ⅱ 输液后											

【实验方法与步骤】

1. 实验分组

(1)0.9%氯化钠溶液组；

(2)0.9%氯化钠溶液+肾上腺素溶液组。

2. 实验步骤

(1)准确记录家兔重量后，将家兔仰卧固定于 BL-422I 信息化集成化采集与处理系统的实验台上，剪去家兔手术野兔毛，用1%普鲁卡因局部麻醉。

(2)气管插管：切开颈前部皮肤，分离气管和一侧颈外静脉，穿2根棉线备用，在甲状软骨下方作倒"T"型气管切口，插入"Y"型气管导管，用棉线结扎固定。气管导管接 BL-422I 信息化集成化采集与处理系统，以记录呼吸频率和幅度。

(3)颈外静脉插管：提起颈外静脉近心端，见颈外静脉充盈后，结扎其远心端。在近心端靠近结扎处剪一小口，沿近心端方向插入静脉导管(已充满 0.9%氯化钠溶液及排尽管内气泡)，用近心端棉线结扎并固定。打开输液装置试行滴注，5~6 滴/min，以保持输液管通畅。

(4)大量快速输液：先描记一段正常呼吸，并用听诊器测听肺部正常呼吸音，然后从静脉大量快速输入 37℃ 0.9%氯化钠溶液，输液量按 160 mL/kg 体重计算，输液速度为 150~180 滴/min(从输液装置上的墨非管观察为成线状流滴)。0.9%氯化钠溶液+肾上腺素溶液组家兔在输入输液量的 2/3 时在输液瓶中加入肾上腺素(0.5 mg/kg 体重)，继续滴注，在肾上腺素溶液输完后可酌情加少量的 0.9%氯化钠溶液，以 10~15 滴/min 速度维持输液通畅，以便必要时再一次用药。

(5)在输液过程中应密切观察兔情况：①呼吸快慢、深浅，有无呼吸困难、发绀；②肺部是否出现啰音，是何性质；③气管导管中有无粉红色泡沫液体溢出。

(6)在家兔发生肺水肿后，即可夹闭气管，剪开胸腔前壁，在气管分叉处用棉线结扎，以防止肺内水肿液溢漏出。将全肺取出后，分离心脏及血管，并在气管结扎上方剪断气管，用滤纸吸干肺表面水分后，准确称出肺重量，计算肺系数：

$$肺系数 = \frac{肺重量(g)}{体重(kg)}$$

肺系数的正常值为 4~5。

(7)观察肺叶大体观：切开肺叶，注意切面变化，如有无液体溢出，颜色、性质和量的改变。

(8)普通光学显微镜下对比观察肺水肿肺组织与正常肺组织切片(切片已预先制作)的改变。

【注意事项】

(1)须选择健康家兔。如果家兔事先有肺部疾患，如肺炎、胸膜炎、胸腔积液，或家兔已有呼吸气促、喘息、肺部啰音等临床表现，或者家兔体弱、怀孕等都会影响实验结果，甚至提前出现肺水肿或死亡。

(2)家兔固定一定要牢固，以防止实验过程中动物挣扎，致使插入的导管脱落，实验失败。

(3)控制输液量和输液速度。滴注过快，则肺水肿提前出现，且非常严重，不利于对照。

滴注过慢、输液量过少，则肺水肿难以出现，需要再次输液或注射肾上腺素，影响实验效果。

（4）解剖胸部时，要小心操作，防止肺表面损伤，造成水肿液外流，影响肺系数的准确性。

【实验报告要点】

（1）列表格记录各项观察项目的数据。

（2）分析本次实验性肺水肿的发生机制。

（3）分析肾上腺素对肺水肿的形成有什么影响，其机制如何？

（4）归纳出实验结论。

【思考题】

（1）常见的肺水肿有哪几种？其发生机制有何不同？

（2）大量快速输液为什么会引起肺水肿？在快速输液后期加注肾上腺素对肺水肿的形成会有什么影响？

实验八　兔酸碱平衡紊乱与实验性治疗

【实验目的】

（1）复制多种急性酸碱平衡紊乱；

（2）掌握二重酸碱平衡紊乱时血液酸碱参数的变化规律；

（3）了解三重酸碱平衡紊乱时血液酸碱参数的变化特点；

（4）观察补碱对代谢性酸中毒的治疗效果。

【实验原理】

用两种不同的酸性药物（磷酸二氢钠和盐酸）复制急性代谢性酸中毒，并用5%碳酸氢钠治疗。随后采用气管夹闭法抑制呼吸来复制呼吸性酸中毒；用股神经疼痛刺激增强呼吸来复制呼吸性碱中毒。最后经耳缘静脉注入过量5%碳酸氢钠溶液复制代谢性碱中毒。

【预习要求】

（1）预习各项酸碱指标及其意义；

（2）酸碱失衡的代偿公式；

（3）预习血气分析仪、YSD-5型药理生理实验多用仪、火焰光度计、721型分光光度计的使用。

【实验动物】

家兔。

【实验器材及试剂】

兔手术器械 1 套、兔手术台、注射器(2 mL、5 mL、10 mL)、小软木塞、三通管、气管插管、棉线、纱布、血气分析仪、YSD-5 型药理生理实验多用仪、火焰光度计、721 型分光光度计。

1%普鲁卡因溶液、0.3%肝素溶液(用生理盐水配制)、12%磷酸二氢钠溶液、0.5 mol/L盐酸、5%碳酸氢钠溶液、0.9%氯化钠溶液(生理盐水)。

【观察指标】

(1)血液酸碱参数:动脉血 pH、氧分压(PO_2)、二氧化碳分压(PCO_2)、标准碳酸氢盐(SB)、实际碳酸氢盐(AB)、碱剩余或碱缺失(BE)。

(2)血清钾离子、钠离子、氯离子浓度。

(3)呼吸频率及幅度。

【实验方法与步骤】

1. 实验分组

(1)磷酸二氢钠组;

(2)盐酸组。

2. 实验步骤

(1)家兔称重后仰卧固定于兔台上,剪去颈部和一侧股部的被毛,用 1%普鲁卡因溶液 3 mL 皮下注射局部麻醉后,沿颈部正中皮肤作 6~8 cm 颈前部正中切口,分离气管和一侧颈总动脉(长 2.5~3 cm),穿线,在甲状软骨下方作倒"T"型切口,插入气管插管并固定。将分离好的颈总动脉远心端结扎,近心端用动脉夹夹闭,在靠近远心端结扎线处用眼科剪 45°角沿近心端方向剪开血管(为血管直径的 1/3~1/2),将与三通活塞相连的充满 0.3%肝素溶液的细塑料管尖端插入血管内,然后结扎并固定,以防滑脱。

(2)局部麻醉下,沿股动脉行走方向切开股三角区皮肤,分离一段股神经,穿双线,以备疼痛刺激用(切口用湿生理盐水纱布覆盖)。

(3)用 2 mL 注射器吸取少量 0.3%肝素溶液,将管壁湿润后推出,保证注射器死腔和针头内都充满肝素溶液,然后将针头插入小软木塞,以隔绝空气。打开三通活塞松开动脉夹,弃去最先流出的 2~3 滴血液后,迅速去掉注射器上的针头并立即将注射器头插入三通活塞取血 1.5 mL(勿在血中混入气泡),关闭三通活塞,拔出注射器并立即套上原针头,用双手搓动注射器 30 s,使血液与肝素混合,防止凝血。将血样经血气分析仪检测各项酸碱指标,作为实验前的正常对照值。注射器内余血经离心后取出血浆,用火焰光度汇法测定血浆中的钾离子、钠离子浓度,用硫氰酸汞比色法测定血浆中氯离子浓度(方法见附录 4)。

(4)复制代谢性酸中毒并进行治疗。

①磷酸二氢钠组,经外耳缘静脉注入 12%的磷酸二氢钠溶液(5 mL/kg 体重);盐酸组,经外耳缘静脉注入 0.5 mol/L 盐酸(3 mL/kg 体重)。

②在给药后 10 min,经三通活塞取血样,检测各项酸碱指标。

③根据注入酸性溶液后测得的 BE 值,按下式计算出治疗酸中毒所需要的补碱量(5%碳

酸氢钠的体积）：

$$所需补充5\%碳酸氢钠量(mL) = \frac{BE\,绝对值 \times 体重(kg) \times 0.3}{0.6}$$

式中常数 0.3 是 HCO_3^- 进入体内分布的间隙，即体重×30%；常数 0.6 则是因为 5%的碳酸氢钠溶液 1 mL 相当于 0.6 mM 的碳酸氢钠绝对量。

④经 5%碳酸氢钠治疗后 10 min，取血样检测各项酸碱指标，观察指标是否恢复，如接近正常水平，继续进行下面实验。

（5）复制呼吸性酸中毒。用止血钳完全夹闭气管插管上的乳胶管 1~2 min，立即取血测定血样，测定各项酸碱指标。此时，可见血液呈暗紫色，家兔因窒息面部挣扎，故取血后应立刻解除夹闭，以免家兔窒息而亡。

（6）复制呼吸性碱中毒。

①待家兔解除气管夹闭约 10 min，动物基本恢复正常后，取血样检测各项酸碱指标，作对照值。

②用 YSD-5 药理生理实验多用仪对股神经进行疼痛刺激：①刺激输出选用连续 A 方波，电压 5 V（用万用电表或 SBT-5 同步示波器检测校正），频率 10 次/s，计时；②将输出的无关电极末端的鳄鱼夹夹住股部切口周围组织，刺激电极末端的蛙心夹夹住股神经，并使之稍离开周围组织，以防短路；③刺激时按启动键（有红灯显示），可见家兔因疼痛而尖叫，并伴有快速呼吸，当显示时间至 15 s 时按停止键，随即取血样测定各项酸碱指标。

（7）复制代谢性碱中毒。待动物从呼吸性碱中毒中恢复后，经家兔耳缘静脉注入 5%碳酸氢钠溶液 3 mL/kg 体重，给药后 10 min 取 1.5 mL 血样测定各项酸碱指标，以及血浆钾离子、钠离子和氯离子浓度。此后，血液酸碱参数在短期内难以恢复正常，所以该兔不宜再用于其他实验。

【注意事项】

（1）作血气分析时血样要用肝素抗凝，严格密封，不允许空气进入所采标本中，否则影响血液酸碱指标。

（2）复制酸、碱中毒时，注意要给动物一定的恢复时间。

（3）当动物因手术切口疼痛而挣扎时，可滴加少量 1%普鲁卡因溶液麻醉。

（4）所取标本要立即检测，若不能立即检测，须将针管放入冰壶内，且标本搁置时间不宜超过 1 h。

【实验报告要点】

（1）记录每次注射酸、碱药物或改变呼吸处理前后的各项酸碱指标；

（2）根据酸碱指标改变，分析家兔的酸碱平衡情况；

（3）分析本实验复制出二重或三重酸碱失衡的可能性；

（4）得出结论。

【思考题】

（1）根据各项血气指标，如何判断动物的酸碱平衡紊乱？

（2）磷酸二氢钠组与盐酸组的实验结果有什么不同？阴离子隙在其中起什么作用？

（3）在本实验中如何复制出三重酸碱失衡？

实验九　心律失常动物模型的制备与实验性治疗

【实验目的】

（1）学习心律失常动物模型的制备方法；

（2）了解心律失常的产生原因，以及氯化钡引起心律失常的原理；

（3）观察普萘洛尔、强心苷，以及奎尼丁对抗氯化钡引起的心律失常的作用，并了解这些药物抗心律失常的作用机制；

（4）初步了解心电图的测定方法及基本的心电图分析方法。

【实验原理】

心肌细胞动作电位分为 5 个时相。0 相为快速除极，是由钠（Na^+）快速内流所致。1 相为快速复极初期，由钾（K^+）短暂外流所致。2 相平台期为缓慢复极，由钙（Ca^{2+}）内流及少量 Na^+ 内流与 K^+ 外流所致。3 相为快速复极末期，由 K^+ 外流所致。0 相至 3 相的时程称动作电位时程（action potential duration，APD）。4 相为静息期，非自律细胞的膜电位维持在静息水平，4 相起搏电流（I_f）离子流是一种超极化激活的 Na^+ 内流，在自律性细胞中则为自动除极舒张期最大电位。

氯化钡为可溶性钡盐，钡离子可通过干扰心肌细胞内钾离子外流，使 4 相自动除极的最大舒张期电位绝对值降低，从而提高心肌细胞的自律性；钡离子也可促进浦氏纤维 Na^+ 内流，使 4 相除极速率加快，浦肯野纤维细胞自律性增高。

普萘洛尔为 β 受体阻断药，可以降低心肌细胞自律性，减慢传导速度，延长不应期，发挥抗心律失常作用。β 受体阻断药也可通过间接影响离子流，如抑制腺苷酸环化酶的激活，抑制 Ca^{2+} 通道的开放，使钙离子活化的 K^+ 外流减少，APD 延长，复极延缓，有效不应期（effective refractory period，ERP）延长，发挥抗心律失常作用。强心苷通过增强迷走神经活性，加速钾离子外流，增加最大舒张电位，从而降低窦房结细胞的自律性，减慢房室结传导性，发挥抗心律失常作用。奎尼丁是钠通道阻滞药，可适度阻滞钠通道，使动作电位 0 相上升速率和动作电位振幅降低，并可减慢传导速度、延长有效不应期及动作电位时程、降低浦肯野纤维自律性，发挥抗心律失常作用。

【预习要求】

（1）熟悉本实验的仪器使用方法，心电图的记录采用 MS4000U 生物信号记录分析系统或 BL-410 生物机能实验系统。

（2）复习正常心肌电生理和心律失常发生机制及分类，预习常用的抗心律失常药物的分类及其作用机制和特点。实验操作参见本教材动物实验的基本操作。

【实验动物】

大鼠。

【实验器材及试剂】

MS4000U 生物信号记录分析系统或 BL-410 生物机能实验系统、1 mL 注射器 2 支、2 mL 注射器 1 支、大鼠板。

10%水合氯醛溶液、0.4%氯化钡溶液、0.025%普萘洛尔溶液、0.5%硫酸奎尼丁溶液、0.01%地高辛溶液。

【设计要求】

(1)提前 1 个星期由学生分组设计在氯化钡诱发心律失常动物上治疗心律失常的实验方案。

(2)比较各种药物治疗心律失常的机制与效果。

【设计提示】

(1)可以通过钡离子干扰心肌细胞内钾离子外流这一原理,给大鼠舌下静脉注射氯化钡来获得心律失常动物模型。

(2)可以通过 MS4000U 生物信号记录分析系统记录注射各种药物后心电图的变化,来了解大鼠的心率变化及心律失常的发生情况。

(3)为获得较好的抗心律失常疗效,药物应于注射氯化钡前 5 min 给予。在观察另一种药物的作用时,应待心律失常恢复 10 min 后进行。0.025%普萘洛尔溶液、0.5%硫酸奎尼丁溶液、0.01%地高辛溶液的常用剂量均为 0.1 mL/100 g 体重。

(4)可以通过 t 检验来比较各药物注射后大鼠心律失常维持的时间,从而可以观察各种药物治疗心律失常的疗效。

(5)实验中应用的各种药物可通过舌下静脉注射的方式给予。

【实验步骤】

心律失常动物模型的制备。

(1)取大鼠 1 只,称体重,腹腔注射 10%水合氯醛溶液 0.3 mL/100 g(300 mg/kg),待大鼠麻醉后将其仰卧固定在大鼠板上。

(2)将针形电极插入大鼠皮下,用标准肢体导联Ⅱ记录心电图。标准肢体导联Ⅱ的连接方法:心电图机有 4 根导联线,分别为红色、黄色、绿色和黑色,每根导联线上都连接有一个注射器的针头。将红色的导联线针头插入大鼠右前皮下,黄色的插入左前肢皮下,绿色的插入左后肢皮下,黑色的插入右后肢皮下。连接好电极后休息 10 min,先记录大鼠正常的心电图,然后由舌下静脉注射 0.4%氯化钡溶液 0.1 mL/100 g,注射药物后记录心电图,直到心律恢复正常,记录心律失常的维持时间。

注意:第一次注射氯化钡溶液后 30 min,如果心律失常尚未恢复,可以接着注射普萘洛尔溶液,心律能很快恢复。

【注意事项】

(1)实验用的药物应新鲜配制。

(2)各种药物的给药途径及剂量应准确。

(3)针形电极应插入皮下，针尖指向心脏方向。

(4)捉拿大鼠时，务必小心，不要让大鼠咬伤。

【实验报告要点】

(1)记录麻醉状态下的正常心电图，以及注射各种药物后的心电图；

(2)列表记录注射不同药物后心律失常维持时间的变化，并做 t 检验；

(3)讨论普萘洛尔、强心苷以及奎尼丁对抗氯化钡引起心律失常的原理；

(4)分析实验与预期结果不符的可能原因；

(5)讨论分析结果，并归纳出相应结论。

【思考题】

(1)氯化钡引起心律失常的原因是什么？

(2)普萘洛尔、奎尼丁、地高辛抗心律失常的机制是什么？临床上主要用于何种心律失常的治疗？

实验十　有机磷农药中毒动物模型的制备与实验性治疗

【实验目的】

(1)观察有机磷农药中毒的症状及阿托品和解磷定的解救效果，并分析它们的作用原理；

(2)熟悉评价有机磷农药中毒的常用指标及测定方法。

【实验原理】

有机磷分子中亲电子的磷与胆碱酯酶(AchE)的酯解部位亲核的丝氨酸羟基以共价键结合后形成磷酰化胆碱酯酶，使 AchE 失活，不能水解乙酰胆碱(Ach)，以致突触部位的 Ach 堆积而引起 M 样、N 样症状和中枢症状。阿托品选择性地阻断 M 胆碱受体，有效地解除 M 样症状。解磷定可复活胆碱酯酶，迅速解除有机磷酸酯类农药急性中毒症状。

血清中胆碱酯酶使乙酰胆碱水解成胆碱和乙酸，未被水解的剩余乙酰胆碱去羟基再与铁离子在酸性溶液中形成棕色复合物。根据颜色深浅可推断出 AchE 活性的高低。

【预习要求】

复习《药理学》教材关于抗胆碱酯酶药和胆碱酯酶复活药章节的内容。

【实验动物】

家兔。

【实验器材和试剂】

兔箱、注射器(1 mL、5 mL 和 20 mL 各 1 支)、6 号针头、瞳孔尺、胃管、开口器、烧杯、棉球、婴儿磅秤、试管、离心管、吸量管、离心机、722 分光光度计。

5%敌百虫溶液、0.05%阿托品溶液、2.5%解磷定溶液、胆碱酯酶活性测定试剂盒。

【设计要求】

(1)提前 1 个星期由学生分组设计家兔有机磷农药中毒实验蛙治疗的实验方案。

(2)所设计的实验要能观察到阿托品及解磷定对有机磷农药中毒症状的治疗差异。

(3)要求在不同阶段检测胆碱酯酶的活性,以探讨有机磷农药中毒的症状及阿托品和解磷定的解救效果。

【设计提示】

(1)可采用灌胃给予敌百虫的方法,制备家兔有机磷农药中毒模型。为比较阿托品及解磷定对有机磷农药中毒症状的治疗作用的差异,请特别注意两者的给药顺序。

(2)可通过观察家兔有机磷中毒前后及解救后血清胆碱酯酶活性的变化情况来说明其中毒机制及解救的作用原理。

(3)0.05%阿托品溶液和 2.5%解磷定溶液的常用剂量分别为 1 mg/kg(0.05%, 2 mL/kg)和 100 mg/kg(2.5%, 4 mL/kg),可通过耳缘静脉注射给予。

(4)在实验过程中应注意哪些问题,来确保实验的成功。

【实验步骤】

1. 中毒模型的制备

取禁食 12 h 的家兔 1 只,称重后观察并记录各项指标(一般活动、肌震颤、瞳孔、呼吸、唾液和大小便)。一人固定兔头及身体,右手将开口器塞入兔口中。另一人将胃管从开口器中央孔插入 15 cm 左右。将胃管置于盛有清水的小杯中,如无气泡表示插管正确。此时可将抽好的药液(5%敌百虫溶液 10 mL/kg)快速注入,最后注入少量清水使胃管中的残余药液全部灌入胃内。灌胃完毕,先将胃管慢慢抽出,再取出开口器。将家兔放入兔箱中观察各项指标的变化情况。

2. 实验性治疗

待家兔出现一系列明显中毒症状时(特别是瞳孔缩小至 2~3 mm)开始实施治疗。注意观察比较阿托品和解磷定对中毒症状改善的差异。

3. 血清胆碱酯酶活性测定

兔耳中央动脉取血 2 mL,于 4℃冰箱静置 1h 后,以 300rpm/min 的转速离心 10 min,取上层血清待测,具体方法按照试剂盒说明进行。用 722 型分光光度计在 550 nm 波长处读取吸光度值。

$$胆碱酯酶活力(\mu/mL)=\frac{对照组\ OD\ 值-测定管\ OD\ 的值}{对照组\ OD\ 值\times8\times1/0.05}$$

标准品浓度为 8umol/mL,取样为 0.05 mL。

【注意事项】

(1)敌百虫可通过皮肤吸收,手接触药物后应立即用自来水冲洗,切勿用肥皂,因为敌百虫在碱性环境中可转变为毒性更强的敌敌畏。

（2）观察瞳孔应在同一光源下进行。

（3）解救药物应事先用注射器抽好，待中毒症状明显后立即解救。

（4）解磷定静脉注射不可过量、过快，避免药物性中毒至家兔死亡。

【实验报告要点】

（1）列表格记录实验数据；

（2）讨论分析结果，并归纳出相应的结论。

【思考题】

（1）敌百虫中毒的机制及其表现有哪些？

（2）阿托品对敌百虫中毒的哪些症状有效？哪些无效？为什么？

（3）解磷定能很快解除有机磷酸酯类中毒的哪些症状？为什么？

实验十一　强心苷对兔心的毒性作用及其解救

【实验目的】

（1）观察过量强心苷的致心律失常作用；

（2）观察利多卡因的抗心律失常作用。

【实验原理】

强心苷具有强心作用，临床上主要用于慢性心功能不全的治疗。中毒量可导致快速型室性心律失常房室传导阻滞及窦性心动过缓。强心苷的作用机制为：通过抑制 Na^+-K^+-ATP 酶，使细胞内 Na^+ 明显增加，Na^+/Ca^{2+} 交换增加，Ca^{2+} 超负荷，细胞内 K^+ 浓度下降，心肌细胞自律性上升，从而导致心律失常。

利多卡因轻度阻滞钠通道，是目前治疗室性心律失常的首选药。

【预习要求】

复习《药理学》教材关于强心苷及抗心律失常药部分的内容。

【实验动物】

家兔。

【实验器材及试剂】

兔箱、注射器（1 mL、5 mL 和 20 mL 各 1 支）、6 号针头、瞳孔尺、烧杯、棉球、婴儿磅秤、试管、离心管、吸量管、离心机。

0.02%去乙酰毛花苷注射液、0.25 %利多卡因溶液、5%氯化钾溶液、20%氨基甲酸乙酯。

【设计要求】

(1)提前 1 周由学生分组设计强心苷对兔心的毒性作用及用利多卡因解救的实验方案。

(2)所设计的实验要能依次观察到家兔正常心电图、强心苷所致异常心电图表现、注射利多卡因后心电图的变化、高钾所致异常心电图表现、注射利多卡因后心电图的变化。

(3)实验完成后分析实验结果。

【设计提示】

(1)注意实验中加药剂量及加药的顺序。

(2)药物常用剂量：0.02%去乙酰毛花苷注射液 5 mL/kg 静脉注射，0.25 %利多卡因 1 mL/kg 静脉注射，5%氯化钾 1 mL/kg。

(3)实验中应注意哪些问题以确保实验的成功。

【实验步骤】

(1)前期准备：对家兔进行称重、用 20%氨基甲酸乙酯 5 mL/kg 麻醉，并固定家兔。

(2)记录家兔正常心电图。

(3)快速注射 0.02%去乙酰毛花苷注射液，出现室性早搏后立刻注射 0.25%利多卡因溶液，待心电图恢复正常后，再缓慢静脉注射 5%氯化钾溶液并描记，出现异常心电图后，静脉注射 0.25%利多卡因溶液并描记。

【注意事项】

(1)保护家兔耳缘静脉，由耳尖部开始注射药物。

(2)强心苷静脉注射速度宜快。

(3)仔细观察心电图变化，严格掌握抢救指征

(4)利多卡因静脉注射速度宜慢，以免引起缓慢性心律失常。

【实验报告要点】

(1)记录实验数据；

(2)讨论分析结果，并归纳出相应的结论。

【思考题】

(1)过量强心苷致快速型心律失常(如室性早搏、二联律、三联律、室性心动过速、室颤等)的机制是什么？

(2)高血钾致心律失常的作用及机制？

(3)利多卡因的抗心律失常作用及机制？

(4)强心苷中毒的心电图表现(画图)及利多卡因抢救的机制？

实验十二 依达拉奉对大鼠失血性休克的治疗作用

【实验目的】

(1)大鼠失血性休克模型的制备并观察其表现；

(2)探讨失血性休克的发病机理；

(3)观察依达拉奉对大鼠失血性休克的疗效并探讨其机制。

【实验原理】

采用对大鼠股动脉处快速放血的方法复制失血性休克的动物模型,利用解剖显微镜动态观察肠系膜微循环血流动力学的改变。依达拉奉是一种自由基清除剂,能抑制黄嘌呤氧化酶和次黄嘌呤氧化酶的活性,通过尾静脉注射依达拉奉进行治疗,观察其对大鼠失血性休克的治疗作用。

【实验对象】

雄性 Sprague Dawley 大鼠,300~400 g。

【实验器材及试剂】

大鼠手术器械 1 套、大鼠板、BL-420N 生物信号采集与分析系统、压力传感器、三通阀、微循环观察装置(解剖显微镜、灌流盒)、静脉输液装置、储血瓶、动脉导管、静脉导管、动脉夹、温度计,100 mL 烧杯、注射器、止血纱布、电子秤。

3%戊巴比妥钠溶液、0.9%氯化钠溶液(生理盐水)、微循环灌流液(含1%明胶的台氏液)、0.3%肝素钠生理盐水溶液、依达拉奉。

【观察指标】

(1)血流动力学参数:体动脉压平均值、脉压、心率、中心静脉压。

(2)微循环参数:微血管(微动脉、微静脉)内血流速度、微血管口径、毛细血管开放数目/视野、白细胞附壁及嵌塞现象。

(3)体温:测量直肠温度。

(4)皮肤及口腔黏膜颜色。

(5)呼吸。

【实验方法与步骤】

1. 实验分组

(1)生理盐水治疗组；

(2)依达拉奉治疗组。

2. 实验步骤

(1)取雄性 SD 大鼠 1 只、称重后戊巴比妥钠 50 mg/kg 腹腔注射麻醉。

(2)将大鼠仰卧固定于大鼠板上,剪去手术区被毛,在甲状软骨下作颈部正中切口(长约 2 cm),分离气管,作倒"T"型切口,插入"Y"型气管插管并固定,保证呼吸通畅,并将插管的一侧接呼吸描记装置,描记呼吸;分离一侧颈总动脉,插入动脉导管,经压力传感器(插管前在动脉导管和压力传感器导管部分充盈肝素,以防止凝血后堵塞血压传导通路)与 MS-402 生物信号采集与分析系统相连,记录体动脉压平均值、脉压、心率、中心静脉压。

(3)在左侧股三角区域触及股动脉后,沿动脉行走方向作一长约 1 cm 切口,游离左股动脉后插入含肝素聚乙烯导管,在其尖端之前用动脉夹夹股动脉,导管另一端与含 0.5 mL 肝素钠盐水的注射器相连,以备放血。

(4)在剑突下方 1 cm 处向下沿正中线做长约 2 cm 的腹正中切口,沿腹白线打开腹腔,找出一段游离度较大的小肠肠袢,轻轻拉出,置于微循环灌流盒内,用解剖显微镜观察肠系膜的微循环情况。

(5)将温度计插入直肠,测量体温变化情况。

(6)记录各项指标后,通过含 0.5 mL 肝素钠盐水的注射器抽取血液(0.6 mL/min)直到平均动脉压降到 40 mmHg,必要时根据情况抽取更多的血液或回输部分血液使动脉压维持在 40 mmHg 水平,持续 60 min,记录各项指标及储血瓶内血量。

(7)停止放血,从尾静脉推入依达拉奉药液 3 mg/kg(2 mL/kg)体重;生理盐水治疗组则输入生理盐水 2 mL/kg 体重。记录治疗后 5 s、15 s、30 s、60 s 的各项指标。

【注意事项】

(1)麻醉深浅要适度,过深,可严重抑制呼吸;过浅,动物疼痛挣扎,影响观察,甚至引起神经源性休克。

(2)牵拉肠袢动作要轻,以免引起严重低血压,影响休克实验。

(3)尽量减少手术出血,分离血管时,应钝性分离,切勿使用手术刀或手术剪;出血时应设法止血。

(4)所有动脉导管、静脉导管及压力传感器内均应充盈肝素生理盐水,并排尽气泡。

(5)压力传感器高度均应与心脏水平一致。

(6)观察微循环时,分清动脉、静脉及毛细血管,选好标志血管,固定视野,以保持前后观察结果一致。

【实验报告要点】

着重讨论失血性休克的发生、发展机制,以及依达拉奉的治疗作用及其机制。

【思考题】

(1)试分析本实验动物发生失血性休克的机制?

(2)试分析本次实验所复制的模型属于休克哪个期?

第十一章

探索性实验

探索性实验就是以科学的观点和方法针对某项与生物医学有关的、未知(或未全知)的问题(即研究目标)进行实验研究的一种开放式教学实验。探索性实验实施的基本程序与科研过程是一致的。通过探索性实验,可使学生初步掌握医学科学研究的基本程序和过程,培养学生的创新精神、科学的创造性思维能力及综合素质。

第一节　探索性实验基本要求

探索性实验以实验小组为单位(每组4~6名学生),经过查阅文献资料、确定自己感兴趣的实验选题,写出实验设计方案,交老师初步审阅修改后在全班进行开题答辩,回答老师和同学的提问;答辩后针对老师和同学所提问题进一步完善设计方案;其方案经指导教师审查同意后进行预实验,并完成实验报告。让每位同学经历"立题→设计→开题→实验→完成报告"的初步科研过程。根据预实验结果,再选择部分创新性强的设计方案转入正式实验,最后完成研究论文。在阐述实验原理与设计思想时,注意交代国内外对本问题的研究动态、存在的问题,以及自己的实验假说。如果受人力、物力的限制,没有条件把学生所设计的实验付诸实施,则可对预计结果进行分析、讨论和总结,也能起到拓展知识、活跃思维的作用。在完成探索性实验过程中,小组内各成员应充分讨论、团结协作,以培养学生的团队精神。

一、立题

立题即选题。选题是科研中首要的问题,选题正确与否决定着实验的成败和创新性的高低,故学生选题时一定要注意选题的基本原则和要求,即课题要具有科学性、创新性、可行性和实用性,特别是创新性和可行性的辩证统一。科学性是指选题应建立在一定的科学理论和研究基础之上,符合科学规律,而不是毫无根据的异想天开。创新性是指选题具有自己的独到之处,或提出新规律、新见解、新技术、新方法,或是对原有的规律、技术、方法有所修改、补充。可行性是指选题切合研究者的学术水平、技术水平和实验室条件,使实验方案能够顺利实施。实用性是指选题具有明确的理论意义和实践意义。

立题需要查阅大量的文献资料,了解本课题相关领域近年来已取得的成果和存在的问题,抓住探索本课题的关键所在,提出新的设想。但对在校学生而言,由于受所学知识领域和实验条件的限制,其选题范围不宜太宽,条件要求不宜太高。应围绕生理、病理生理和药理学所学的理论知识和相关文献,按照上述原则,在教师的指导下进行。比如,对原有实验方法进行改进、建立一种新的动物模型、初步探讨某生理过程的神经体液机制、研究某种药物的作用原理等。好的设计要主题突出,不能过大过多,且有一定的研究意义。由于选题的过程是一个创造性思维的过程,需要一定时间才能逐渐成熟,因此,探索性实验的选题和设计至少应在实验前 1 个月就开始准备。教师将对设计方案的科学性、创新性、可行性、学生对实验的结果的预测和分析的合理性、实验开题答辩、实验报告的书写等方面进行综合评分。

二、设计

根据立题的实验目的,按照实验设计的被试因素、受试对象和实验效应 3 大要素,及对照、随机、重复的 3 大原则,选择适当的实验对象,进行科学地实验分组,确定可靠特异的观察指标,设计合理的实验步骤,选择有效的药物剂量和给药途径,并列出所需的试剂和仪器设备,完成实验设计。实验动物可根据实验目的选择家兔、大鼠、小鼠、豚鼠。实验中心所有实验仪器和曾使用过的试剂都可选用,但特殊仪器与试剂请与技术室老师和带教老师协商。实验设计项目必须包括实验设计题目、实验设计参与者、研究背景与设计思想、研究目的和主要研究内容、研究方案与技术路线、创新性与可行性、预期结果、讨论分析、预期结论、参考文献。

三、答辩

实验设计开题答辩的过程是完善实验设计的重要途径,也是培养学生语言表达能力、锻炼学生现场应急能力、考查学生文献准备和对有关知识的掌握情况的重要途径。答辩时,按抽签顺序以组为单位制作 PPT 进行答辩,每组选派一位同学作为主答辩,本组其他同学均应配合,共同回答老师及同学的提问。主答辩讲述时间为 15 min,回答提问 5 min。在前一组同学回答问题时,后一组同学应作好准备。实验设计答辩后以组为单位上交实验设计报告(PPT 和 Word 文档)。实验设计答辩表现及完成实验设计的情况均作为实验成绩的重要依据。

四、预试

在实验设计和答辩完成后,应对实验进行"预演",以便检查实验的各项准备工作是否完备,实验方法和步骤是否可行,测定指标是否稳定可靠,并初步了解实验结果与预期结果的差距,从而为正式实验提供补充、修正和经验,是科学研究不可缺少的重要环节。在学生探索性实验中,由于学时、经费和实验条件的限制,以及学生实验设计的水平差异较大,不可能让所有的实验重复,因此在完成预实验后,只能选择部分创新性强、可行性大的高水平实验设计最终完成正式实验。大部分实验设计在进行少量几次初试后将予终止,并书写实验报告。

五、完成正式实验

在探索性实验预试完成后，根据预试的初步实验结果，要求学生重新修改实验设计方案，再次组织公开实验答辩，进一步筛选少量创新性强、科学性好、可行性高的设计方案进行立项，在教师的指导下完成正式实验，并撰写正式科研论文。

六、报告和论文的撰写

完成实验后应对实验数据进行统计学处理，并采用适当的方式（文字描述和图表表达）表述结果，然后分析讨论其生物学意义，得出相应结论。实验报告书写要求参阅本书第一章第三节。

第二节 探索性实验举例

丙酮酸乙酯在脓毒症相关性脑病认知功能障碍中的作用及机制研究

脓毒症是指由感染引起的全身炎症反应综合征（systemic inflammatory response syndrome, SIRS），临床上证实有细菌存在或有高度可疑感染灶。脓毒症相关性脑病（sepsis-associated encephalopathy, SAE）是指排除明显的中枢神经系统感染、颅内结构畸形或其他原因所致的脑病外，由脓毒症期间全身炎症反应引起的弥漫性或多灶性脑功能障碍，是脓毒症患者常见并发症之一，亦是 ICU 中最常见的脑病。一项纳入 323 例脓毒症患者的回顾性研究表明，SAE 发病率可达 45%，且 SAE 组病死率高达 63.46%。近年来，随着危重病监护救治技术的进步，脓毒症患者临床病死率已显著下降，而脓毒症后期免疫抑制和脓毒症脑病已然成为临床治疗的难点。因此深入研究 SAE 的发病机制，寻找 SAE 早期诊断和治疗有效靶点，在临床上具有重要的意义。

在 SAE 的众多发病机制中，炎症和氧化应激起到了重要作用。课题组通过查阅大量文献，关注到丙酮酸乙酯（ethyl pyruvate, EP）。EP 是代谢底物丙酮酸的一种衍生物，作为工业食品添加剂，它安全稳定、无毒无害，脂溶性好，易通过细胞膜、线粒体膜和血脑屏障，且在胞内作为小分子阻断剂，发挥强大的抗自由损伤、保存组织 ATP、抗炎等一系列作用。这些作用正好完美契合了 SAE 的两个核心发病机制（即炎症和氧化应激），猜想 EP 具有潜力用于改善 SAE 患者认知功能障碍。此外，有实验结果显示 EP 可特异性抑制原代小鼠巨噬细胞 NLRP3 炎性小体的激活。经典炎性小体 NLRP3 是一种多蛋白复合体，由 NLRP3、ASC、Pro-caspase-1 三部分组成，通过识别病原体和危险信号后激活下游 Caspase-1 通路，诱导促炎因子释放，引起炎性反应。但 EP 对于 NLRP3 炎性小体和 SAE 的体内影响未见报道，故对此提出 3 个科学假说：（1）EP 可以改善 SAE 认知功能障碍；（2）NLRP3 炎性小体与 SAE 发生发展相关；（3）EP 通过抑制 NLRP3 炎性小体从而改善 SAE 认知功能。

为此，使用盲肠结扎穿刺术（cecum ligation and puncture, CLP）进行脓毒症小鼠造模，将小鼠分为 control 组、control+EP 组、CLP 组、CLP+EP 组。对 4 组小鼠分别进行旷场、新物品识别、巴恩斯迷宫等行为学实验，分别检测小鼠的活动度、学习及空间记忆功能。结果显示：CLP 造模组小鼠认知功能下降；CLP+EP 组认知功能明显改善，由此提示 EP 可以改善 SAE 认知功能障碍。下一个实验，采用 ASC 基因敲除的小鼠，将小鼠分为 sham（WT）组、CLP（WT）组、sham（ASC-ko）组、CLP（ASC-ko）组，进行行为学实验。结果发现：CLP 造模不能使 ASC 基因缺失（即 NLRP3 炎性小体缺失）的小鼠出现 SAE 认知功能障碍，NLRP3 炎性小体对 SAE 的发生发展作用重要。进一步，采用野生型和 NLRP3、ASC、Pro-caspase1 基因敲除的小鼠，进行同样的分组和造模处理，再将小鼠处死后取材海马及额（与认知功能相关的脑区），切片染色后行组织形态学检测、Western-blot 检测 NLRP3、ASC、Pro-Caspase-1 等表达水平，免疫组化检测小胶质细胞活化情况及神经元坏死情况，RT-PCR 检测 A1 型星形胶质细胞（由激活的小胶质细胞分泌细胞因子而产生，具有神经元毒性）活化。以上结论表明，丙酮酸乙酯可能通过抑制 NLRP3 炎性小体来改善脓毒症相关性脑病的认知功能障碍。

第十二章

虚拟仿真实验

虚拟仿真实验教学是高等教育信息化建设和实验教学示范中心建设的重要内容，虚拟仿真实验在医学实验教学中起着补充、拓展、完善的作用。中南大学基础医学仿真实验教学中心在不断地建设完善中，结合教育部国家虚拟仿真教学中心及国内著名相关企业网站，挑选了部分虚拟仿真实验作为线下教学的补充，以满足不同层次医学生机能实验教学的多元需求。

实验一　细胞生物电虚拟仿真实验

【实验目的】

利用虚拟仿真技术，将上述无法向学生开放的实验设计成虚拟仿真实验，通过创立虚拟电压钳仪器，在虚拟的细胞上完成静息电位的测定及影响因素、动作电位的测定及影响因素、Hodgkin 电压钳实验 3 个独立但又层层深入、相互联系的虚拟仿真实验，加深初学者对细胞生物电产生机制的理解。

（1）观察 K^+、Na^+、P_{Na}/P_K 变化对静息电位、动作电位的影响，以进一步理解静息电位、动作电位的产生机制；

（2）学习测定细胞膜对 Na^+、K^+ 通透性的实验方法；

（3）观察细胞膜对 Na^+、K^+ 通透性的变化规律。

【实验原理】

细胞膜电位是指细胞膜两侧的跨膜电位差，分为静息条件下的静息电位和兴奋条件下的动作电位。细胞跨膜电位的产生机制主要取决于：①细胞膜两侧钠离子、钾离子浓度分布不均所推动的跨膜离子流动；②在不同状态下，细胞膜上各种离子通道的开放差异所决定的膜对各种离子的通透性的不同。其细胞膜电位数值（Vm）可用 Goldman 公式表示：

$$Vm = \frac{RT}{F} \ln\left(\frac{P_k[K^+]_o + P_{Na}[Na^+]_o}{P_k[K^+]_i + P_{Na}[Na^+]_i}\right)$$

式中，P_K 为膜对 K^+ 的通透性，P_{Na} 为膜对 Na^+ 的通透性，$[K^+]_i$ 和 $[K^+]_o$ 分别表示细胞

内 K^+ 浓度和细胞外 K^+ 浓度，$[Na^+]_i$ 和 $[Na^+]_o$ 分别表示细胞内 Na^+ 浓度和细胞外 Na^+ 浓度。

静息电位（Resting Potential，RP）是指细胞未受刺激时，存在于细胞膜内外两侧的外正内负的电位差。RP 是一切生物电产生和变化的基础。安静时细胞内 K^+ 浓度高于细胞外，加之膜对 K^+ 的通透性（P_K）较大，K^+ 顺浓度差外流达到钾的电化学平衡电位（E_K），形成外正内负的静息电位。此外，尽管细胞外 Na^+ 浓度高于细胞内，但由于膜对 Na^+ 的通透性（P_{Na}）低，可有少量 Na^+ 内流，使得 RP 小于 E_K 的理论值。因此，RP 的大小不仅取决于细胞内 K^+ 浓度和细胞外 K^+ 浓度，也受到细胞膜 P_{Na}/P_K 比值的影响。

动作电位（action potential，AP）是指可兴奋细胞受到刺激时在静息电位的基础上产生的膜电位的快速倒转与复原。动作电位的去极化（上升支）是由于刺激引起钠通道大量开放，导致 Na^+ 顺外高内低的浓度差大量、快速内流达到钠的电化学平衡电位（P_{Na}）所致的。另一方面，由于细胞膜对 K^+ 仍有一定通透性，K^+ 在内高外低的浓度差作用下仍有一定量的外流，使得动作电位的顶点低于 P_{Na}。动作电位的复极化（下降支）则是由于钠通道关闭和大量钾通道开放引起 K^+ 快速外流的结果。因此，动作电位的幅度主要取决于细胞内外的钠离子浓度差，以及 P_{Na}/P_K 的比值。

Hodgkin 电压钳技术可以通过特定反馈电路，人为控制不同膜电位水平在一定时间内保持不变，通过补偿的电流反映跨细胞膜的钠电流和钾电流的变化，或细胞膜钠电导（G_{Na}）和钾电导（G_K）的变化。通过比较钠电导（G_{Na}）和钾电导（G_K）的变化异同点，从而归纳钠通道、钾通道开放的规律，进一步在钠通道、钾通道水平上深刻理解 RP、AP 的发生形成机制。

【实验方法与步骤】

1. 登录平台

首先登录相应的网络平台（中南大学基础医学院虚拟仿真实验教学中心网址：202.197.71.184）（图12-1）。

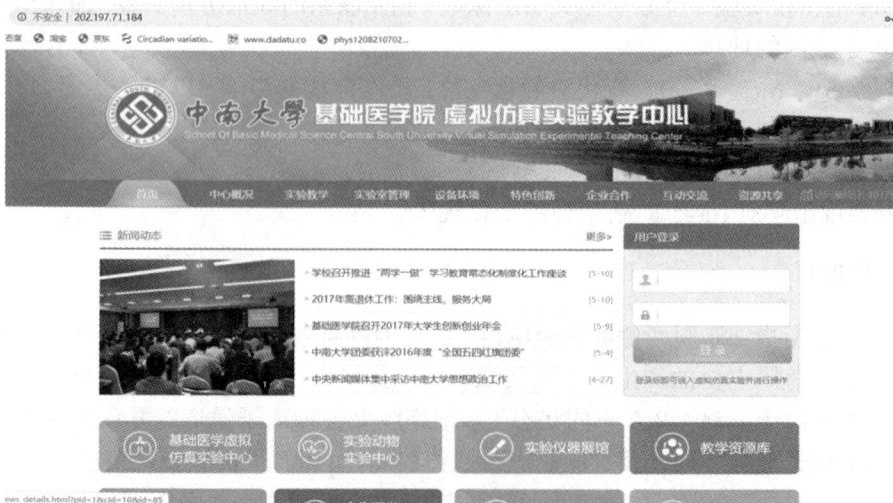

图 12-1　中南大学基础医学院虚拟仿真实验教学中心网站首页

2.登录方式

学生：登录名，登录者学号；密码，123456。

3.仿真实验

登录后，点击"基础医学虚拟仿真实验中心"。进入该模块后，选择"申报课件"即为该虚拟仿真实验教学项目，可见 3 个模块"静息电位的测量与及其影响因素""动作电位的测量与及其影响因素""Hodgkin 电压钳模拟实验"（图 12-2）。

分别点击各个模块即可进入相关虚拟仿真实验。注意，必须允许 flash play 插件的运行。

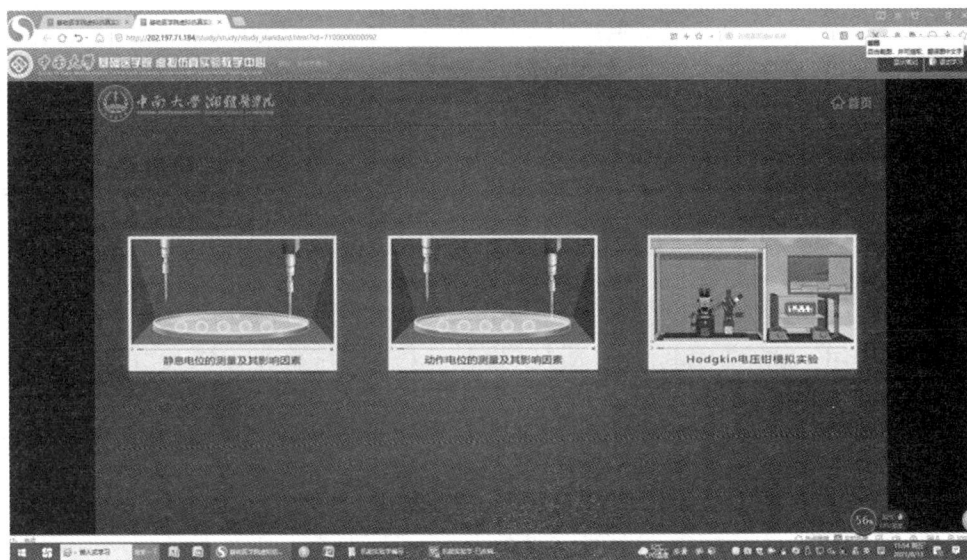

图 12-2　细胞生物电虚拟仿真实验教学项目首页

4.进入静息电位的测量及其影响因素模块

选择"目的及原理"，进入该界面后学习实验目的与实验原理。然后点击"开始实验"进入实验界面。

（1）参照正常血钾浓度设定细胞外钾离子浓度$[K^+]_o$为 5 mM，通过键盘方向键操控微电极上下左右移动，分别插入 5 个虚拟细胞，得到 5 个不完全相同的静息电位数据，计算并记录均数及标准差。

（2）分别在 0.5~5 mM 范围内任意设定$[K^+]_o$，重复上述操作，计算各$[K^+]_o$时静息电位的均数，得到并记录$[K^+]_o$（切记记录并保留数据）。本实验要求观察并记录在 0.5 mM、1 mM、2 mM、3 mM、4 mM、5 mM 时相应静息电位数据。

（3）完成上述实验操作后，点击"结束输入"后，再点击"数据分析"进入实验数据分析模块中，在相应的坐标系中按照所设定的$[K^+]_o$输入相应的静息电位的均数及标准差，屏幕可以显示一系列散点图，显示静息电位随$[K^+]_o$变化的趋势，归纳出决定静息电位大小的主要因素是细胞外钾离子浓度$[K^+]_o$。

（4）分别设置不同钠钾通透性比值（P_{Na}/P_K）对上述散点图进行曲线拟合。参照正常静息状态下细胞膜钠钾通透性比值（P_{Na}/P_K）为 0.01~0.02，从设置 P_{Na}/P_K 为 0.001 起（细胞膜对

Na^+几乎没有通透性），观察获得的拟合曲线与实际散点图的变化趋势的差异。逐渐将P_{Na}/P_K变大，可在$0.001\sim1$任选，观察拟合曲线和散点图的接近情况，选择平均离均差平方和最小的P_{Na}/P_K，即得到曲线与散点图的最佳拟合状态。点击"结果分析"，系统还能自动给出结论。

5. 进入动作电位的测量及其影响因素模块

选择"目的及原理"，进入该界面后学习实验目的与实验原理。然后点击"开始实验"进入实验界面。

（1）参照正常血钠浓度设定细胞外钠离子浓度$[Na^+]_o$为145 mM，通过键盘方向键操控微电极上下左右移动，插入虚拟细胞，可以测得静息电位，然后点击"电极刺激"，模拟细胞受到刺激产生兴奋，并记录到相应动作电位，分别重复此操作，记录5个虚拟细胞，得到5个不完全相同的静息电位和动作电位数据，计算并记录均数及标准差。

（2）分别在$100\sim150$ mM范围内无级任意设定$[Na^+]_o$，重复上述操作，计算各$[Na^+]_o$时动作电位的均数，得到并记录$[Na^+]_o$在$100\sim150$ mM（100、110、120、130、140、150）变化时相应静息电位和动作电位的变化。

（3）完成上述实验操作后，点击"结束输入"，再点击"数据分析"进入实验数据分析模块中，在相应的坐标系中按照所设定的$[Na^+]_o$输入相应的动作电位的均数及标准差，屏幕可以显示一系列散点图，显示动作电位随$[Na^+]_o$变化的趋势，归纳出决定动作电位大小的主要因素。

（4）分别设置不同钠钾通透性比值（P_{Na}/P_K）对以上散点图进行曲线拟合。参照正常动作电位时细胞膜钠钾通透性平均比值（P_{Na}/P_K）为$20:1$，设置P_{Na}/P_K范围为$1\sim100$，选择平均离均差平均和最小的P_{Na}/P_K，即得到曲线与散点图的最佳拟合状态。点击"结果分析"，系统还能自动给出结论。由此，要求归纳出动作电位发生时，细胞膜主要对Na^+通透，对K^+的通透性相对比值。

6. 进入Hodgkin电压钳模拟实验模块

点击"实验简介"，可以预习实验目的与实验原理。点击"仪器组装"，可了解电压钳设备系统的基本组成。点击"数据测量"开始进入实验界面。

（1）分别设置初始电位，计划钳制到的膜电位水平，钳制开始的时间和结束的时间（两者之差为钳制持续时间）。首先参照正常静息电位值（-90 mV），将初始膜电位固定设置为-90 mV，按照电压钳实验常规将钳制时间设计为5 ms（即开始时间为1 ms，结束时间为6 ms）。然后设置计划钳制到的膜电位水平，如-70 mV，显示的设置选择为"显示电流"，可分别显示钠电流、钾电流和总电流。点击"生成波形"，即可展现在该钳制膜电位水平下钠电流、钾电流和总电流依时间的变化情况。

（2）若使用钠通道阻断剂后消除钠电流（在实验中选择不显示钠电流），要求同学们思考，如何在总电流中计算出钠电流的量。

（3）若使用钾通道阻断剂后消除钾电流（在实验中选择不显示钾电流），要求同学们思考，如何在总电流中计算出钾电流的量。

（4）完成上述步骤后，将显示的设置可以分别选择为"显示电导"，将分别显示钠电导（G_{Na}）和钾电导（G_K），点击"生成波形"，即可展现G_{Na}和G_K依时间的变化情况。

通过对比G_{Na}和G_K依时间的变化情况，归纳出G_{Na}和G_K的变化规律的第一个特点：去

极化可引起 G_{Na} 和 G_K 的增大，但 G_{Na} 增加得快而 G_K 增加得慢。

（5）完成上述步骤后，将钳制时间在 1~9 ms 变化，如 3 ms（即开始时间为 1 ms，结束时间为 4 ms）和 8 ms（即开始时间为 1 ms，结束时间为 9 ms），则可见 G_{Na} 依然在增大后立即变小，而 G_K 的增大依然只要细胞膜去极化就一直保持增高。归纳出 G_{Na} 和 G_K 的变化规律所反映的钠通道、钾通道开放的第二个特点：钠通道开放后自动关闭，而钾通道开放后的关闭取决于膜电位的恢复。

（6）保持初始电位和钳制时间不变，改变膜电位的钳制水平，可以得到一系列相应的 G_{Na} 曲线（绿色）和 G_K 曲线（蓝色），曲线绘制在同一坐标内便于比较。该步骤可归纳 G_{Na} 和 G_K 变化的第三个特点：两者都因为去极化程度的增大而增大。

（7）将钳制膜电位水平和钳制开始的时间和结束的时间（两者之差为钳制持续时间）固定不变，逐渐梯度改变初始膜电位水平，观察将细胞膜电位从不同初始膜电位水平钳制到某一固定膜电位时 G_{Na} 和 G_K 曲线变化的规律。例如，将钳制膜电位水平固定在 -20 mV，钳制时间设置为 5 ms（即开始时间为 1 ms，结束时间为 6 ms）。然后将初始膜电位依次设定 -90 mV 及 -80 mV，-70 mV，-60 mV，-50 mV 等，观察 G_{Na} 和 G_K 曲线的变化。根据曲线结果显示，随着初始膜电位水平的减小（发生去极化），尽管每次都钳制到 -20 mV 这一固定的钳制水平，但 G_{Na} 曲线的增高随着膜的初始膜电位水平的降低而减小，G_K 曲线的峰值不因初始膜电位水平的改变而改变。归纳出 G_{Na} 和 G_K 的变化规律所反映的钠通道、钾通道开放的第 4 个特点：钠通道开放的数量受激活前膜电位的影响，而钾通道的激活无此特性。

【实验报告要点】

（1）分别记录不同细胞外钾离子浓度条件下 RP 的数值，以 RP 大小为纵坐标，以细胞外钾离子浓度的对数为横坐标，绘制散点图定量显示不同细胞外钾离子浓度条件下 RP 的变化，以不同 P_{Na}/P_K 比值对散点图进行曲线拟合分析，寻找最佳曲线拟合时的 P_{Na}/P_K 比值。记录不同 $[K^+]_o$ 下，细胞的静息电位平均值和标准误，并回答为什么随着 $[K^+]_o$ 的增加静息电位减少。

（2）观察 P_{Na}/P_K 比值分别为 1、0.1、0.01、0.001 和 0.0001 时的静息电位曲线的变化及该曲线与理论曲线（通过 Nernest 方程计算所得，即细胞膜只对 K^+ 通透，忽略 Na^+ 通透性）的差异。这给我们什么提示？

（3）分别记录不同细胞外钠离子浓度条件下 RP 和 AP 的数值，以 AP 大小为纵坐标，以细胞外钠离子浓度的对数为横坐标，绘制散点图定量显不同细胞外钠离子浓度条件下 AP 的变化。以不同 P_{Na}/P_K 对散点图进行曲线拟合分析，寻找最佳曲线拟合时的 P_{Na}/P_K 比值。记录 $[Na^+]_o$ 变化对动作电位超射值的影响，并分析原因。

（4）观察 P_{Na}/P_K 比值分别为 50、10、5、1 时动作电位的变化曲线，并回答 P_{Na}/P_K 比值为多少时，理论预期曲线与曲线更接近？从中可以得出什么？

（5）观察在固定初始膜电位条件下，以不同钳制膜电位水平下定量显示的 G_{Na} 和 G_K 的变化规律，我们可以得到什么结论（即钠通道及钾通道的通透性有何特点）？

【思考题】

（可在实验报告中后附）

（1）为什么静息电位实测值总是低于 Nemst 公式计算出的理论值？为什么在细胞外 K^+ 浓度较低时这种差异会更加明显？

（2）为什么动作电位的超射值总是低于由 Nernst 公式计算出的理论值？

（3）请思考为什么随着 P_{Na}/P_K 比值的降低，曲线会向右移动，动作电位超射值逐渐减小？

实验二　血管的收缩与舒张虚拟仿真实验

【实验目的】

（1）掌握胸主动脉、肠系膜二级动脉的分离及血管环的制备；

（2）掌握血管收缩舒张的主要调节途径，内皮细胞对血管生理功能的影响；

（3）掌握扩张血管药物的筛选方法。

【实验原理】

内皮依赖性舒张血管方式主要分 3 种：一氧化氮-鸟苷酸环化酶-环鸟苷酸（NO-GC-cGMP）途径、环氧合酶-前列环素-环腺苷酸（COX-PGI2-cAMP）途径和内皮依赖性超极化因子（EDHF）。

NO-GC-cGMP 途径主要通过一氧化氮激活鸟苷酸环化酶，使细胞内环鸟苷酸水平增高，导致细胞内钾离子浓度升高，进而引起钙离子浓度降低，从而使血管舒张。

COX-PGI2-cAMP 途径主要为环氧合酶催化花生四烯酸，形成前列腺素 H2，前列腺素合成酶催化其变成前列环素 I2，激活腺苷酸环化酶，使细胞内环腺苷酸水平增高，导致细胞内钾离子浓度升高，进而引起钙离子浓度降低，从而使血管舒张。

EDHF 通过开放钙依赖钾通道，使血管平滑肌超极化，导致细胞内钾离子浓度升高，进而引起钙离子浓度降低，从而使血管舒张。

【实验方法与步骤】

1. 登录

登录中南大学校园网基础医学院虚拟仿真实验中心 http：//202.197.71.184/。用户登录栏中用自己的学号作为登录名，默认密码为 123456。

2. 进入"血管的收缩与舒张"虚拟仿真实验界面

进入基础医学院虚拟仿真实验中心，依次选择点击"心血管实验"，选择"血管的收缩与舒张"虚拟仿真实验。进入界面后，再点击"课程学习"。

3. 进入"虚拟实验操作"

在"血管的收缩与舒张"虚拟仿真实验界面中，根据实验要求，首先仔细阅读并理解"实验目的""实验原理"，再观看"实验视频"；完成这几项后，再点击进入"虚拟实验操作"。

4. 血管舒张与收缩生理特性虚拟实验具体操作

（1）动脉环的制备：根据提示，选择要进行实验的血管，先观看视频，再根据屏幕上的提示，自行进行实验操作，制备相应的实验材料。

（2）血管张力测定系统及动脉环的固定：包括胸中动脉环的固定和肠系膜动脉环的固定（两种动脉固定使用的设备略有不同，详见虚拟实验）。

（3）胸主动脉环的收缩与舒张：有两种情况可选择，一是血管环内皮完整，另一是血管环内皮破坏。选择后，按照提示给动脉环按顺序加入不同的药物，观察并记录血管张力的变化。若想选择不同的抑制剂进行试验，需重复前面的每一项实验过程，两种情况，两组抑制剂，共需进行4次实验才能完成该部分的实验内容。实验中注意观察血管张力的变化。

（4）扩张血管药物的筛选：也有两种情况可选择，一是血管环内皮完整，另一是血管环内皮破坏。选择后，按照提示给动脉环按顺序加入不同的药物，观察并记录血管张力的变化。特别注意特定试剂使用时机、使用效果与其作用机制的逻辑关系。若想选择不同的试剂（A或B）进行试验，需重复前面的每一项实验过程，两种情况，两组试剂，共需进行4次实验才能完成该部分的实验内容。实验中注意观察血管张力的变化，并分析判断A试剂与B试剂的作用及机制。

5. 注意事项

实验进行中，特别注意左下角实验步骤提示，一定按提示进行操作（图12-3）。

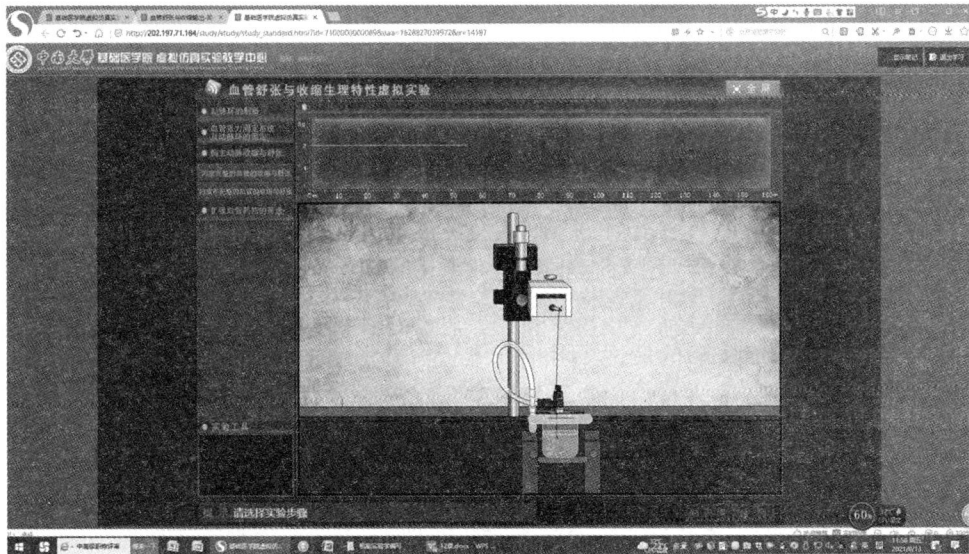

图12-3　血管的收缩与舒张虚拟仿真实验界面

【实验报告要点】

（1）实验人员及其所在班级、学号。

（2）实验题目和实验原理。

（3）实验步骤及结果：实验样本（包含去内皮血管及内皮完整血管）制备；胸主动脉环的收缩与舒张；扩张血管药物的筛选，样本给药顺序；血管张力变化以图表表示最佳。

（4）结果分析及结论。

【思考题】

（1）分析特定试剂使用时机、使用效果与其作用机制的逻辑关系？
（2）判断 A 试剂与 B 试剂的作用及机制？

实验三　影响血液凝固的因素

【实验目的】

（1）熟悉家兔耳动脉、耳缘静脉、颈总静脉、心脏采血方法；
（2）观察纤维蛋白原在血液凝固过程中的作用；
（3）观察并比较内源性凝血和外源性凝血过程；
（4）观察不同因素对血液凝固的影响，观察水蛭素和阿司匹林对血液凝固的影响。

【实验原理】

　　血液凝固是指血液由流动的液体状态转变成不能流动的凝胶状态的过程。根据血液凝固过程中的始动因子及参与的凝血因子的不同，分为内源性凝血和外源性凝血，内源性凝血所有参与血液凝固的因子均在血浆中，而外源性凝血有组织因子参与。在凝血因子的作用下，纤维蛋白原变成纤维蛋白单体，最终形成纤维蛋白多聚体，并将血细胞网络其中，形成血凝块即血液凝固。

　　许多因素可从不同环节影响凝血过程，从而加速、减慢或抑制血液凝固。增加凝血酶与底物接触面积，增加反应温度，增加血液中的钙离子，均可加速血液凝固。反之，则减慢甚至抑制血液凝固。临床一些抗凝药物，如凝血酶抑制剂水蛭素是强效特异性凝血酶抑制剂，可与凝血酶结合，抑制凝血酶的活性，阻止纤维蛋白的形成；抗血小板药物阿司匹林，主要通过抑制花生四烯酸环氧酶（COX），使其丝氨酸残基 Ser-529 和 Ser-516 不可逆的乙酰化，使花生四烯酸环氧酶失活，抑制花生四烯酸代谢，从而阻断 TXA2 的合成，发挥抗血小板作用，也可以起到抗凝作用。

【实验方法与步骤】

　　（1）登录网址（暂为 moec. yxsypt. com）。输入老师分配给每位同学的账号及密码。例如，账号为 10533_学号，密码为 123456（图 12-4）。

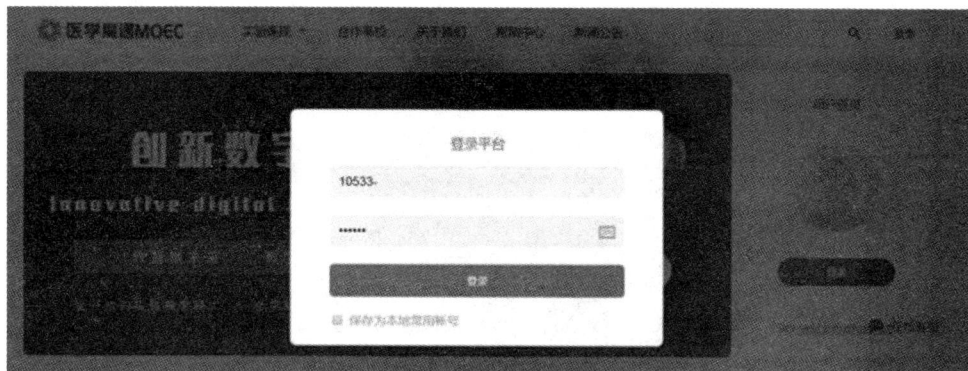

图 12-4　医学魔课 MOEC 入口

（2）依次选择"实验课程"—"机能学"（图 12-5）。

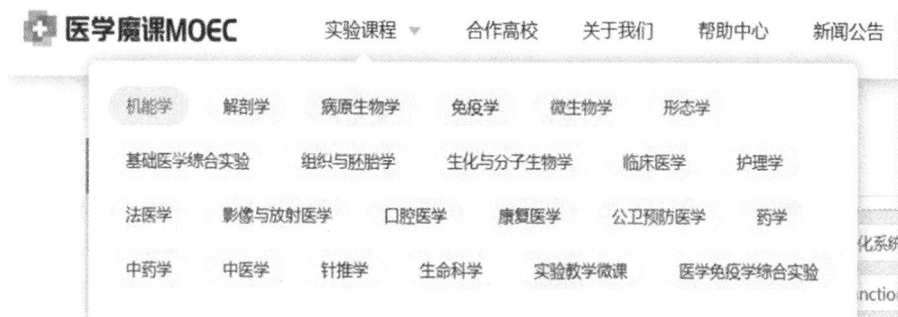

图 12-5　实验课程选项窗口

（3）选择"心血管系统"中的"影响血液凝固的因素虚拟仿真实验"（图 12-6）。没有安装
Adobe flash 软件的电脑上需要允许 Adobe flash 运行。

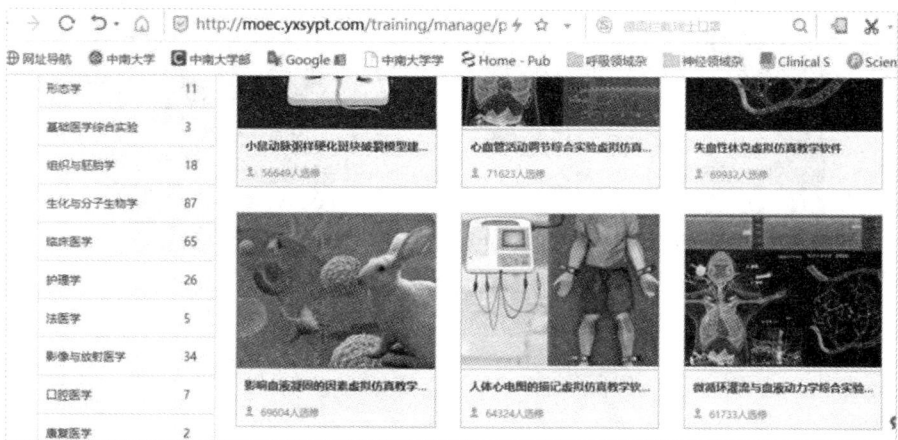

图 12-6　心血管系统界面

（5）进入"影响血液凝固的因素虚拟仿真实验"，观看学习"实验目的""实验原理"（图12-7）。

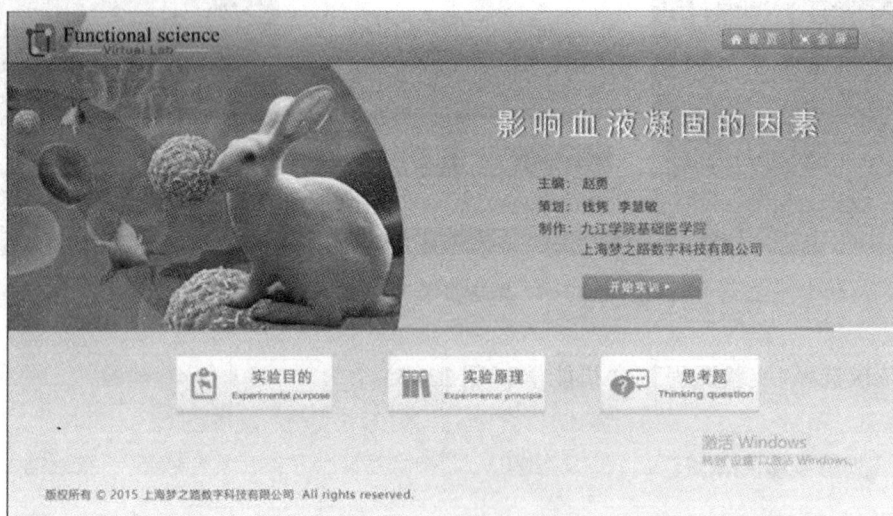

图 12-7　影响血液凝固的因素虚拟仿真实验界面

（5）点击"开始实训"，分别观看并完成"不同方式取血""纤维蛋白原在凝血过程中的作用""影响血液凝固的因素""加速和减慢血液凝固的观察"这4个实验模块。在每一个实验模块的演示界面，屏幕右侧都会有相应的操作相关题目，请根据实验预习及操作界面提示进行答题，答题正确后系统自动进行下一步的操作（图12-8和图12-9）。

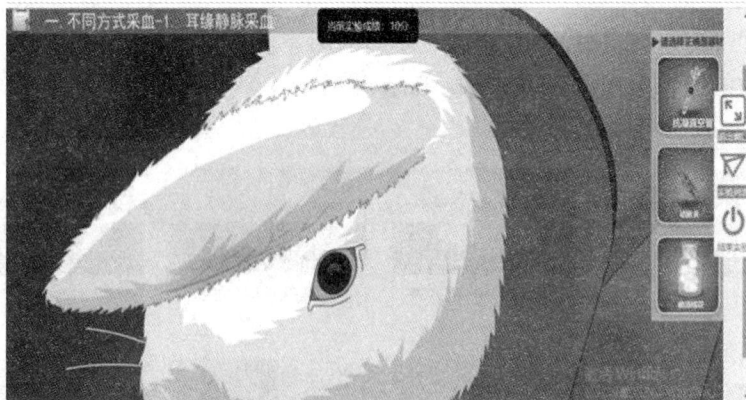

图 12-8　实验模块的演示界面

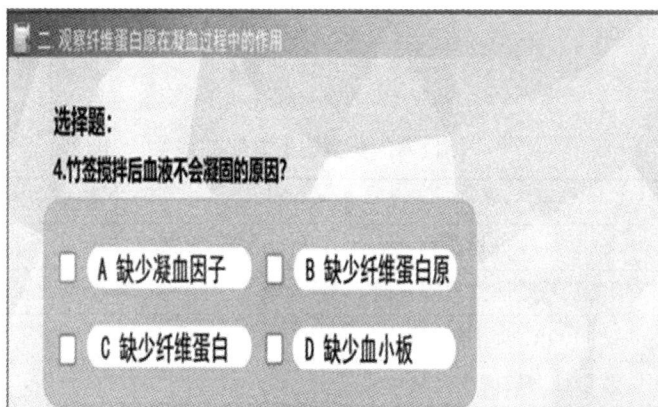

图 12-9　实验预习及操作界面

（6）按照屏幕提示完成实验项目后，将所测得的实验数据截图保存，用于书写实验报告（图 12-10）。

实验结果	
实验条件	凝血时间
棉花	
润滑油	
37℃水浴	
冰水浴	
加2%草酸钾0.1mL	
加0.18%阿司匹林0.1mL	
加入水蛭素0.1mL	
加肝素	

图 12-10　实验结果显示界面

（7）完成实验相关答题，结束实验。

【注意事项】

（1）准确记录凝血时间。

（2）不应过于频繁摇动试管，应每隔 30 s 将试管倾斜，试管内血液不再流动为血液凝固的标准。

（3）每管滴加试剂的量要一致。

【实验报告要点】

（1）实验名称，日期，学生班级、学号、姓名。

（2）实验目的。

（3）实验原理。

(4)实验结果(重点)(表12-1)。

(5)结果分析(重点)。

(6)结论。

(7)思考题。

表 12-1　典型结果记录表

编号	实验条件	凝血所需时间
1	加少许棉花	
2	用液状石蜡润湿试管表面	
3	置于 37℃ 水浴槽中保温	
4	置于加冰块的小烧杯中	
5	加 2% 草酸钾溶液 1~2 mL	
6	加 0.018% 阿司匹林	
7	加水蛭素	
8	加肝素	

【思考题】

(1)血液凝固主要有包括哪几个阶段?

(2)根据本实验观察项目的结果比较血液凝固的内源性途径与外源性途径的区别?

实验四　家兔急性心力衰竭虚拟仿真实验

【实验目的】

(1)利用戊巴比妥钠复制心力衰竭动物模型;

(2)观察心力衰竭时,心脏功能及血流动力学随时间进展的改变;

(3)观察并评价不同抢救方案的抢救效果。

【实验原理】

戊巴比妥钠为普遍性中枢抑制药,其作用与苯巴比妥相同。巴比妥类是普遍性中枢抑制药,随剂量由小到大,相继出现镇静、安眠、抗惊厥和麻醉作用。10 倍催眠量时则可抑制呼吸,甚至致死。巴比妥类在非麻醉剂量时主要抑制多突触反应,减弱易化,增强抑制。此作用主要见于 γ-氨基丁酸(GABA)能神经传递的突触。它能增强 GABA 介导的 Cl^- 内流,减弱谷氨酸介导的除极化。但与苯二氮类不同,巴比妥类是通过延长氯通道开放时间而增加 Cl^- 内流,引起超极化。较高浓度时,则抑制 Ca^{2+} 依赖性动作电位,抑制 Ca^{2+} 依赖性递质释放,并且呈现拟 GABA 作用,即在无 GABA 时也能直接增加 Cl^- 内流。其诱导心力衰竭的机制可能为抑制 Ca^{2+} 依赖性动作电位进而抑制心脏收缩功能。

普萘洛尔属于β受体阻滞剂，具有抑制交感神经的作用，可以抑制心肌收缩力。在心力衰竭急性期使用会加重心力衰竭的进展。

呋塞米（速尿），临床上用于治疗心源性水肿、肾性水肿、肝硬化腹水、机能障碍或血管障碍所引起的周围性水肿，并可促使上部尿道结石的排出，其利尿作用迅速、强大，多用于其他利尿药无效的严重患者。由于水电解质丢失明显等原因，故不宜常规使用。静脉给药（20~80 mg）可治疗肺水肿和脑水肿。药物中毒时可用以加速毒物的排泄。

去乙酰毛花苷属注射剂，是抗心律失常药，主要用于心力衰竭。由于其作用较快，适用于急性心功能不全或慢性心功能不全急性加重的患者。亦可用于控制伴快速心室率的心房颤动、心房扑动患者的心室率。由于对终止室上性心动过速起效慢，已少用。

【实验方法与步骤】

指导学生打开电脑，进入医学魔课 MOEC 平台 https：//www. yxsypt. com/。学生登录账号：10533_学号。密码：123456。选取实验"心力衰竭整合医学虚拟实验"，点击"基础医学虚拟实验操作"，点击"机能学虚拟实验"完成以下 3 个模块。

（1）家兔急性左心衰模型的建立；
（2）心脏功能检测及药物干预；
（3）使用平台数据，完成机能学实验报告。

【思考题】

（1）简述建立家兔急性左心衰模型流程？
（2）说出戊巴比妥钠、普萘洛尔、呋塞米、去乙酰毛花苷在实验中的作用？
（3）讨论其他建立急性心力衰竭动物模型的方法？
（4）讨论治疗急性心力衰竭可采用的方法？

实验五　血钾对家兔心电图及心室功能的影响

【实验目的】

（1）学习制备高钾血症动物模型的方法；
（2）观察高钾血症对心脏的毒性作用；
（3）掌握高钾血症对心电图改变的特征；
（4）了解治疗高钾血症的基本原则。

【实验原理】

正常情况下，血清钾浓度为 3.5~5.5 mM，当血清钾浓度高于 5.5 mM 时，称为高钾血症。高钾血症对心脏的影响主要是心肌传导性异常，引起单向传导阻滞，兴奋折返，进而导致室性期前收缩、室性心动过速，严重高钾血症甚至可以引起心室颤动而导致机体死亡。此外，高钾血症还会引起心肌自律性及收缩性降低。临床主要防治原则：去除病因，停用一切含钾的药物和溶液；此外还可采用静脉注射葡萄糖和胰岛素、口服阳离子交换树聚磺苯乙烯钠促使钾向细胞内转移，灌肠或注射钙剂或钠盐等方法降低血钾浓度来进行抢救及治疗。

【实验方法与步骤】

指导学生打开电脑，在桌面上输入 http：//202.197.71.184/，进入中南大学基础医学院虚拟仿真实验教学中心，用户登录，学生登录账号为学号，密码为 123456，点击实验"血钾对家兔心电图及心室功能的影响"，点击"进入虚拟实验操作"即可。

【思考题】

(1)高钾血症对心脏的毒性作用有哪些？

(2)输注 3%氯化钾溶液后，家兔的心电图、心室内压有变化吗？有什么变化？发生机制是什么？

(3)治疗高钾血症的原则是什么？氯化钙、葡萄糖+胰岛素、$NaHCO_3$、呋塞米对高钾血症治疗有效吗？它们的治疗机制是什么？

(4)除静脉输注氯化钾，能否自行设计一套复制高钾血症模型的实验？

(5)高钾血症与其他病理过程之间的联系，如酸碱失衡、休克、心力衰竭、肾衰竭等。

实验六　急性心肌梗死的机制分析及救治

【实验目的】

(1)通过 ESP 虚拟患者急性心梗实验项目，完成理论学习、病情评估和抢救治疗；

(2)掌握心脏和冠状动脉的结构和功能特点，掌握心动周期和心电图的意义与特征；

(3)掌握急性心肌梗死的发生机制及临床表现，熟悉急性心肌梗死的病情评估和抢救治疗。

【实验原理】

急性心肌梗死的典型症状通常为持续性心前区、胸骨后或剑突下压剧烈疼痛超过 30 min，含服硝酸甘油等药物不能缓解，伴有出汗、面色苍白或恶心呕吐。胸痛可放射至左上肢、颈部、颌下或肩胛区。不典型症状可表现为上腹部、背部或胃部疼痛不适，某些老年或糖尿病患者可无明显胸痛，仅有全身不适、恶心、呕吐等非特异性症状。部分患者尤其是老年患者可以是急性左心衰竭、晕厥，甚至心源性休克为首发表现。

虚拟实验按照医诊流程依次从"病史采集"环节开始，针对急性心肌梗死案例进行价值信息收集。再通过"体格检查""实验室检查"完善患者的诊断依据，再通过"治疗环节""可能风险"等环节处理急性心肌梗死的治疗过程中的各项问题；在各环节模块中，用户可以利用"AMI 发生机制""器官系统损伤""缺血再灌注机制"模块进行机制解答。

在学习用户完成诊断治疗之后，可以进入系统评价和理论展示功能模块，系统将给出学习用户的详细对错分析和知识点解析，帮助学习者学习正确的处理方式，理解各环节深层次的原理。

【实验方法与步骤】

(1)打开电脑，输入 http：//shenbao.ilab-x.com/details/v5？id=4288&prev=1 进入国家虚拟仿真实验教学项目共享平台，学生登录账号，进入实验"急性心梗的机制分析及救治虚拟仿真实验"，点击"我要做实验"。

(2)学生登录后，可以阅读急性心肌梗死定义、分型、Killilp 分级，以及相关参考文献。中间主界面展示了实验的教学目标、数据配置和三大内容模块(图 12-11)。

(3)点击"心肌梗死的亚健康和潜伏期"模块，进入基础知识学习。内容包含"冠状动脉循环结构和功能特点""心电图基础及其临床意义""动脉粥样硬化的形成和进展""凝血激活和血栓形成的机制""心肌缺血再灌注损伤的发生机制""心肌梗死的再灌注治疗"。该模块囊括了 AMI 发生过程的绝大部分重要知识点(图 12-12)。

(4)点击"急性心肌梗死标准化患者模型"，界面展示了典型急性心肌梗死患者的临床特征，包含了"心电监护全数据变化""标准患者模型""典型心电图变化""血清酶学变化""超声心动图"(图 12-13)。

(5)点击"急性心肌梗死临床急救虚拟实训模块"，是学生急救实训的界面，学生进入模块后观察患者病情和状态，对患者进行诊断评估和急救。包含了"心电监护""心肌梗死患者模型""病史采集""病情评估""抢救治疗""病历生成"各小模块(图 12-14 和图 12-15)。

患者将表现出急性心肌梗死的各项临床特征，如心前区疼痛、心律失常、血压下降、血氧饱和度下降等，同时心电监护报警，催促学生要在较短的时间采取正确的急救措施，才能解除各项危重症。例如，吗啡镇痛，患者停止疼痛反应；面罩吸氧，患者血氧饱和度上升等。如果处理不当，或者拖延过长，患者将会死亡。

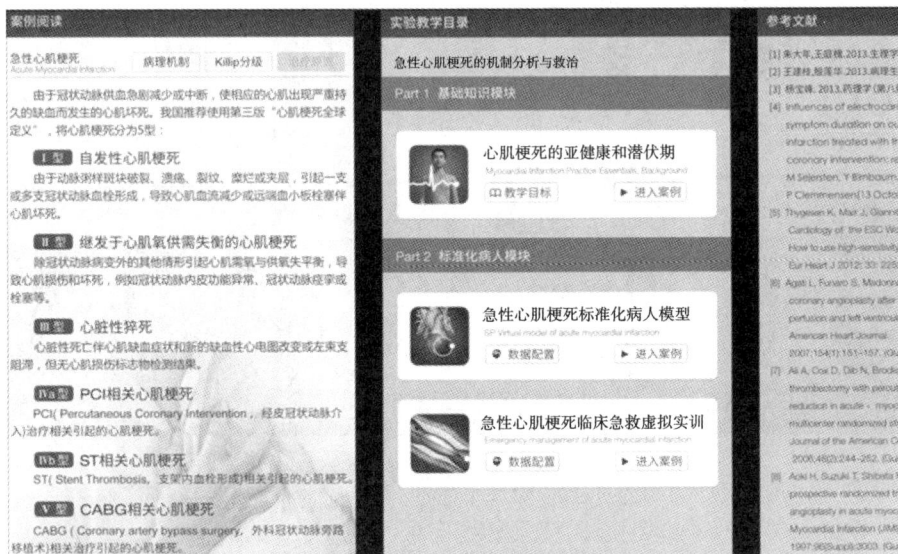

图 12-11　急性心肌梗死的机制分析及救治虚拟仿真实验系统主界面

（6）点击"电子病历"教学模块。学习病历的结构和书写规范，根据学生的病历采集，体格检查、实验室检查以及急救措施，系统在诊疗过程中实时病历更新。

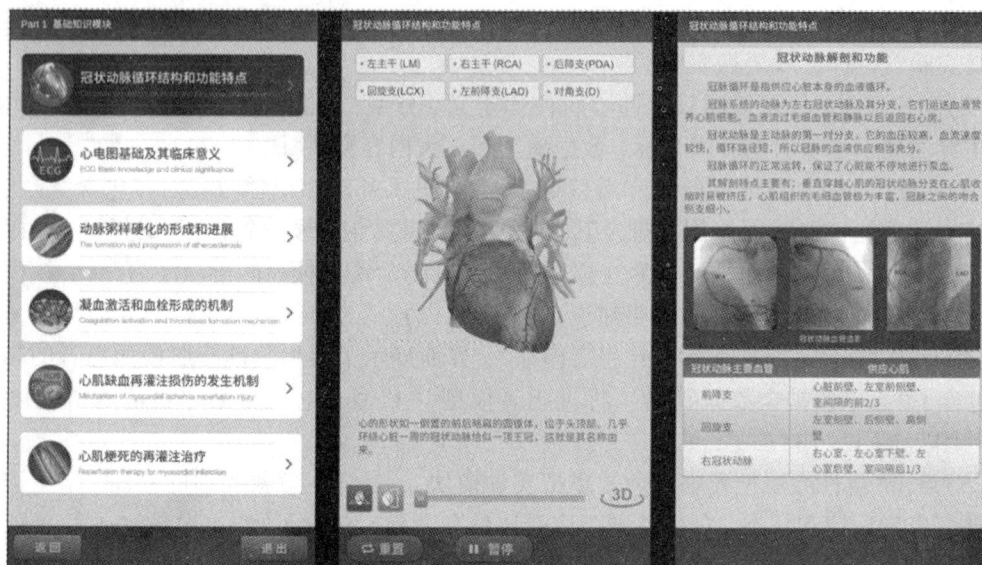

图 12-12　心肌梗死的亚健康和潜伏期界面

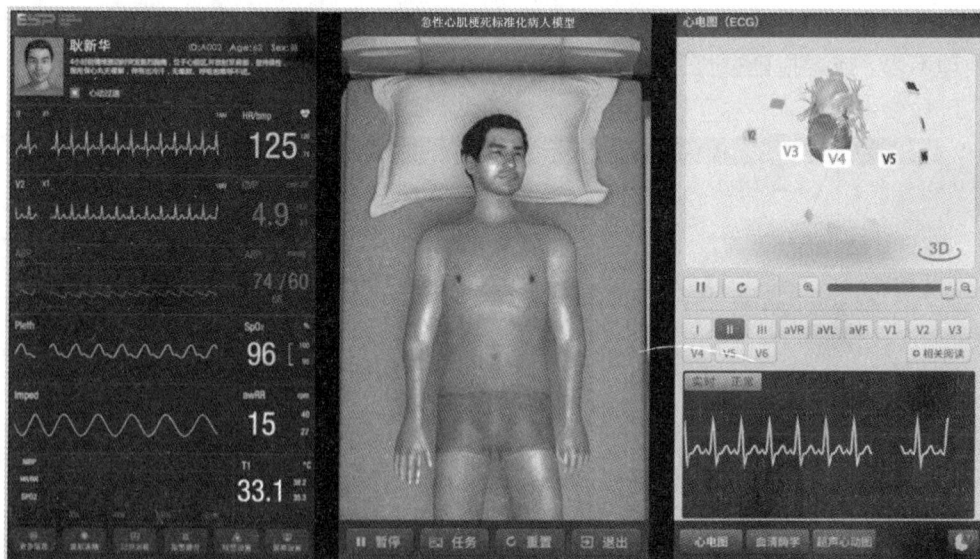

图 12-13　急性心肌梗死标准化患者模型界面

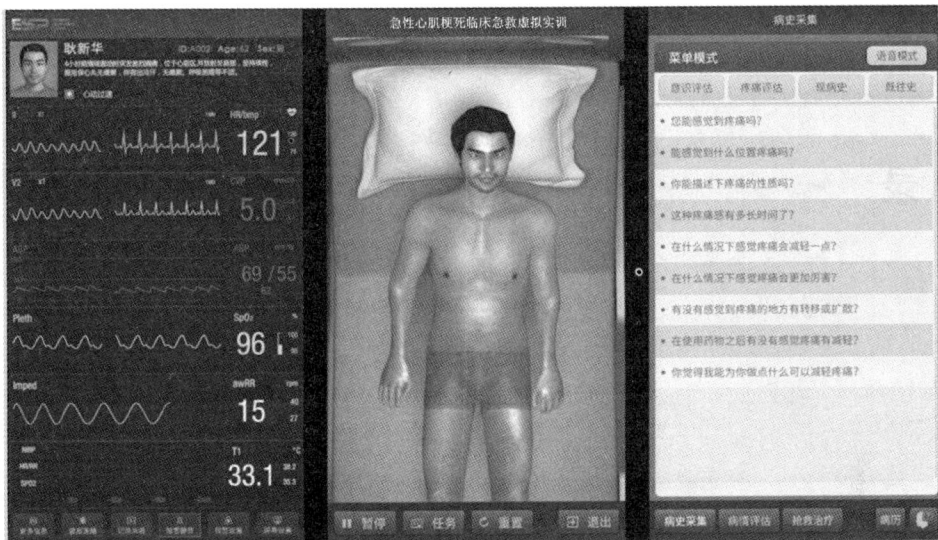

图 12-14　急性心肌梗死临床急救虚拟实训首页

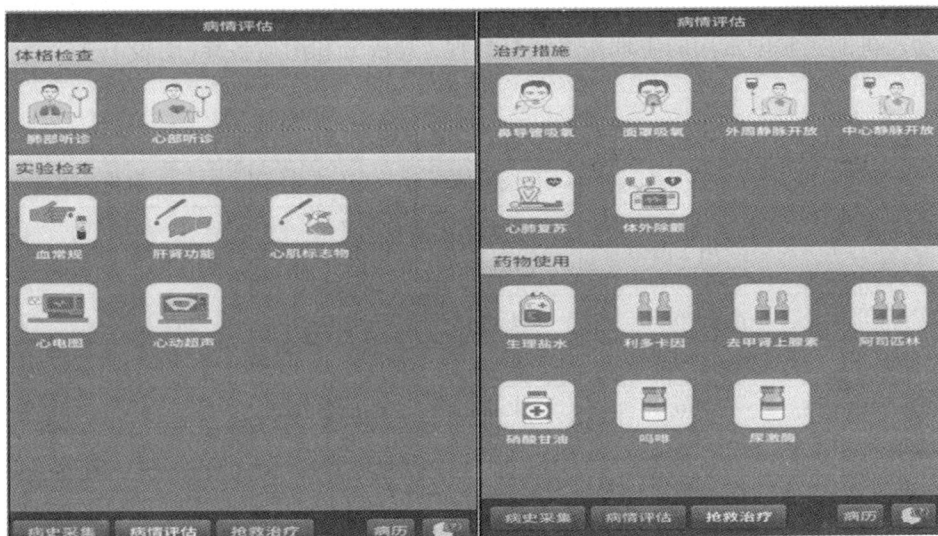

图 12-15　急性心肌梗死临床急救虚拟实训模块界面

【实验报告要点】

根据实验过程中的病历采集、体格检查、实验室检查以及急救措施，完成一份填充式病例报告。

【思考题】

（1）急性 ST 段抬高型心肌梗死的常见临床症状有哪些？
（2）急性 ST 段抬高型心肌梗死的发生机制是什么？
（3）了解目前急性心肌梗死的急救流程？

附　录

附录 1　常用生理盐溶液

生理盐溶液又称生理溶液，其理化性质（包括电解质成分、渗透压、温度、缓冲力、酸碱度等）与细胞外液相似，故用于离体组织或器官实验时，可以较长时间地维持标本的"正常"机能活动。机能实验中常用的生理盐溶液有数种，其成分和用途各异（附表 1-1）。

附表 1-1　常用生理盐溶液（g）

药品名称	任氏溶液	台氏溶液	乐氏溶液	氯化钠溶液	
	用于两栖类	用于哺乳类（小肠）	用于哺乳类	两栖类	哺乳类
氯化钠（NaCl）	6.50	8.00	9.00	6.50	9.00
氯化钾（KCl）	0.14	0.20	0.42	—	—
碳酸氢钠（$NaHCO_3$）	0.20	1.00	0.10（0.30）	—	—
磷酸二氢钠（NaH_2PO_3）	0.01	0.05	—	—	—
氯化镁（$MgCl_2$）	—	0.10	—	—	—
氯化钙（$CaCl_2$）	0.12	0.20	0.24	—	—
葡萄糖	2.00（可不加）	1.00	1.00（2.50）	—	—

生理盐溶液应在使用时临时配制，不宜久置，为了配制方便，最好事先将各成分分别配成一定浓度的基础溶液（附表 1-2），到使用时按表格所示的量取基础溶液于量筒内，加蒸馏水至所需刻度即可。

附表 1-2　常用基础溶液的成分及浓度

成分	浓度(%)	任氏溶液	台氏溶液	乐氏溶液
氯化钠(NaCl)	20	32.5 mL	40.0 mL	45.0 mL
氯化钾(KCl)	10	1.4 mL	2.0 mL	4.2 mL
碳酸氢钠($NaHCO_3$)	5	4.0 mL	20.0 mL	2.4 mL
磷酸二氢钠(NaH_2PO_3)	1	1.0 mL	5.0 mL	—
氯化镁($MgCl_2$)	5	—	2.0 mL	—
氯化钙($CaCl_2$)	10	1.2 mL	2.0 mL	2.0 mL
葡萄糖	—	2.0 g(可不加)	1.0 g	1.0~2.5 g

　　配制时注意事项：先将氯化钙以外的各基础液混合、稀释，再将氯化钙基础液单独稀释（按配制液总量的 5%）。一边搅拌一边缓慢加入，否则将产生乳白色钙盐沉淀而失效。葡萄糖应在临用时加入，加有葡萄糖的溶液不能久置。

附录 2　常用实验动物生理指标

　　猕猴、犬、猫、豚鼠、兔、大鼠、小鼠和蟾蜍是机能实验中常用的实验动物，现将它们的常用生理指标正常值归纳成表(附表 2-1)。

附表 2-1　常用实验动物生理指标

生理指标	指标常数							
	猕猴	犬	猫	豚鼠	兔	大鼠	小鼠	蟾蜍
寿命(年)	10~30	10~20	约 10	4~8	7~8	2~2.5	1.5~2	2~8
成年体重(g)	400 以上	8~20	2000~4000	300~500	1500~3000	180~250	20~25	30
性成熟年龄(月)	42~54	18~24	5~8	0.7~1.5	6~9	2	1.3~1.6	/
生殖期(年)	6	6	4	3	4	1.5	1	/
发情期(日)	/	14~21	15~18	12~18	15	4~5	4~5	/
交配期(日)	/	7~14	2~4	1	2~3	1	1	/
孕期(日)	156~180	58~63	55~68	60~72	30~35	22~24	18~22	/
每胎产子数(只)	1	3~5	3~6	1~6	1~13	6~14	6~13	/
哺乳期(日)	7~14	28~35	28~35	15	45	20~25	17~21	/
直肠温度(℃)	38.3~38.9	37~39	39	37.5~39.5	38.5~39.5	38.5~39.5	37~39	/

续附表2-1

生理指标	指标常数							
	猕猴	犬	猫	豚鼠	兔	大鼠	小鼠	蟾蜍
心率(次/分)	140~200	80~130	180~220	144~300	150~240	280~500	520~780	30~60
血压(mmHg)	12.2~23.4	180~89	75~130	70~80	80~130	100~130	100~110	20~60
呼吸频率(次/分)	30~45	20~30	30~60	69~104	38~60	66~114	84~230	/
总血量占体重百分比(%)	4.43~6.6	5~8	9	5~8	5.4	7	7	/
24 h 尿量(L)	/	1~2	0.2	0.05	0.18~0.44	/	/	/

附录 3　处方及剂量换算

处方是医生根据病情需要开设的取药凭据，包括药名、数量和用法等内容。处方体现选药和用法是否正确，关系到患者健康的恢复和生命的安全，所以医务人员必须以对人民高度负责的精神和严肃认真的态度对待处方的书写。粗枝大叶往往会出错，造成医疗事故，损害患者利益。

1. 处方格式及主要内容

一般医疗单位都印制有处方笺，以求统一。处方笺包括以下几项。

(1)患者姓名、性别、年龄、门诊号、处方日期、诊断、科别。

(2)处方开始写上(或印有)Rp. 的符号，是拉丁文 Recipe"请取"的缩写。

(3)药品名、含量及药量。

(4)用法，或以 Sig. 或 S. (用法的拉丁文 Signa 缩写)表示，也常省略，直接写明具体用法。

(5)医生签名。

2. 开写处方注意事项

(1)字迹工整清楚，不得涂改。

(2)姓名、年龄、性别、日期都要准确填写。儿童年龄要写具体，如几个月、几岁。成年人也要写明实足年龄。

(3)药量对准药品名写在后面。药量单位凡固体以"g"为单位，可省去"g"字；其余单位，必须写明。药量小数点必须准确，小数点前如无整数，必须加"0"，如 0.3。整数后如无小数，也必须加小数点和零，如 3.0，以示准确。

(4)一次处方的药量应根据病情需要和药物性质确定，一般药物以 3 日为宜，剧毒药物应严格控制。病情变化快的有时只开一天甚至一次药量，慢性病可适当放宽，以减少患者就诊次数。

(5)拉丁文处方，药品名字尾应写第二格。

(6)药物用法可用拉丁文缩写字(附表3-1)，每日或每次剂量一般不应超过药典规定的剂量，但病情特殊需要的不受此限制。医生应在此剂量后另行签字，表示有意使用。

一个处方同时用两种以上药物时应考虑有无配伍禁忌。处方完毕应仔细检查一遍，保证无误再签名交给患者，并向患者做必要说明。

附表 3-1　处方中常见拉丁文缩写字与中文对应表

拉丁文缩写	中文意义	拉丁文缩写	中文意义
Amp.	安瓿剂	a. c.	饭前
Caps.	胶囊剂	p. c.	饭后
Emul.	乳剂	a. m.	上午
Extr.	浸膏剂	p. m.	下午
Inj.	注射剂	h. s.	睡前
Lot.	洗剂	q. d.	每日一次
Loz.	喉片	b. i. d.	每日两次
Mist.（Mixt.）	合剂	t. i. d.	每日三次
Ocul.	眼膏剂	q. i. d.	每日四次
Ol.	油剂	q. 4. h.	每四小时一次
Past.	糊剂	q. 6. h.	每六小时一次
Sol.	溶液剂	q. 8. h.	每八小时一次
Syr.	糖浆剂	q. o. d.	隔日一次
Tab.	片剂	q. m.	每晨
Tr.	酊剂	q. n.	每晚
Ung.	软膏剂	S. O. S.	必要时用
gtt.	滴	st.	立即
g.（gm.）	克	aa.	各
U.	国际单位	ad.	加至
μg.	微克	Aq. dest	蒸馏水
mg.	毫克	Co.	复方的
mL.	毫升	et.	及
i. m.	肌内注射	No.	数量
i. v.	静脉注射	Rp.	请取
p. o.	口服	S.（Sig.）	注明用法
p. r.	直肠给药		
s. c.	皮下注射		

3. 小儿剂量的计算

一般根据体重计算。

1~6 个月：体重(kg)＝月龄×0.7+3，因出生平均体重为 3 kg，1~6 个月每月增加 0.7 kg。

7~12 个月：体重(kg)＝(月龄-6)×0.4+3+月龄×0.7，因 7~12 个月小儿体重平均每月增加 0.4 kg。

2~12 岁：体重(kg)＝年龄×2+8

　　例如，异丙嗪小儿剂量为 0.5 mg/kg/次，7 岁儿童每次应给多少剂量？如用注射剂，每安瓿 1 mL 含异丙嗪 25 mg 应注射多少毫升？

　　该儿童体重＝7×2+8＝22 kg

　　一次药量＝22×0.5 mg＝11 mg（如用 12.5 mg 片剂，每次可用一片）。

　　用注射剂药量的计算：11 mg/25 mg×1 mL＝0.44 mL

　　此法简捷易行，但年幼者此量偏差大，应根据临床经验作适当增减。

4. 体表面积折算法

　　药物剂量一般按体重计算（mg/kg），有资料证明药物的作用与体表面积有平行关系。因此，认为用体表面积来推算药物剂量较恰当。

　　体表面积（m^2）＝ 0.0061×身高（cm）+ 0.0128×体重（kg）−0.1529。30 kg 以下的小儿体表面积（m^2）＝体重（kg）×0.035（m^2/kg）+ 0.1（m^2）。

　　例如，某人身高 170 cm，体重 60 kg，其体表面积为 1.65 m^2。

　　药物用量＝体表面积×药物量/平方米（mg/m^2），药物由 mg/kg 换算成 mg/m^2。

　　方法：根据身高、体重查找换算因子（附表 3-2），即可将 mg/kg 换算成 mg/m^2。如某人身高 170 cm，体重 60 kg，从表中得换算因子为 36。如某药用量为 3 mg/kg，按体表面积的药物用量为 3×36＝108 mg/m^2

　　小儿剂量＝成人剂量×小儿体表面积（m^2）/ 1.7（成人 70 kg 体表面积）

附表 3-2　身高与体重的换算因子表

体重(kg)	身高(cm)															
	40	50	60	70	80	90	100	110	120	130	140	150	160	170	180	190
5	22	19	17	15	14											
10	28	26	24	23	21	19	18									
15				26	25	24	22	21	19	18						
20					29	28	26	25	24	22	21					
25							30	28	27	26	24	23	22			
30							33	31	30	29	27	26	25			
35								34	32	31	30	28	27	26		
40									35	33	32	31	30	28	27	
45									37	35	34	33	31	20	29	28
50									38	37	36	35	34	32	31	30
55										30	38	37	35	34	33	32
60										41	39	38	37	36	35	34
65											41	40	39	38	36	35
70											42	41	40	39	39	37
75											44	43	41	40	41	38
80											45	44	43	42	42	40

5.溶液稀释换算法

基本公式：$C_1V_1 = C_2V_2$，即稀溶液浓度×稀溶液体积=浓溶液浓度×浓溶液体积。

例1：患者需要5%葡萄糖注射液500 mL，用50%葡萄糖注射液配制，需要多少毫升？

计算 $5×500 = 50×V$，得出 $V = (5×500)/50 = 50$ mL。

例2：配0.9%氯化钠注射液1000 mL，需用20%氯化钠注射液多少毫升？

计算 $0.9×1000 = 20×V$，$V = (0.9×1000)/20 = 45$ mL。

附录4　硫氰酸汞比色法测定血中氯离子浓度

1.试剂

(1)饱和硫氰酸汞溶液：取硫氰酸汞2 g，加水至1000 mL，过夜后取上清液备用。

(2)6%硝酸汞溶液：取硝酸汞6 g，加水溶解，并加入浓硝酸1.5 mL后加水至100 mL。

(3)空白试剂：取硝酸高铁13 g，加水少许溶解并加入浓硝酸1.5 mL，最后加水至1000 mL。

(4)显色剂：取硝酸高铁13 g，加水溶解并加入浓硝酸1.5 mL，再加饱和硫氰酸汞溶液500 mL，最后加水至1000 mL，加6%硝酸汞溶液5~6 mL，使标准管光密度调至0.4左右。

(5)氯化物标准液(100 mol/L)：精确称取干燥氯化钠5.848 g于1000 mL容量瓶中，加水溶解后再加水至满刻度。

2.操作步骤

分4组，并按下表分别加入试剂(附表4-1)。放置10 min，用520 nm波长比色，以各自空白管调零，分别读取各管光密度。

附表4-1　光密度测定试剂添加操作表

试剂	管别			
	标准空白	标准	测定空白	测定
标准液(mL)	0.1	0.1	—	—
血清(mL)	—	—	0.1	0.1
空白试剂(mL)	5.0	—	5.0	—
显色剂(mL)	—	5.0	—	5.0

3.计算

$$样品中氯离子浓度(mol/L) = \frac{测定管光密度}{标准管光密度} × 100$$

4.标准曲线制作

将以上所得光密度值与其对应的氯化物浓度作图，绘制标准曲线。

5.配制硫氰酸汞

如果硫氰酸汞买不到，可用下法配制。

(1)取硝酸汞33 g加水少许溶解，并加入浓硝酸5 mL，再加水至100 mL。

（2）取硫氰酸钾 20 g，加水溶解并稀释至 100 mL。

（3）将（1）液与（2）液混合，使硫氰酸汞沉淀于瓶底，倾去上清液，再加蒸馏水洗涤沉淀，如此反复 4 次。

（4）取上述湿润的硫氰酸汞 4 g 加水至 1000 mL，用力振摇，放置过夜后取上清液备用。

参考文献

［1］罗自强，茶香，陈小平，等.《机能实验学》［M］.长沙：中南大学出版社，2008.

［2］林建荣，喻格书，张国栋.《人体机能学实验》［M］.北京：科学出版社，2014.

［3］周岐新.《人体机能学实验》(第 2 版)［M］.北京：科学出版社，2013.

［4］龙子江，王靓.《机能学实验教程》［M］.安徽：中国科学技术大学出版社，2019.

［5］胡还忠，牟阳灵.《医学机能学实验教程》［M］.北京：科学出版社，2019.

［6］易光辉，谭建苗.《机能实验学》(第 2 版)［M］.北京：科学出版社，2016.

［7］张琦，李睿明，俞月萍.《医学机能实验学》［M］.北京：科学出版社，2018.

［8］薛冰.《医学机能学实验》(第三版)［M］.北京：科学出版社，2019.